Jean-Marie Pelt, 1933 in Thionville/Frankreich geboren, studierte Naturwissenschaften, Pharmazie und Jura an der Universität von Nancy. Von 1962 bis 1972 lehrte er dort als Professor für Botanik, seit 1972 ist er an der Universität Metz tätig. Pelt ist Präsident des »Institut Européen d'Ecologie« und ökologischer Beigeordneter des Oberbürgermeisters von Metz. Er ist Autor zahlreicher wissenschaftlicher Arbeiten, Bücher und Fernsehsendungen zu biologischen, ökologischen und botanischen Themen.

- Naturwiss.
  Botanik
  Biologie
  Ökologie
- Pharmazie
- Jura

Vollständige Taschenbuchausgabe
Droemersche Verlagsanstalt Th. Knaur Nachf. München
Lizenzausgabe mit freundlicher Genehmigung
des Econ Verlags GmbH, Düsseldorf

Titel der Originalausgabe »La mèdècine par les plantes«

Aus dem Französischen von Karin Hirschmann
Umschlaggestaltung Franz Wöllzenmüller
Umschlagfoto Schrempp/Laenderpress
Satz Hieronymus Mühlberger, Augsburg
Druck und Bindung Ebner Ulm
Printed in Germany · 1 · 8 · 285
ISBN 3-426-04318-1

1. Auflage

Jean-Marie Pelt: Pflanzenmedizin

Heilkraft aus der Natur

Knaur

ISBN 3-426-04318-1 880

Wir haben uns abgewandt von der Natur
und wollen ihr eine Lehre erteilen,
ihr, die uns so glücklich und sicher geleitet hat.

Montaigne

Inhalt

Vorwort

Der Mai 1968 und der Jom-Kippur-Krieg haben die schönen Sicherheiten der Industriegesellschaft, die bis dahin an einen unbegrenzten Aufschwung und an ein unbegrenztes exponentielles Wachstum geglaubt hat, schwer erschüttert. Seitdem scheint die städtische und industrielle Explosion, Kennzeichen der beiden Nachkriegsjahrzehnte, mit ihrem Sieg der Stadt über das Land, der Industrie über das Handwerk, der Chemie über die Natur und der synthetischen Moleküle über die Kräutertees, auf der Stelle zu treten. Und jedem muß inzwischen klargeworden sein, daß unter der chronischen Wirtschaftskrise sich etwas in der Tiefe bewegt, das auf eine Änderung des Laufs der Geschichte hinzielt. Hinter der Rohstoff- und Energiekrise zeichnen sich die Grenzen des Wachstums ab, eines Wachstums, das auf Verschwendung und Überkonsum basiert. Der Mensch selber spürt, daß er an die Grenzen seiner psychosozialen Belastbarkeit gelangt ist. Die wachsende Schwierigkeit, sich an eine immer schnellere Veränderung anzupassen, führt auch bei vielen unserer Zeitgenossen dazu, die Werte unserer Industriegesellschaft in Frage zu stellen und durch die Rückkehr zur Natur und zur Vergangenheit zu versuchen, die Sicherheiten von einst wiederzufinden.

Durch diese mehr oder weniger ins allgemeine Bewußtsein gedrungene Bewegung ist das Interesse für Heilpflanzen plötzlich wieder aufgelebt. Das zeigt sich durch die regelrechte Schwemme von populären Darstellungen des Themas. J. Gallezot hat allein zwischen 1970 und 1975 nicht weniger als 36 neu erschienene Werke gezählt[1], und seitdem reißt der Strom nicht mehr ab. Diesen Büchern, die die Heilkraft des Schachtelhalmes, die Bedeutung des Salbeis und die Eigenschaften des Süßholzes rühmen, mangelt es keineswegs an Charme, und ihre Illustrationen sind im allgemeinen faszinierend. Aber sie interessieren sich oft mehr für die Poesie der Kräuter und deren abenteuerliche Geschichte, die oft reich an Anekdoten ist, als für die Kenntnisse, die uns die

Wissenschaft von heute bietet, um ihre Wirkungsweise zu verstehen. Es ist eine Kluft entstanden zwischen dem empirischen Wissen, das sich in Tausenden Rezepten unserer Großmütter ausdrückt, und dem akademischen Wissen, das auf einen kleinen Kreis von Spezialisten beschränkt bleibt. Das gelehrte Wissen und das durch Erfahrung erlangte Wissen, das Wissen von Professoren und das Wissen von Heilkundigen, waren anscheinend nie miteinander zu vereinbaren. Und doch zeichnet sich heute eine Tendenz ab, in der beide miteinander versöhnt werden sollen, und dazu möchte dieses Buch beitragen.

Leider ist das empirische, aus der Erfahrung stammende Wissen im Aussterben begriffen. In unseren Breitengraden wie auch in den Ländern der Dritten Welt verändert die technische Revolution die Einstellung der Menschen und stellt alle Traditionen in Frage. Der Mythos des Fortschritts fordert immer noch seine Opfer; der Landmensch, seit jeher den Launen der Natur ausgesetzt, träumt noch von der Zukunft, die ihn aus seinen jahrhundertealten Zwängen befreien wird, während die Technologie schon längst zum Alltag geworden ist für den Bürger der Industriegesellschaft. Für ihn ist sie zur beängstigenden Realität geworden, immer gegenwärtig in der stumpfen Wiederholung familiärer und beruflicher Pflichten.

Für den Ökologen, der die Risiken, die die großen Errungenschaften für die kommenden Generationen mit sich bringen, bewertet, bedeutet der Fortschritt eine finstere Bedrohung: Der Traum von gestern könnte der Alptraum von morgen werden.

Der ungleiche Stand des Fortschritts, je nach sozialer Schicht und geographischer Lage, bedingt, daß viele Städter heute zurückkehren zur Natur, während die Landkinder noch immer von der Stadt und ihren Wundern träumen; eine seltsame Pendelbewegung, die zwischen zwei großen Kräften unserer Zeit, der Technologie und der Ökologie, hin und her schwankt, die eine so hoffnungsvoll wie die andere, nur daß die Hoffnungen sich oft genug gegenseitig ausschließen, wenn nicht in der Theorie, so doch zumindest in der Praxis.

Eine paradoxe Dialektik, deren Widerspruch die Kraft der Synthese herausfordert. Die Zeit ist gekommen, die Ergebnisse der modernen Wissenschaft mit denen der jahrtausendealten Erfahrung wieder in Einklang zu bringen, die Geheimnisse der Kräuter unserer Wiesen, Felder und Wälder im Licht unseres gegenwärtigen Wissens zu erleuchten, das Labyrinth von Mythos und Wirklichkeit, von Fakten und Legenden zu entwirren, grobe Fehler aufzudecken, aber auch viele in den Volkstraditionen verbreitete Überzeugungen zu bestätigen und endlich die naive Vorstellung aufzugeben, daß alles, was natürlich ist, auch gut ist, denn die Natur kann grausam sein, und die Zahl der gefährlichen Pflanzen ist Legion.

Die Welt der traditionellen Heilpflanzen zu erforschen, festzustellen, welchen Pflanzen wirklich ein Platz in den Heilkräuterbüchern gebührt und welche nur vom Ruhm der anderen zehren, das ist eine schwierige, risikoreiche Aufgabe. Aber es ist eine lohnende Aufgabe, der man sich stellen muß, um die Kenntnisse von Wissenschaftlern und Heilkundigen in Einklang zu bringen und um die alte und gleichwohl so moderne Pflanzenmedizin wieder zu Ehren zu bringen.

Zur Stunde, da die Ökologie mit Recht versucht, die »sanften Technologien« zu fördern, scheint auch die Zeit gekommen, auf der wissenschaftlich unanfechtbaren Basis einer neuen Öko-Pharmakologie »sanfte« Heilmittel zu entwickeln, ohne deshalb die unbestrittenen Verdienste der modernen Arzneikunde in Frage zu stellen. Diese Öko-Pharmakologie wird an den Ursprung eines seit Jahrtausenden überlieferten Wissens zurückkehren, während die moderne Wissenschaft ihrerseits die neuesten Erkenntnisse beisteuert. Das ist die Herausforderung, der sich dieses Buch stellen will, in der Hoffnung, eine wirklich moderne Wissenschaft der Heilpflanzen anzuregen, jener Pflanzen, die im Leben eines jeden von uns eine so große Rolle spielen.

ERSTER TEIL

Von den magischen Pflanzen zu den wichtigsten Medikamenten der Neuzeit

1. KAPITEL

HEILKUNDIGE UND VOLKSTRADITIONEN

Irgendwo in Dahomey...

Die mir vorgelegten Referenzen waren beeindruckend: Sie stammten von angesehenen Persönlichkeiten, darunter einige Staatsoberhäupter, und sie alle bestätigten die Kompetenz des großen Medizinmannes in Dahomey.
Drei Anläufe waren nötig, ehe ich zu diesem Mann einen Kontakt herstellen konnte. Der einzige Nutzen der ersten Reise war die überwältigende Entdeckung der üppigen Tropenwelt. Aber die Annäherung an die afrikanische Flora blieb vage, und es kam zu keinerlei tiefergehenden Kontakten zu den wirklichen Heilern. Deshalb hieß es, die Strategie zu ändern. Die unverhoffte Begegnung mit dem Ethnologen Pierre Verger, einem herausragenden Experten auf dem Gebiet der Volkstraditionen in Dahomey und Nigeria – und besonders der Wudukultur –, war das entscheidende Ereignis der zweiten Reise. Wirklich erfolgreich war schließlich die dritte Reise, bei der wir dank seiner hilfreichen Vermittlung in die Geheimnisse des großen Heilkundigen eingeweiht wurden.
An jenem Morgen lag trotz der bleiernen Hitze der Trockenheit die Feuchtigkeit des tropischen Klimas über uns. Aber eine Coca-Cola erinnert daran, daß die Zivilisation auch hier ihren Einzug gehalten hat. Dieser Eindruck wird verstärkt durch die Arzneifläschchen und modernen Medikamente, die wir bei einem verstohlenen Blick auf das bunt zusammengewürfelte Heilmittelarsenal unseres Medizinmannes entdecken. Dazwischen stehen riesige Ballonflaschen mit dickflüssigem Inhalt von zweifelhafter Farbe und unbeschreiblichen Düften, deren Beschriftung Anlaß zum Lächeln gibt. Da liest man z. B.: »Gegen Krebs, gegen den bösen Geist...« Aber ich muß lernen, mich von jeglichem Vorurteil freizumachen, wenn ich dem Mann begegnen und mir sein Wissen aneignen will.
Es begann mit einem langen Palaver, das damit endete, daß er

seine Geheimnisse nur unter der Bedingung preisgeben wollte, wenn auch ich ihm mein Wissen mitteilte. Die Medizinmänner befürchten nämlich, ihr Wissen zu verlieren, wenn sie ihre Geheimnisse an andere als ihre Nachkommen weitergeben.
Im vorliegenden Fall trug diese Austauschstrategie während langer Spaziergänge im Busch durchaus ihre Früchte. Schon bald erhielt ich Einblick in das umfangreiche Wissen dieses seltsamen Mannes, der mir die Eigenschaften jeder Pflanze beschrieb, auf die wir stießen. Da ich absolut unfähig war, die Richtigkeit seiner Angaben zu beurteilen, blieb mir keine andere Wahl, als die möglichen Übereinstimmungen mit unserem Wissen zu überprüfen. Das Ergebnis war überzeugend: Bei sechs in der abendländischen Medizin bekannten und verwendeten Pflanzen, die wir unterwegs fanden, beschrieb mir unser Medizinmann genau die Anwendungsbereiche, die auch bei uns bekannt sind. So nannte er die Aloe als Abführmittel und als Wundmittel. Der Stechapfel wurde von ihm als ein Kraut bezeichnet, in dem ein böser Geist wohnt, der die Menschen in den Wahnsinn treibt, während er die Schlangenwurzel *(Rauwolfia)* als Strauch beschrieb, mit dem Geisteskrankheiten geheilt werden können. Letztere ist erst Anfang der fünfziger Jahre mit ihrem Hauptwirkstoff Reserpin in die westliche Heilkunde eingegangen. Zusammen mit dem zur gleichen Zeit synthetisch hergestellten Largactil war das Reserpin das erste spezifische Heilmittel gegen Psychosen. Hätten wir doch den Medizinmann aus Dahomey oder seine Vorfahren früher befragt! In Afrika und Asien wurden Geisteskrankheiten nämlich bereits medikamentös und psychotherapeutisch behandelt, als man in Europa Geisteskranke noch als seelenlose Geschöpfe und als unheilbar betrachtete.
Sein umfangreiches Wissen und die Vielfalt der von ihm verwendeten Heilkräuter hatten mich neugierig gemacht, deshalb bemühte ich mich, an die Quellen dieses Wissens vorzudringen. Doch der Mann weigerte sich beharrlich, eine Antwort zu geben. Ich mußte mich erst auf die langjährige Freundschaft berufen, die ihn mit unserem gemeinsamen Freund Pierre Verger verband, bis er sich endlich bereit erklärte, auf die Frage zu antworten, woher er das alles wisse.
Die darauffolgende Episode wird jeden klaren Denker schockieren, denn seine Antwort war verwirrend. Er sagte, durch den ständigen Kontakt zu seinem Vater pflege und erweitere er sein

Wissen. Aber sein Vater war bereits lange tot. Wie konnte er also den Kontakt herstellen und aufrechterhalten? Als der Mann mein ungläubiges Gesicht sah, brach er in schallendes Gelächter aus. Dann führte er mich ans Meer, an den weiten, von der Brandung umspülten Sandstrand und zeigte auf ein großes Windengewächs. Auf den ersten Blick erkannte ich die Strandwinde *(Ipomoea)*, eine Pflanze, die häufig an feuchten und tropischen Sandstränden anzutreffen ist. Wenn man den Samen dieser Pflanze esse, erklärte er mir, könne man sehen, »was das Meer zum Rauschen bringt«.

Mit Hilfe dieser Samen »sah« er auch seinen Vater und redete zu ihm. Dieser große Medizinmann wußte also von den halluzinogenen Eigenschaften der Windengewächse, genau wie die mexikanische Bevölkerung, die den Samen unter dem Namen *Ololiuqui* benutzt. In der umfangreichen wissenschaftlichen Literatur findet sich allerdings kein Hinweis, daß die Samen der Windengewächse auch in Afrika zu rituellen Zwecken verwendet werden. Durch die Wirkung dieser Pflanze und vielleicht noch einiger anderer konnte sich unser Medizinmann in Trance versetzen und sich das mündlich überlieferte Wissen wieder ins Gedächtnis rufen.

Dieses Ereignis spielte sich im April 1971 in Grand Popo ab, in der Nähe des Monodeltas in Dahomey. Wir hatten dabei die Bekanntschaft einer Pflanzenheilkunde gemacht, wie sie seit grauer Vorzeit von den traditionellen Gesellschaften, die ihr Wissen von Generation zu Generation mündlich weitergeben, praktiziert wird. Dieses Wissen ist auf keiner Stein- oder Tontafel, keiner Papyrusrolle noch in irgendeinem Buch verzeichnet. In Afrika ist eigentlich selten etwas für die Nachwelt geschaffen worden: Generationen folgen aufeinander, und es bleibt nichts übrig, was von ihrem Dasein zeugt. Sobald der Afrikaner sein kleines Stück Land, das er gerodet hat, um dort sein Schutzdach, seine Hütte oder sein Dorf zu errichten, verläßt, kommt sogleich die Natur zurück, und schon nach kurzer Zeit hat die siegreiche und ewig junge Vegetation alle menschlichen Spuren verwischt.

...und irgendwo in Europa

Trotz des spektakulären Fortschritts in der modernen Medizin halten sich alte Heiltraditionen hartnäckig auch in industriell

hochentwickelten Ländern, wie entsprechende Untersuchungen beweisen.[2]
In einer kürzlich durchgeführten Studie, die sich mit den Heilmitteln der Volksmedizin in Lothringen beschäftigte, ist es dem Apotheker Jacques Idoux gelungen, das Fortbestehen derartiger Praktiken in einer industriell hochentwickelten Gegend aufzuzeigen, die durch ihre Grenzsituation zudem noch sehr wechselhaften soziokulturellen Einflüssen ausgesetzt war.[3] Die Entwicklungsgeschichte Lothringens ist gekennzeichnet von historischen Umbrüchen, von Kriegen und Invasionen, in deren Gefolge es zu Abwanderungen, Austausch und Vermischung von Bevölkerung und Tradition kam. Das alles konnte aber nicht verhindern, daß sich das alte, traditionelle Heilwesen bis heute behauptet hat.
Die Ergebnisse einer von Idoux durchgeführten Repräsentativumfrage zeugen nicht nur vom Interesse, das die Öffentlichkeit der Selbstbehandlung durch Pflanzen entgegenbringt, sondern auch vom Ansehen, das die ortsansässigen Heilkundigen noch immer genießen. 81% der befragten Personen sprachen sich für die Pflanzenheilkunde aus, und nur 5% hielten sie für veraltet. Mehr als die Hälfte der angesprochenen Personen kannte Leute, die natürliche Heilmittel benutzen, aber nur 14% von ihnen kannten Heilpraktiker. Der Großteil der interviewten Personen kannte und benutzte auch selbst Hausmittel, über deren Anwendung sie in der Familie (45%), aus Büchern, Artikeln oder Zeitschriften (31%) etwas erfahren hatten. Einige Hausmittel erfreuen sich einer außerordentlichen Beliebtheit. So waren etwa 80 von 100 Personen die blutdrucksenkenden Eigenschaften des Knoblauchs bekannt, und mehr als 50 von 100 kannten die heilenden Eigenschaften eines Auszuges aus Blütenblättern der weißen Lilie, mit dem besonders gut Verbrennungen zu behandeln sind. Die Schulmedizin hat diese Pflanzenart bisher noch nicht chemisch, pharmakologisch und klinisch untersucht. Hier ist ein typisches Beispiel für die große Kluft zwischen der Volksmedizin, die die Lilie häufig verwendet, und der Schulmedizin, die sie vollkommen ignoriert.
52% der befragten Personen konnten ein oder mehrere Heilmittel nennen, davon waren 83% pflanzlichen, 8% magischen, 7% tierischen und 2% mineralischen Ursprungs. Ergänzt wird die Umfrage durch die Gespräche mit Heilpraktikern und anderen Heilkundigen. Daraus ergibt sich ein vollständiges Bild der traditionell verwendeten Heilpflanzen in diesem Teilgebiet Frankreichs.

Ähnliche Untersuchungen wurden inzwischen auch in anderen Ländern durchgeführt und erbrachten ein recht genaues Bild der traditionellen pflanzlichen Heilmittelkunde der einzelnen Länder. Ein Vergleich zwischen diesen hier ermittelten und den von Ärzten verschriebenen Heilmitteln wäre zweifellos sehr aufschlußreich.
Schon heute ist solch ein Vergleich möglich, geht man von den bereits gemachten Beobachtungen aus. Man findet nämlich eine ganze Reihe wichtiger Heilmittel der modernen Medizin auch bei den Heilkundigen wieder. Das ist nicht weiter verwunderlich, da sich die heutige Medizin langsam aus dem empirischen Wissen der Volksmedizin entwickelt hat. Zu Recht wird dort die Weidenrinde gegen Fieber, die Mistel gegen zu hohen Blutdruck und Baldrian zur Beruhigung verwendet. Weniger verständlich ist es schon, daß bei den Heilern neben der Weidenrinde auch das Veilchen als ausgezeichnetes Fiebermittel gilt. Diese Indikation ist eher ein Überbleibsel aus der traditionellen Heilkunde der Antike. Hippokrates und Galen zufolge bestand die heilende Wirkung eines Mittels in den der Krankheit entgegengesetzten Eigenschaften. »Wenn wir frieren, wird uns eine Pflanze aufwärmen. Haben wir zuviel Wärme, wird uns eine andere Pflanze Kühlung bringen.« So wurden die Pflanzen nach den vier Elementen, Feuer, Luft, Erde und Wasser, in heiß, kalt, trocken und feucht eingeteilt. Danach war das Veilchen eine kalte Pflanze, wie auch der Lattich und die Seerose, und wurde deshalb bei Fieber angewendet.
Natürlich kann man solchen Schlußfolgerungen skeptisch gegenüberstehen, obwohl sie die Medizin über Jahrtausende hindurch geprägt haben. Aber es zeigt sich hier auch, wie gefährlich es sein kann, an das Studium der Volksmedizin heranzugehen, ohne die Theorien und Anschauungen richtig zu kennen, die im Laufe der Geschichte ihre Praktiken begründet haben.

Magische und religiöse Praktiken

Zahlreiche in der Volksmedizin gebräuchliche Pflanzenarten werden von der Schulmedizin vollkommen ignoriert, und viele andere sind nie eingehend erforscht worden. Wieder andere finden nur in Beimischungen oder als unterstützendes Mittel Verwendung, ohne daß ihre Rolle jemals klar analysiert worden ist.

Der Wissenschaftler, der durch die strengen Lehren der modernen Wissenschaft geprägt ist, wird mißtrauisch angesichts der magischen oder religiösen Atmosphäre, in der diese Randgebiete der Heilkunde praktiziert werden. Hier zeigt sich der alte Erfahrungssatz, wonach der Heilerfolg nicht nur von den Eigenschaften, d.h. den Wirkstoffen, der Pflanze abhängig ist, sondern genauso oder vielleicht in noch größerem Maße von der »symbolischen Wirkung«, die ihr anhaftet, und den Bedingungen, unter denen sie dargereicht wird. Eine solche Vorstellung, so seltsam sie uns auch erscheinen mag, wird in traditionellen Gesellschaften weithin anerkannt, und jetzt liegt es an der Wissenschaft, uns eine Erklärung dafür zu geben. In seinem Buch *La Politique du bonheur* (»Die Politik des Glücks«) zeigt Philippe d'Iribarne auf, daß auch in modernen Gesellschaften die Frage nach dem Nutzwert eines Konsumgegenstandes oft zweitrangig ist, verglichen mit seinem symbolischen oder gefühlsmäßigen Wert.[4] Die Einrichtungsgegenstände einer Wohnung drücken z.B. in erster Linie den sozialen Status ihrer Bewohner aus; der eigentliche Nutzwert ist zweitrangig. Die Wohnungseinrichtung des bürgerlichen Mittelstandes unterscheidet sich grundlegend von der eines Arbeiters, obwohl man im großen und ganzen die gleichen Standardgebrauchsgegenstände vorfindet, von der Waschmaschine bis zum Kühlschrank, vom Fernsehgerät bis zum Videorecorder. Deutlich werden die Unterschiede vor allem in der Auswahl der Art der »nutzlosen« Gegenstände wie Nippes, Bilder, Wanddekoration usw.
Der Mensch bewegt sich in einem Universum von Symbolen, selbst wenn er sie bewußt nicht mehr wahrnimmt. In diesem Sinne ist auch die Ausübung der Volksmedizin zutiefst mit Symbolen verbunden. Die Symbole, die in den authentischen Traditionen jedes Rezept und jeden Heilungsvorgang begleiten, sind unantastbar. Sie stehen für die religiöse Macht des Heilkundigen; seine Kunst besteht darin, diese Macht durch seine Medikamente weiterzugeben. So gesehen, unterscheiden sich die Praktiken jenes Heilkundigen in Lothringen, der zu jedem Medikament zehn Vaterunser und zehn Ave-Maria verschreibt, kaum von denen seiner Kollegen in Afrika oder Lateinamerika.
Eine berühmte Heilpraktikerin aus Lothringen, deren Theorie auf dem »Glauben an die Apostel« beruht, hat Hunderten von Kranken geholfen, und man kommt nicht umhin, ihre rein religiösen Praktiken mit Respekt und Hochachtung zu betrachten. Sie erzielt

mit ihrer Behandlung zuweilen spektakuläre Erfolge, lehnt grundsätzlich jede Bezahlung ab und rät ihren Patienten, zusätzlich einen Arzt aufzusuchen. Es geht bei der Heilung offensichtlich nicht immer nur um ein körperliches Geschehen, sondern auch um etwas Geistiges, das, was letztendlich den Menschen als Ganzes zusammenhält. Leider ist dieses Ganze von der modernen Wissenschaft unter den Tisch gekehrt worden...

In den Traditionen der Schwarzafrikaner wird z.B. der Begriff »Krankheit« meistens mit Ursachen religiöser Art in Verbindung gebracht. In der Heilkunde muß daher eine rituelle Reinigung, die für gewöhnlich mit religiösen Opfern verbunden ist, mit der Verabreichung von Medikamenten einhergehen. Die Medikamente sind nur insofern wirksam, als sie sich in diese Rituale einfügen. Für die Menschen einer traditionellen Gesellschaft, die wir uns anmaßen, »primitiv« zu nennen, besteht das Universum aus einer Vielzahl von Kräften. Die meisten afrikanischen Volksstämme glauben, daß sich diese Kräfte zu einer höchsten Macht vereinigen, zu einem höchsten Wesen und Schöpfer, der seine Fähigkeiten an ihm nahestehende Mächte weitergibt, deren Gunst man sich sichern muß. Der Medizinmann spielt die Rolle des Vermittlers zwischen den Menschen und jenen okkulten Mächten, die das große Pantheon des Animismus bewohnen. Er kann nur heilen, wenn er das Medikament zuvor »besprochen« und so dessen Wirksamkeit gesteigert hat. Aus diesem Grunde hängt die Wirkung einer Droge mehr von der Macht des Medizinmannes, der sie verabreicht, als von ihrer chemischen Beschaffenheit ab. Die Heilung ist zum größeren Teil das Ergebnis eines Exorzismus, durch den der böse Geist vertrieben werden soll, der für die Krankheit verantwortlich ist und der durch fehlerhaftes Verhalten des Kranken Macht über ihn gewonnen hat. Die traditionellen Heilmittel sind ein getreues Spiegelbild der religiösen Anschauungen eines Volkes, in denen die Vorstellungen der Krankheitsursachen begründet sind. Der *Ayurveda*, eine medizinische Ergänzung zu den Veden, den heiligen Büchern der Inder, besagt, daß jede Krankheit spirituellen Ursprungs ist, sei sie durch seelische, körperliche oder äußere Einflüsse bedingt. Diesen drei Krankheitsgruppen entsprechen drei Heilverfahren: geistige Übungen und Askese, vernünftige Lebensführung und schließlich Riten, Opfer und Pflanzenheilkunde. Wie man sieht, eine großartige Synthese, in der sich die günstigen Einflüsse einer geistigen Erneuerung (die

Freiheit des Geistes muß erhalten bleiben) mit einer positiven Lebensweise (gesundes und ausgeglichenes Leben), mit Medikamenten (Pflanzen) und schließlich mit religiösen Riten (psychotherapeutischer Aspekt) verbinden.
Man findet diese Vorstellung einer Einheit von Körper und Geist auch in den vorkolumbischen Traditionen Amerikas.[5] J. Soustelle sieht in ihnen eine »unentwirrbare Mischung von Religion, Magie und Wissenschaft«. Die Krankheit wird als ein dem Organismus nicht zugehöriges Wesen betrachtet, das ihn vorübergehend bewohnt oder »beherrscht«. Der Medizinmann gilt als spirituell begabter Mann, dessen Macht sich in der Fähigkeit ausdrückt, mit der Geisterwelt in Kontakt zu treten. Diese Kommunikation wird gefördert durch den Gebrauch von Drogen, die die hellseherischen Fähigkeiten des Zauberers stimulieren. Die Azteken z. B. verwendeten hierzu Peyote, einen Kaktus mit halluzinogener Wirkung aus der mexikanischen Wüste, die bereits erwähnten Samen der Trichterwinde oder ganz einfach alkoholische Getränke und Tabak. Aber Magie und Religion waren in den therapeutischen Praktiken im vorkolumbischen Amerika vorherrschend, obwohl auch der Gebrauch von Pflanzen und Drogen eine gewisse Rolle spielte. Allerdings ist es für den wissenschaftsbesessenen abendländischen Geist sehr schwierig, die therapeutischen Methoden eines Medizinmannes oder eines mexikanischen Zauberers zu begreifen. Carlos Castaneda berichtet folgendermaßen über die Praktiken seines Lehrmeisters, des Yaqui-Zauberers Don Juan:

1961, ein Jahr nach unserer ersten Begegnung, offenbarte mir Don Juan, er besitze ein geheimes Wissen über Heilpflanzen. Er erklärte, er sei ein *brujo*. Das spanische Wort *brujo* läßt sich mit »Zauberer«, »Medizinmann« oder »Heiler« übersetzeh. Doch bei den Indianern bedeutet »Zauberer« etwas ganz anderes als in unserer westlichen Welt. Von jenem Tage an veränderte sich unsere Beziehung, und ich wurde sein Schüler.
In den folgenden vier Jahren führte er mich in die Geheimnisse der Zauberei ein... Dank seiner ausgezeichneten Spanischkenntnisse konnte mir Don Juan ausführliche Erklärungen zu den komplexen Inhalten seiner Vorstellungswelt geben. Unter »Zauberei« verstehe ich diesen komplizierten und doch sehr geordneten Wissenskomplex, und ich bezeichne Don Juan als »Zauberer«, weil er dieses Wort im Verlauf unserer vertraulichen Gespräche selbst benutzte. Doch sobald es darum ging, ernstere Fragen zu erläutern, benutzte er für die Zauberei den Ausdruck »Wissen« und bezeichnete den Zauberer als »Mann des Wissens« oder als »den Wissenden«.
Um sein Wissen zu lehren und zu bekräftigen, benutzte Don Juan drei bekann-

te psychotrope Pflanzen: Peyote (*Lophophora williamsii*), Stechapfel (*Datura innoxia*) und einen Pilz, der zur Gattung *Psilocybin* gehört.[6]

Doch nicht alle Heilkundigen verstehen sich als Zauberer. Wie noch heute in Lothringen, so unterschied man schon bei den Inkas zwei verschiedene Arten der Heilkunst: die okkulte Kunst des *Ichuri* und das auf Erfahrung gegründete Wissen des *Sancoyoc*. Und entsprechend gab es zwei Arten von Medizinmännern: der eine religiös, der andere weltlich orientiert. Die gleiche Unterteilung findet sich auch bei den alten Ägyptern, in Mesopotamien, China und Mexiko. Überall treffen wir auf den religiösen Heilkundigen, Exorzisten, Priester oder Magier sowie auf den weltlichen Praktiker, der sich gut mit Heilpflanzen auskennt. So ist es auch heute noch in Europa. Diese beiden Arten der Medizin haben sich in der Vergangenheit weder mit den gleichen Fällen noch mit den gleichen Krankheiten befaßt, doch haben beide in großem Umfang voneinander profitiert. Auch was die Kräuter angeht, so hatten einige von ihnen eine rein medizinische Wirkung, während andere magischer Natur waren und nach komplizierten Riten gesammelt und zubereitet wurden. In der Frühzeit glaubte man, daß Steine, Pflanzen und Tiere von guten oder bösen Mächten besessen sind. Und so wurden die schlimmen Folgen, die nach dem Verzehr einer Pflanze auftraten, nicht etwa einer giftigen Substanz, sondern einem bösen Geist zugeschrieben. Krankheit entstand aus der unheilvollen Wirkung des bösen Geistes – oder des Zauberers, der sich des Geistes bediente, um Schaden anzurichten. Deshalb war es meist unerläßlich, daß Heilmittel scheußlich schmeckten, denn sie sollten ja den bösen Geist abstoßen und in die Flucht schlagen; daher wurden auch Urin und Exkremente großzügig verwendet.

Die Kunst, Körper und Seele zu pflegen

Die magischen und religiösen Heilmethoden hatten zweifelsohne einen günstigen psychotherapeutischen Effekt, zu dem sich die pharmakologische Wirkung der verwendeten Drogen gesellte, mit denen die vorkolumbische Heilkunde außerordentlich gut bestückt war. Im Jahre 1552 konnte ein indianischer Arzt aus Santa Cruz, der zwar keinerlei theoretische Ausbildung, doch desto größere praktische Erfahrung besaß, 251 Heilpflanzen benennen, und einige Jahre später erstellte Hernandez eine List von 1200 aztekischen Drogen und Heilmitteln. Die Konquistadoren fanden in Mexiko prachtvolle Kräutergärten vor, in denen Pflanzen aus den verschiedensten Regionen des Landes mit ihren zahlreichen und gegensätzlichen Klimazonen angebaut wurden – nicht zu vergleichen mit den armseligen *Hortuli*, jenen Heilkräuter-»Gärtlein«, die von den mittelalterlichen Klöstern unterhalten wurden und die wohl ein trauriges Bild abgegeben hätten angesichts des riesigen Gartens, den Montezuma I. in Tenochtitlan unterhielt. Guatemala wurde nach seinen vielen Heilpflanzen benannt, denn der Name dieses Landes bedeutet »die Pflanze, die heilt«.

Bei den verwendeten Heilpflanzen handelte es sich keineswegs immer um seltene oder geheimnisvolle Pflanzen. In ihrer Arbeit über die Medizinmänner in Kamerun hebt E. Zipcy die Tatsache hervor, daß der Großteil der verwendeten Heilkräuter ganz gewöhnliche Pflanzen sind, die am Wegesrand oder in Dorfesnähe wachsen.[7] Wenn der Medizinmann vorgibt, daß er sie morgens aus dem tiefen Wald holt, so geschieht das nur, um die Sache geheimnisvoller zu machen und so die »magische Wirkung« der Pflanzen zu erhöhen. Ganz anders verhält es sich wieder beim Wuduzauberer der Joruba an der Grenze zwischen Dahomey und Nigeria. In den winzigen Waldstücken, die zwischen den landwirtschaftlich genutzten Flächen liegen, hegt und pflegt er seltene oder giftige Pflanzenarten, die nur Eingeweihten bekannt sind.

Daraus werden Zaubertränke und andere Mixturen zubereitet, die den Hilfesuchenden in den Medizinhütten auf rituelle Weise verabreicht werden. Doch in jedem Fall muß es geheimnisvoll zugehen, wenn Pflanzen für therapeutische oder magische Zwekke geerntet werden. Die Pflanzen verschwinden sofort in irgendeinem Hosenumschlag oder in einer Beuteltasche, wenn sie nicht sogar unter einer mützenartigen Kopfbedeckung versteckt werden wie bei den Medizinmännern vom Stamme der Senufa in Mali.

Die Zubereitungsarten und die Darreichungsformen der Heilkundigen aller Kontinente unterscheiden sich nicht wesentlich: Am gebräuchlichsten sind Pulver, Laugen, Aufgüsse, Sude, Extrakte, Umschläge und Salben. Die Verabreichungsmengen haben die typische Ungenauigkeit der Volksmedizin: Dem Kranken wird die höchstmögliche Dosis verabreicht, wobei man oft bis an die Grenze der Vergiftung geht. Kerharo und Bouquet haben festgestellt, daß in Afrika meist recht willkürlich dosiert wird.[8] Bei einigen als besonders wirksam geltenden Arzneien erklären die Medizinmänner ihren Patienten, was sie unter einer Dosis verstehen, und verordnen daraufhin den Männern eine »dreifache Dosis« und den Frauen eine »vierfache«.

Auch der Arzt L.P. Aujoulat berichtet ausführlich über seine langjährige Erfahrung mit Medizinmännern in Kamerun und führt in diesem Zusammenhang die von ihm beobachteten Dosierungsfehler an.[9] Doch seltsamerweise geraten die Drogen durch diese Unglücksfälle nicht in Verruf. Es heißt dann vielmehr, »die Arznei sei stärker gewesen als der Kranke«. Dazu zitiert der Arzt folgende Bemerkung eines Todkranken, der das Opfer einer von einem Medizinmann verordneten Überdosis war: »Du darfst ihm keine Schuld geben, denn er wollte mir helfen. Er hatte mir vorher gesagt, daß seine Arznei vielleicht zu stark für mich sein könnte.«

Die Beziehung zwischen dem Kranken und dem Medizinmann steht von vornherein in einem emotional-affektiven Kontext, bei dem der Placeboeffekt voll zum Tragen kommt und mehrere Faktoren eine Rolle spielen: der von den Vorvätern überlieferte Glaube, das durch langjährige Erfahrung gesammelte Wissen und der angeborene Respekt vor dem Sakralen.

Es gibt eine magische – ja, vielleicht sogar eine »poetische« – Wirkung der Heilpflanzen, die P. Lieutaghi folgendermaßen beschreibt:

> Vielleicht nimmt die Wirkung der Pflanzen in dem Maße ab, wie unser Glaube an sie verblaßt (ich sehe darin nicht einen Racheakt der Natur, sondern ihre Traurigkeit). Deshalb können wir von einer wildwachsenden Blume nicht mehr die Hilfe erwarten, die dem bescheidenen Hirten zuteil wurde, der mit der Pflanze eine himmlische Gnade empfing. Erst wenn wir wieder lernen, der Pflanze ihren rechtmäßigen Platz in unserem Leben einzuräumen, kann unser Körper neue Kraft aus den Pflanzensäften ziehen und unsere Seele durch ihren Anblick zu neuer Klarheit gelangen... Ich möchte sogar behaupten, daß die Heilpflanze in den Händen eines Skeptikers zwar nicht unbedingt ihre Kraft gänzlich verliert, aber doch um so besser wirkt, je mehr man sie als ein Wesen voller Schönheit betrachtet: Dann heilt die Pflanze unseren Körper, indem sie unseren Geist erblühen läßt. Das ist das vollkommene Heilmittel.[10]

Die Erkenntnis der emotional-affektiven Faktoren bei der Auswahl, Ernte und Verwendung der Pflanzen ist zweifellos eine der positivsten Lehren aus dem Erfahrungsschatz der Heilkunde.

Durch das Wort und die Macht des Heilkundigen wird die Pflanze für den Kranken zu einer starken Quelle der Hoffnung und des Trostes. Denn keine noch so moderne Heilbehandlung kann jene irrationale Kraft ersetzen, die die Wissenschaft aus der menschlichen Seele vertreiben wollte, aber wohl niemals vertreiben wird. Jeder Arzt weiß, wie sehr ein starker Wille zur Heilung und Gesundung die Wirksamkeit einer Behandlung steigern kann. Und es kann gar nicht oft genug betont werden, in welchem Maße viele unserer Zeitgenossen durch die mechanische und anonyme Verschreibung, Ausgabe und Anwendung von Medikamenten der modernen Medizin entfremdet und in die Arme von Heilpraktikern oder Scharlatanen getrieben werden. Medikamente sind heute zu einem banalen, alltäglichen und oft genug überflüssigen Konsumartikel geworden. Ärzte und Apotheker müssen ihre Aufgabe darin erkennen, den Medikamenten, nach dem Beispiel der Medizinmänner, ihren emotional-affektiven Wert wiederzugeben, durch den sie in den Augen des Kranken erst ihre Wirkung erhalten und der erst das nötige Vertrauensverhältnis zwischen Arzt bzw. Apotheker und Patienten herstellt. »Ein bei uns heute weitverbreiteter Fehler besteht darin, die Seele getrennt vom Körper heilen zu wollen. Doch um einen gesunden Körper zu haben, muß erst die Seele geheilt werden.« Von diesem scharfsinnigen und noch immer aktuellen Satz Platos macht die Volksmedizin weitaus häufiger Gebrauch als die Schulmedizin. Während letztere den menschlichen Körper in ebenso viele Organe und Funktionen zerlegt, wie sie selbst über Fachgebiete verfügt, und den »praktischen« Arzt für Allgemeinmedizin damit zum Aussterben verurteilt, versucht erstere stets, den Menschen in seiner körperlichen und geistigen Gesamtheit zu sehen.

Die Entmythisierung der Volksmedizin

Die ausdrückliche Bezugnahme auf das Magische, Religiöse oder Spirituelle ist bei den Heilkundigen unserer Tage kaum noch anzutreffen. Die Pflanzenmedizin ist – ebenso wie unsere Gesellschaft – verweltlicht und hat ihren kultischen Charakter verloren. Immerhin bleibt sie ihrer jahrtausendealten Tradition treu, wenn sie sich auf eine intuitive Wahrnehmung des Kranken, seines biologischen und psychologischen Typs und seiner Umwelt stützt.

Angeregt durch die Erkenntnisse der Ökologie entdeckt sie aufs neue ihr Interesse für die Allianz zwischen Mensch und Natur und vollzieht damit eine Art Rückkehr zu den Ursprüngen. Maurice Mességué, der heute einer ihrer bekanntesten Vertreter ist, sagt dazu:

> Da die medizinische Behandlung allein dem Patienten nicht immer die nötige Energie gibt, seine Krankheit zu überwinden, könnte meine bescheidene Mitwirkung vielleicht dazu beitragen, ihm aus der Not zu helfen. Aber ich gebe mich keinen Illusionen hin: Ich allein kann keine Wunder vollbringen. Dazu brauche ich auch den Kranken und dessen Willen, gesund zu werden. Ich brauche seine Angehörigen und den guten Willen derer, die ihn lieben. Ich brauche seinen Arzt, der ihn kennt, und dessen sichere Diagnose, die sich auf Erfahrung und Wissen stützt. Dann komme ich mit meinem Kräuterstrauß, einer Botschaft der Hoffnung von Mutter Natur, und diese Botschaft spricht eine klare, wohlklingende und wohltuende Sprache…
>
> Wir alle sollten lernen, mit unseren ureigensten Gegebenheiten zu leben, denn unsere Stärken und unsere Schwächen sind der Boden, auf dem wir gewachsen sind. Ich spreche vom Boden, weil ich ein Gärtner bin, und die menschliche Natur ist mein Garten.[11]

Nun erscheint diese menschliche Natur, auch wenn sie ihrem Wesen nach eins ist, in unendlich vielen individuellen Abwandlungen. Denn jeder Mensch ist einzigartig, keiner gleicht dem anderen. Deshalb liegt der Volksmedizin wie auch der Homöopathie viel daran, das Medikament soweit wie möglich den Bedürfnissen des Individuums anzupassen. Mességué erzählt von seinem heilkundigen Vater:

> Er strahlte eine Kraft aus, der man sich nicht entziehen konnte und die einem Leib und Seele wärmte. Ich war immer davon überzeugt, daß er diese Kraft auf seine Pflanzen übertrug und daß diese dadurch bereichert wurden. Wenn die Leute lieber zu meinem Vater als zu einem Arzt gingen, so lag das hauptsächlich daran, daß sie an die Pflanzen glaubten und dieses Vertrauen auf den Mann übertrugen, der die Pflanzen kannte. Unsere Bauern haben noch heute Angst vor den vorgefertigten Medikamenten. Mit gutem Grund sagen sie: »Es ist nicht richtig, allen Leuten das gleiche zu verordnen.« Sie erwarten von der Wissenschaft dessen, der sie behandelt, ein Mittel, das nur für sie persönlich hergestellt worden ist. Jeder einzelne hält sich für einen Einzelfall, und damit hat er durchaus recht.[12]

In diesem Zusammenhang stoßen wir auf eine der beständigsten Traditionen innerhalb der Volksmedizin. Sie besagt, daß ein Medikament immer erst auf Vorlage eines Rezeptes und jeweils für einen ganz speziellen Krankheitsfall zubereitet werden soll. Dementsprechend gibt es auch in den alten afrikanischen Traditionen keine Krankheiten, lediglich Kranke, und jedes Medikament wird sorgfältig auf die Bedürfnisse des einzelnen Kranken unter Berücksichtigung des ihn beherrschenden bösen Geistes abgestimmt. Die von Technik und kalter Vernunft übersättigten Industriegesellschaften sind dabei, die Natur wiederzuentdecken. Kennzeichen dieser neuen, an Rousseau geschulten Lebensweise sind: die Liebe zur Natur, die Rückkehr zum einfachen Leben und zum gesunden Menschenverstand, die Suche nach einer neuen Harmonie zwischen Mensch und Erde und ein fast mystischer Glaube an die Kraft der Heilpflanzen. Schon versucht man, diese neue Bewegung kommerziell zu vereinnahmen. Wer sich davon überzeugen will, braucht sich nur die wachsende Zahl der »Bioläden« anzusehen. Aber auch die außergewöhnliche Schwemme an Heilpflanzenbüchern während der letzten Jahre zeugt vom wachsenden Interesse der Öffentlichkeit an den »natürlichen Dingen«. Leider hält die Qualität des Inhalts dieser Bücher oft nicht, was der Titel verspricht. Bestimmte immer wiederkehrende Fehler kann man von Buch zu Buch verfolgen: ein klarer Beweis dafür, wie sehr sich die Autoren kopieren und wieder kopieren, nach bester Tradition des späten Mittelalters... Während sie sich hinter der Behauptung verschanzen, das Wissen unserer Vorfahren an uns weiterzugeben, legen einige Autoren, das muß leider gesagt werden, eine völlige Unkenntnis der Materie an den Tag, die leicht anhand der vielen Fehler auszumachen ist, von denen es in ihren Büchern wimmelt. Da steht es schon besser um die Bücher jener praktizierenden Heilkundigen, die sich ein fundiertes Wissen von den Eigenschaften der Heilpflanzen durch ihre eigene Erfahrung erworben haben. Denn wesentliches Merkmal der großen Heilkundetradition ist eine gute Beobachtungsgabe, verbunden mit der Fähigkeit, zu beurteilen und zu unterscheiden sowie ein unfehlbarer therapeutischer Spürsinn. Ein weiteres Charakteristikum der Volksmedizin besteht darin, daß sie meist Kräutermischungen verordnet, wobei die Zahl der einzelnen Ingredienzien gewöhnlich zwischen fünf und zehn schwankt. Dazu gehört fast immer eine galletreibende Droge.

Die von uns in Dahomey, Togo und Afghanistan gesammelten Mischungsrezepte enthalten überwiegend die gleiche Anzahl von

Pflanzenarten, und viele davon könnten ohne weiteres in unseren Apotheken als Arzneimittel verkauft werden, so gut durchdacht sind ihre Rezepturen. Das trifft besonders für den Mittleren Orient zu, wo das alte Wissen der griechisch-arabischen Heilkunde, aus der sich die moderne Medizin entwickelte, treu überliefert wurde.

Wir sind uns klar darüber, welche bedeutende Rolle die Heilkundigen, die Praktiker der Volksmedizin, gespielt haben und heute noch spielen, um der leidenden Menschheit zu helfen. Leider erschweren allzu einseitige Feststellungen wie »Ich glaube daran« oder »Ich glaube nicht daran« den vernünftigen Zugang zu den »alternativen« Heilverfahren, weil sie dazu führen, wirkliche Naturheiler, die begabt sind und gewissenhaft arbeiten, mit gewöhnlichen Scharlatanen in einen Topf zu werfen. Gerade die letzteren aber schießen in dieser Zeit des »Zurück-zur-Natur« wie Pilze aus dem Boden, denn dieses Schlagwort ist zweideutig genug, um die guten ebenso wie die schlechten Motive einiger Zeitgenossen abzudecken.

Pro und contra Wunderheiler

Wenn sich der Rechtsanwalt Fernand Mouquin in einer glühenden Anklagerede rigoros gegen die »Heiler und Quacksalber« ausspricht, so kann man sich vielen seiner Argumente nur anschließen. Wie soll man z. B. Vertrauen haben zu einem Scharlatan, der unter Ludwig XV. seinen Stand vor dem Louvre errichtete und seine Waren folgendermaßen anpries: »Gute Leute, bedient euch ohne Bedenken! Diese Arznei heilt alle Leiden, Koliken und Zahnschmerzen, Verbrennungen und Tollwut, Grind und Schrunden der Brustwarzen. Tretet näher! Hier werden Wunden versorgt, hier kommt man wieder zu Kräften und wird seine Warzen los, hier werden Pickel geheilt, Gliedmaßen wieder geradegerückt...«[13]

Wunderheilmittel waren damals sehr gefragt. Hören wir, was uns La Bruyère von einem gewissen Caretti aus Italien berichtet:

Er kommt daher mit einem Mittel, das er als eine sofort wirkende Arznei bezeichnet, das aber eher wie ein schleichendes Gift wirkt. Es soll ein Familienrezept gegen Koliken sein, doch nachdem er es verbessert hat, heilt es auch Quartanafieber, Rippenfellentzündung, Wassersucht, Schlaganfall und Epilepsie. Strengt euer Gedächtnis an, und nennt mir eine Krankheit, die erste, die euch einfällt! Blutfluß, sagt ihr? Es heilt ihn. Es macht zwar die Toten nicht wieder lebendig, aber es bringt auch die Lebenden nicht gleich um, es läßt sie nur langsam dahinsiechen. Und es kann kein Zufall sein, daß Carettis Vater und Großvater, die das Geheimnis kannten, so jung gestorben sind...[14]

Lassen wir es bei diesem Beispiel bewenden. Über die illegale Ausübung der Medizin ist schon genug geschrieben worden. Muß man, wie es der Rechtsanwalt Mouquin am Ende seiner schonungslosen Anklage macht, daraus schließen, daß es verwerflich ist, wenn ein Arzt, der dieses Namens würdig ist, mit einem Heilkundigen zusammenarbeitet? Das wäre zweifellos etwas vorschnell geurteilt, denn auch unter den Heilkundigen gibt es nicht nur schwarze Schafe, und hier, wie auf anderen Gebieten, spielt eine natürliche Auslese eine gewisse Rolle. Dabei brauchen wir nicht einmal an solch drastische Ausleseprozesse zu denken, wie sie in der folgenden kleinen Geschichte erwähnt werden:
Im Jahre 1552 ersuchte Hernando Cortez den spanischen König, den europäischen Ärzten die Einwanderung nach Mexiko zu untersagen. Seiner Meinung nach waren sie überflüssig, da die Medizinmänner der Inkas viel bessere Heilerfolge erzielten, und zwar deshalb, weil sie strengen Kontrollen unterlagen. Wie Sahagún, Verfasser einer berühmten Geschichte Mexikos, berichtet, töteten die Indianer ihre Medizinmänner bei andauernden Mißerfolgen durch einen Pfeil in den Hals. Und in Peru wurden ungeschickte Zauberer lebendig begraben.
Wie man sieht, gibt es für unsere heutigen Ärzte keinen Grund zur Klage, wenn man ihnen wegen ärztlicher Kunstfehler den Prozeß macht, denn so hart wie damals fallen die Strafen heute nicht mehr aus. Andererseits könnte man sich durchaus vorstellen, daß eine strengere Auslese durch einen offenen Wettbewerb sehr nützlich wäre. Wann findet also ein Wettstreit der besten Wünschelrutengänger, der besten Heilkundigen und der besten Kräuterkenner statt? Für die Schulmedizin wäre es zweifellos ein großer Gewinn, wenn man einen Weg fände, um die notwendige Auslese unter der Vielfalt der alternativen Therapien, der verschiedenen Naturheilverfahren und der verwendeten Pflanzen zu treffen.

Seit dem Altertum gibt es eine oft unklare und leidenschaftliche Auseinandersetzung zwischen den Theoretikern und den Praktikern der Heilkunde. In diesem Zusammenhang hat sich die Wissenschaft vor allem mit einer Frage beschäftigt: Woher nehmen die Praktiker ihr Wissen? Wie konnten die Eigenschaften der Heilpflanzen ohne gezieltes Experimentieren überhaupt festgestellt werden? So stellt sich das Problem über die Anfänge der Volksmedizin dar, und es ist offensichtlich, daß die Ethnologen darüber mehr wissen als die Chemiker oder die Pharmakologen.

In seinem Buch *Das wilde Denken* beweist Claude Lévi-Strauss, wie ein echtes Wissen aus dem engen Kontakt des Menschen zur Natur entsteht, aus seinem ständigen Kampf ums Überleben in einer zugleich vertrauten und feindlichen Umgebung.[15] Daher war es seit jeher und gerade bei den isoliertesten und rückständigsten Völkern lebenswichtig, nützliche Pflanzen, eßbare Früchte, genießbare Tiere, kurz gesagt, alles, was nährt und heilt, von dem, was tötet, zu unterscheiden. In dieser Hinsicht besitzen die Eingeborenen eine außerordentliche Beobachtungsgabe. Lévi-Strauss führt beispielsweise an, »daß ein so einfacher Brauch wie das Betelkauen bei den Hanunoo auf den Philippinen die Kenntnis von vier Nußarten der Arekapalme und acht in der Wirkung ähnlichen Stoffen sowie von fünf Betelpfefferarten und fünf Ersatzstoffen voraussetzt. Ebenso können bei den Negritos Pinatuba fast alle Stammesmitglieder mit Leichtigkeit die Artennamen und die Beschreibung von mindestens 450 Pflanzen, 75 Vögeln und sogar 20 verschiedenen Ameisenarten angeben«. Alle Beobachter stimmen darin überein, daß das botanische Wissen von Zauberern, Heilkundigen und Medizinmännern, die ständig Pflanzen für ihre Kunst verwenden, absolut verblüffend ist. Die ersten Entdekkungen der heilenden Eigenschaften bestimmter Pflanzen gehen also auf eine große Beobachtungsfähigkeit zurück, eine Fähigkeit, die heutzutage, in unserer der Natur entfremdeten Gesellschaft, mehr und mehr verlorengeht.

In prähistorischer Zeit war der Mensch praktisch gezwungen, Nutzpflanzen für sein Nahrung, Kleidung und Heilung ausfindig zu machen. Man geht normalerweise davon aus, daß in jedem Volk oder Volksstamm bestimmte Individuen, die begabter dafür waren als andere, sich auf diesem Gebiet spezialisierten. Bald sprach man diesen Menschen, die von einem besonderen Charisma umgeben und mit einer ausgeprägten Beobachtungsgabe ausgestattet waren, die Fähigkeit zu, mit den kosmischen Kräften, die das Universum ausmachen, in Verbindung treten zu können. So heißt es bei Jacques Brosse:

Weil der Medizinmann Zugang zu den Quellen hat, liest er in der Natur »wie in einem offenen Buch«, wie der Gebildete im Gegensatz zum Analphabeten, für den selbst das aufgeschlagene Buch ohne jede Bedeutung ist. Was der Medizinmann so entschlüsselt, sind eben diese Bedeutungen und Beziehungen der Dinge, ihre Gemeinsamkeiten und Unverträglichkeiten, ihre Anziehungs- und Abwehrkräfte, aber auch ihre gegenseitigen Ergänzungen, Abhängigkeiten und Übereinstimmungen im großen organischen Ganzen, das in sich selbst das Universum ist...

Jedoch entspricht die Rolle des Medizinmannes keineswegs der, die in unserer Gesellschaft der Arzt innehat, dem wir blindlings unsere Gesundheit bzw. Krankheit anvertrauen. Jeder einzelne innerhalb des Stammes ist in der Lage, für sich selbst zu sorgen. Und nur in den schwierigen Fällen, die auf normalem Wege nicht zu heilen sind, wendet er sich an den Spezialisten. Jeder einzelne kennt für seinen eigenen Gebrauch die üblichen Pflanzen. Das ist ein kleiner, doch sehr wirksamer Teil eines Wissens, das ihm seit der Kindheit vermittelt wurde. Darüber hinaus respektiert ein jeder die übermenschliche und universelle Ordnung, der er sich zugehörig fühlt und an der er teilhat.[16]

Ist es nicht gerade das, was wir heute unklar unter dem Wunsch, wieder Herr der eigenen Gesundheit zu werden, empfinden, anstatt uns passiv – und in Scharen – der Medizin und ihrem magischen Glanz auszuliefern, den sie in den Augen der meisten Zeitgenossen durch das Prestige der Wissenschaft erhält?

Die Beobachtungen der alten Heilkundigen bezogen sich nicht nur auf die Folgen des Pflanzenverzehrs beim Menschen, sondern auch bei den Tieren. Boiteau und Potier berichten, daß die Medizinmänner in den Ländern am Indischen Ozean, besonders aber auf Madagaskar, eine spezielle Methode zur Diagnostizierung von Diabetes entwickelt haben.[17] Diese Krankheit wird schon in Sanskrittexten aus dem 6. Jahrhundert unter der Bezeichnung »Krankheit des Urins mit Honiggeschmack« erwähnt, während sie in Europa erst im 18. Jahrhundert entdeckt wurde. Dieser Medizinmann kennt sich erstaunlich gut in der Biologie der Ameisen aus... Er führt also seinen Patienten an eine günstige Stelle außerhalb des Dorfes und bittet ihn, dort auf den Boden zu urinieren. Aufgrund des Verhaltens einer bestimmten Ameisenart ist er dann

in der Lage, zu sagen, ob der Urin des Kranken süß ist oder nicht. Diese seltsame Art der Diagnose ist ebenso präzise wie der Clinitest (Zuckerschnelltest) in unseren Krankenhäusern. Man benützt auch die Abneigung mancher Tiere gegen bestimmte Pflanzen, um sich vor diesen Tieren zu schützen, vor allem, wenn es sich dabei um Flöhe, Läuse oder Moskitos handelt, die dazu neigen, uns mit ihren nächtlichen Überfällen den Schlaf zu rauben. In Europa wurden einst zu diesem Zweck unter anderen das Flohkraut (*Pulicaria*), das Wanzen- oder Läusekraut *(Pedicularis)* und eine Ritterspornart *(Delphinium staphysagria)* verwendet.
So haben die Tiere in der Kunst, bestimmte Krankheiten und bestimmte Pflanzenwirkstoffe nachzuweisen, wertvolle Hinweise geliefert. Besondere Beachtung fanden die Beobachtungen von Hirtenvölkern, die in engem Kontakt mit ihren Herden lebten. Kürzlich durchgeführte Untersuchungen beweisen in der Tat, daß Tiere sehr genau die Qualität ihrer Weideplätze unterscheiden und nur bestimmte Pflanzen fressen. Für Pierre Delaveau steht fest, »daß Tiere in einer Welt leben, die von einem System chemischer Signale bestimmt ist. Sie entwickeln eine eigene sensorische Sprache, in der Geruchs- und Geschmackssinn eine wesentliche Rolle spielen«.[18] Drei Geschmacksrichtungen scheinen dabei vorzuherrschen: bitter, süß und zusammenziehend. Beim Haustier verkümmert diese Fähigkeit, die Beschaffenheit der Nahrung genau zu unterscheiden, da es die gleiche Entwicklung durchläuft wie der zivilisierte Mensch. Sowohl der Mensch als auch das Haustier haben den Kontakt zur Natur weitgehend verloren und damit auch das instinktive Wissen, das sie für ein »ursprüngliches Leben«, das Leben in der Wildnis, untauglich macht. Da der Stadtmensch nicht dem natürlichen Ausleseverfahren unterliegt, lebt er wie eine Pflanze im Gewächshaus oder wie ein Kaninchen im Stall (ein passender Vergleich, wenn man an den sozialen Wohnungsbau denkt). Mensch und Haustier leben in einer Art Gefangenschaft, die eine tiefgreifende Veränderung der Sitten und Gebräuche, der Verhaltensweisen und Lebensmuster nach sich zieht und schließlich zur totalen Entfremdung und Abhängigkeit führt. Ob es sich nun um den Landwirt handelt, der die Haustiere füttert, oder um den Arbeitgeber, der den »domestizierten« Menschen bezahlt und somit ernährt, in beiden Fällen haben wir es mit künstlicher und vorgefertigter Nahrung zu tun.

Deshalb sind die Nahrungsgewohnheiten wildlebender Tiere für uns sehr viel aufschlußreicher als die der Haustiere, die durch den Menschen aus Gründen der Bequemlichkeit oder des Profits zu vereinfachter und zweckdienlicher Nahrung verdammt sind, was bei Schlachttieren letztlich optimale Mästung in kürzester Zeit bedeutet.
Ein Stallkaninchen frißt vom Ackergauchheil und verendet. Ein in Freiheit lebendes Tier würde ihn stehenlassen. – Ein Känguruh in der Wildnis Westaustraliens meidet die giftigen Hülsenfrüchte der Gattung *Oxylobium* und *Gastrolobium*, die reich an Monofluoressigsäure sind, denn die Känguruhs leben dort in ihrer ursprünglichen Umgebung und haben »gelernt«, sich in acht zu nehmen. Läßt man aber Schafe dort weiden, werden sie sich sehr schnell vergiften. – Der noch verhältnismäßig natürlich lebende Hirtenhund kaut, wenn er krank ist, Quecke als Abführmittel, was ein hochgezüchteter Pommernspitz niemals tun würde. Wie es Delaveau ganz richtig sagt: »Um welch eine kümmerliche Nahrungszusammenstellung handelt es sich doch bei Stallkaninchen, verglichen mit La Fontaines Hasen Hans Lampe, der hier ein bißchen am Thymian knabbert, dort ein wenig Klee frißt und seine Nahrung durch verschiedene Kräuter im Gleichgewicht hält. Und bei den im Labor gehaltenen Tieren kann man erst recht nicht mehr von einer ausgewogenen Nahrung sprechen.«[19]
Ebenso wie die Tiere in ihrer Ernährung sehr wählerisch sind, sind sie dies auch in bezug auf ihre Gesundheit. Alte Bauern wissen z. B., daß ein Tier, das an Verdauungsstörungen leidet, instinktiv seine Nahrung umstellt und nach bestimmten Kräutern sucht. Es sind dies Arten, die reich an Gerbstoffen sind, was die Verwendung von Gerbstoffen in der Medizin als Mittel gegen Durchfall bestätigt.
Mességué berichtet, wie sein Vater eine der Heilwirkungen des Schöllkrautes *(Chelidonium)* entdeckte:

Mein Vater erzählte mir, daß er eine der heilenden Eigenschaften dieser Pflanze entdeckt hätte, als er ein Schwalbennest unter dem Hausdach beobachtete. »Verstehst du, ich sah, wie die Schwalbenmutter mit einem Schöllkrautstengel in ihr Nest flog. Doch dieser diente nicht als Nahrung für die Jungen. Wozu war er also bestimmt?« Nach geduldigem Warten begriff er es endlich. Die Schwalbenmutter hielt die Pflanze in ihrem Schnabel und rieb sie gegen den Kopf eines der Jungen. Es war immer der Vogel, dessen Augen noch geschlossen waren. Als er sie endlich geöffnet hatte, brachte die Schwalbe kein Schöllkraut mehr herbei. Später erfuhr ich, daß der botanische Name vom griechischen Wort *chelidon* abgeleitet ist, was Schwalbe bedeutet. Die Eigenschaft, die mein Vater entdeckt hatte, war schon lange vorher bekannt gewesen. Doch dieser geniale Empiriker hatte sie wiederentdeckt.[20]

Fast gleichzeitig mit Mességués Buch erscheint in Frankreich das Buch von Jean Palaiseul, in dem sich dieser folgendermaßen über das Schöllkraut äußert:

Heutzutage gibt es höchstens noch ein paar liebenswerte Spinner oder Bauern, die die Landurlauber auf den Arm nehmen wollen, wenn sie erzählen, daß die Schwalben das Schöllkraut mit ihrem Schnabel brechen, um es dann in die Augen ihrer Jungen zu reiben, die sonst blind würden. Diese weit zurückreichende Legende, die noch im *Larousse* Erwähnung findet, entbehrt genauso jeder Grundlage wie jener Aberglaube, demzufolge zerriebenes Basilikum, unter einen Stein gestreut, einen Skorpion entstehen läßt. Während man im Mittelalter diese Geschichte von der Urzeugung des Skorpions noch gelten ließ, glaubte man schon damals nicht mehr an die alberne Schöllkrautgeschichte. Wenn *Chelidonium* vom griechischen *chelidon* = Schwalbe abgeleitet ist, so nur deshalb, weil die Pflanze blüht, wenn die Schwalben kommen, und verwelkt, wenn sie wieder fortfliegen. Das ist jedenfalls die Erklärung, die P.A. Matthiolus schon 1565 abgab.[21]

Wie man sieht, schenken sich die einzelnen Heilkundigen nichts... Die großen Schulen der Medizin übrigens auch nicht, ganz zu schweigen von den Schulen der Psychoanalyse, die in viele rivalisierende Splittergruppen zerfallen sind. Die menschliche Natur in all ihrer Größe, aber auch mit all ihren Schwächen, bleibt dieselbe – bei Naturheilkundigen ebenso wie bei den Kapazitäten der medizinischen Wissenschaft. Aber was das Schöllkraut anbelangt, so können wir noch einiges von ihm lernen.

Vom richtigen Gebrauch des Wissens der Heilkundigen

Jahrtausende sind nötig gewesen, um die traditionelle Heilkunde aufzubauen, zu ergänzen und weiterzuentwickeln, beruht sie doch auf einer tiefen Kenntnis der Rhythmen der Natur, der Pflanzen und Tiere und auf einer uralten Erfahrung. Das Wissen von den Heilpflanzen ist nur ein Teil eines umfassenden Wissens, das durch eine lange Volkstradition weitergegeben wird. Wie schon Montaigne sagte: Das Volk hat meistens recht. Aber es kann auch passieren, daß sich die vernünftige Anwendung dieses Wissens mit Magie und Aberglauben vermischt und zu recht zweifelhaften Praktiken führt. Wenn diese schließlich zur Norm werden und erstarren, wirken sie wie eine Bremse, und jede weitere Entwicklung wird blockiert. Das ist die Stärke, aber auch die Schwäche der Tradition und des Lebens in traditionellen Gesellschaften. Es zeichnet sich aus durch ein anerkanntes Wertsystem und eine geregelte Organisation, durch unveränderliche und fest verankerte Traditionen, die ein tiefes Gefühl der Sicherheit vermitteln. Auch Krankheit und Tod haben in diesem System ihren feststehenden Platz, der von jedem akzeptiert wird. Daneben gibt es aber auch falsche Überzeugungen und Fehlinterpretationen, die sich von Generation zu Generation fortpflanzen und die der Grund für Leid und Not der Menschen sind. Kurzum: Eine Auslese ist unumgänglich. Die Tradition pauschal abzulehnen hieße, auf unersetzliches Wissen zu verzichten. Lehnt man dieses Wissen unter dem Vorwand ab, es sei »unwissenschaftlich«, dann ist das wohl die wissenschaftsfeindlichste Haltung, die nur möglich ist. Aber die Tradition über alles andere zu stellen bedeutet, im Namen Rousseaus und seiner utopischen Träume in eine ideale Vergangenheit zurückkehren zu wollen.

Denn die Vergangenheit ist tot, und die Evolution macht niemals Rückschritte, selbst wenn sie zuweilen rückläufige Entwicklungen vortäuscht, die aber in Wahrheit Regulationsprozesse sind, die dazu dienen, die übermäßige Flucht nach vorn zu bremsen. Aujoulat kam hinsichtlich der Traditionen der afrikanischen Heilkundigen zu folgender Überlegung:

Soll man etwa die Auffassungen und Praktiken der Eingeborenen in Bausch und Bogen verachten? Ich für meinen Teil bin vom Gegenteil überzeugt. Ich habe in Yande aus nächster Nähe alles studiert, was mit Geburtshilfe zusammenhängt, und habe feststellen können, daß die Medizinmänner Pflanzen kennen, deren Wirksamkeit unbezweifelbar ist. Auch was das Stillen betrifft, kann ich die außergewöhnliche Wirkung einer bestimmten Rindenart bestätigen.

Natürlich kann man nicht an all die Wunder glauben, derer sich die dort ansässigen Medizinmänner rühmen. Doch habe ich oft den einen oder anderen von ihnen gebeten, zu mir in die Praxis zu kommen und seine Kunst zu probieren. Damit will ich nicht sagen, daß ich sie für fähig halte, mit den Krankheiten fertig zu werden, bei denen wir versagen. Die Tuberkulosekran-

ken, die ich ihnen anvertraut habe, sind genauso krank geblieben oder noch kränker geworden, und auch bei den an Kinderlähmung Erkrankten hat sich nicht die geringste Besserung gezeigt.
Andererseits konnte ich beobachten, wie die weißen Hornhautflecken resorbiert wurden, sah Lepraflecken und Ödeme verschwinden. Und ich war ganz verblüfft... von all den Arzneien, die bei der breiten Masse als Abführmittel, als Mittel gegen Durchfall, als Beruhigungs- oder Brechmittel, als Schmerz- oder Wurmmittel bekannt sind. All diese einheimischen Heilkräuter sind jedenfalls so wirksam, daß die Eingeborenen ihnen unbedenklich vertrauen.
Muß man deshalb voller Mitleid auf sie herabsehen, so als seien sie rückständige Menschen? Meiner Meinung nach ist es besser, dies als Forschungs- oder Erfahrungsfeld zu betrachten, aus dem man bestimmt noch viel lernen kann.[22]

Solche Worte mögen in den sechziger Jahren anachronistisch geklungen haben, in einer Zeit, die sich ganz den Wundern der Chemie und den prometheischen Errungenschaften der Technik und der Wissenschaft verschrieben hatte. Wenn im Namen der Wissenschaftsgläubigkeit schon den Praktiken und Heilmethoden der Natur und der Tradition eine tiefe Verachtung entgegengebracht wurde, dann konnte man erst recht nichts anfangen mit den weisen Äußerungen dieser hervorragenden Afrikakenner. Die glückliche Zukunft, die die großen Denker des 19. Jahrhunderts vorausgesagt hatten, sollte ja damit beginnen, daß die kläglichen Reste jenes lächerlichen und barbarischen Pseudowissens vollständig vernichtet wurden...
Zwanzig Jahre später haben sich die Zeiten erheblich gewandelt. Heilpflanzen sind wieder stark gefragt. Die von allen Seiten bestätigte Wiederentdeckung und Wiedergeburt der regionalen und traditionellen Kultur ist geradezu verblüffend. Damit ist auch der Augenblick gekommen, der überlieferten Heilkunde, die das Ergebnis eines jahrtausendealten Wissens ist, das ganze Interesse entgegenzubringen, das ihr gebührt. Zu diesem Zweck werden heute überall auf der Welt umfangreiche Forschungsprogramme entwickelt.
Im Grunde genommen war der Rat von Mességués Vater, Wunden mit Roquefortkäse zu behandeln, um einer Infektion vorzubeugen, also gar nicht so töricht. Denn bei dem Schimmel, der den Käse grün färbt, handelt es sich um einen Pilz der Sorte *Penicillium*, der das Penicillin produziert. Nicht nur Legenden und Fabeln, sondern auch Wissen und Weisheit verstecken sich hinter diesen Hausmitteln. Doch um die Wirksamkeit solcher Mittel zu

bestätigen oder zu entkräften, muß noch viel Arbeit in ihre Erforschung, Auslese und Analyse gesteckt werden. Aber letztlich gehen unsere heutigen Medikamente fast ausschließlich auf das alte empirische Wissen zurück, wie die Geschichte der Heilpflanzen in den therapeutischen Traditionen des Abendlandes beweist.

2. KAPITEL

DIE PFLANZENHEILKUNDE IN DER GESCHICHTE DER ABENDLÄNDISCHEN MEDIZIN

Isis, die Mutter der Pflanzen

Bedeutende Heilpflanzen wie Bilsenkraut, Opium, Asant *(Asa foetida)* oder Mandragora sind bereits in den allerersten Arzneibüchern verzeichnet, z.B. auch auf einer im Britischen Museum aufbewahrten Tontafel mit Keilschriftzeichen aus der Epoche der Sumerer und Babylonier. Auch das vor einigen Jahren in der Nähe von Aleppo in Syrien entdeckte königliche Archiv von Ebla, das etwa 4000 Jahre alt ist, bestätigt die Anwendung von Pflanzen in der mesopotamischen Medizin. Ungefähr 1700 Jahre vor Christus widmete der babylonische König Hammurabi der praktischen Medizin lange Abhandlungen in seinem berühmten Codex. Teile dieser Gesetzessammlung sind in eine schwarze Steinsäule eingraviert, die heute im Louvre aufbewahrt wird. Hammurabi beschreibt darin die Anwendung und den Anbau von Heilpflanzen. Die Ärzte in jener Zeit machten häufig Gebrauch von Heilpflanzen und gingen damit ein geringeres Risiko ein, als wenn sie sich an Operationen gewagt hätten. Eines dieser vom König erlassenen Gesetze verlangte nämlich, daß »dem Arzt die Hände abgeschlagen werden sollen, wenn dieser einen Abszeß mit einem Operationsmesser öffnet und dadurch den Tod des Patienten verschuldet oder dieser sein Augenlicht verliert...« Der Mißerfolg wurde auf der Stelle und unwiderruflich bestraft. Damit sollten wohl der Wagemut und der Unternehmungsgeist der Ärzte in Grenzen gehalten werden.
Auch in der ägyptischen Heilkunde, in der das religiöse Element eine maßgebliche Rolle spielte, wurden zahlreiche Pflanzen verwendet. Das geht aus dem um 1600 v. Chr. in Theben geschriebenen Papyrus Ebers hervor. Dieses berühmte Dokument enthält neben einer Reihe magischer Beschwörungs- und Zauberformeln auch eine Liste der Heilpflanzen. Über 700 Pflanzen werden darin erwähnt, darunter die bereits genannten wichtigen Sedativa wie

Opium, Bilsenkraut, Indischer Hanf und Mandragora. Weiterhin findet man als Abführmittel Sennesblätter und Rizinus, magenstärkende Mittel wie das Süßholz und Herzmittel wie die Meerzwiebel oder Sternhyazinthe *(Scilla)*, die die Hydropsie, d. h. die Gewebewassersucht bzw. die Wassersucht in den Beinen heilen soll, die durch eine unzureichende Herztätigkeit verursacht wird. Daran schließt sich noch eine Fülle bunt zusammengewürfelter und nach heutiger Kenntnis wirkungsloser Substanzen an, angefangen beim Darm der Antilope bis hin zum Regenwurm. Die Wirksamkeit dieser Substanzen läßt sich nur durch den starken Glauben des Kranken erklären. Wenn bei den Ägyptern das Medikament eine Heilung brachte, so geschah das sowieso nur durch die Weisheit der Isis, Gattin des Osiris. Als Mutter der Erde war diese Göttin Gebieterin über die Pflanzen und kannte die Geheimnisse ihrer Anwendung. Und sie war es auch, die man um die Heilung bitten mußte.

Hippokrates, der Vater der Heilkunde

Erst in der großen Epoche der griechischen Medizin kam das Heilmittel als solches, ohne jegliche religiösen Praktiken, zu Ehren. Hippokrates wurde als Sohn eines Arztes um 460 v. Chr. auf der Insel Kos geboren. Für ihn war die Krankheit ein ganz natürliches Phänomen ohne jegliche mystische oder magische Bedeutung. Mit großer Sorgfalt beschrieb er ihre Symptome und baute darauf eine objektive Krankheitsdiagnose auf, was ihm den ehrenvollen Titel »Vater der Heilkunde« einbrachte. Durch ihn erlangten die Heilmittel, insbesondere die Heilpflanzen, ihre eigentliche Identität: Die Minze war nicht länger eine junge griechische Nymphe, die von Proserpina verzaubert worden war, sondern fortan ganz einfach eine wohlriechende Pflanze. Hippokrates hat die wissenschaftlichen Grundlagen für die Medizin und die Pharmazie geschaffen. Er lebte im Zeitalter des Perikles, auf dem Höhepunkt der griechischen Kultur, und nahm der Krankheit und den Heilmitteln den sakralen Charakter. Damit schuf er die Voraussetzung für den wissenschaftlichen Fortschritt, der charakteristisch ist für die hochentwickelten Zivilisationen. Doch wenn der geistige Aspekt des Menschen dabei nicht berücksichtigt wird, kündigt er gleichermaßen den einsetzenden Kulturverfall an.

Noch heute verblüfft uns die Sachlichkeit in den Werken dieses großen Mediziners von Kos. Erstmalig in der Geschichte wurden Grundbegriffe aufgestellt, die auch heute noch nichts von ihrer Aktualität verloren haben. So legte er beispielsweise die Unterschiede fest zwischen äußerlicher und innerlicher Anwendung und zwischen Arznei und Gift (deren Definition nur eine Frage der Dosierung ist). Dadurch war es ihm möglich, starke Sedativa wie Opium und Bilsenkraut vernünftig einzusetzen. Mit diesen wertvollen Pflanzen gelang es der antiken Medizin, zumindest die Schmerzen zu lindern, wenn sie die Krankheit schon nicht heilen konnte. Auch stand es damit in ihrer Macht, sozusagen unter optimalen Bedingungen den Tod herbeizuführen. Wie man weiß, war die Verwendung von Giften und Zaubertränken zu jener Zeit weit verbreitet. Auch Sokrates wurde der Tod durch Opium erleichtert, denn wenn man den von Plato beschriebenen Symptomen glauben darf, war Opium dem Schierlingstrank beigemischt worden. Ebenso erscheint das Orakel der Pythia in Delphi gleich glaubhafter, wenn man weiß, wozu die Griechen das Bilsenkraut verwendeten. Das Atropin-Delirium, das nach der Einnahme des Zaubertrankes einsetzte, wirkte sich zweifellos günstig auf die Weissagungsgabe aus.
Hippokrates kannte die Pflanzen, die ätherische Öle enthalten, und setzte sie auch richtig ein. Wir finden viele dieser Pflanzen mit dem schweren, betörenden Duft zur Sommerszeit im Mittelmeerraum. Als Athen von der großen Pest heimgesucht wurde, ließ Hippokrates Duftkräuter wie Rosmarin, Lavendel, Bohnenkraut und Ysop verbrennen. Während diese Pflanzen verbrannten, verströmten sie antiseptische Dämpfe aufgrund ihres Gehaltes an ätherischen Ölen. Die Lehren des Hippokrates wurden von seinen Schülern gesammelt und etwa hundert Jahre nach seinem Tod im *Corpus Hippocraticum* veröffentlicht.
Einige Jahrhunderte später verzeichnete der berühmte griechische Arzt Dioskurides, der zur Zeit Neros in Rom lebte und auch ein Schüler Hippokrates' war, mehr als 500 Drogen und Heilpflanzen in seinem Monumentalwerk *De materia medica*. Dieses Lehrbuch, in dem alle in der Antike bekannten Drogen aufgeführt und genau beschrieben waren, blieb fast 2000 Jahre lang die Bibel der Heilkunde. Die Pharmakognosie, die Wissenschaft der Heilpflanzen, die an den pharmazeutischen Fakultäten gelehrt wird, trug lange Zeit ihren Namen: *materia medica*. Erst in neue-

rer Zeit wurde sie durch den Begriff pharmazeutische Biologie (Botanik) ersetzt.
Wenn wir uns auf einem türkischen oder afghanischen Basar umsehen, fühlen wir uns in diese Epoche der Heilpflanzengeschichte zurückversetzt. Die traditionelle Medizin ist im Mittleren Orient lebendig geblieben und wird hier vom *hakin, attar* oder *taïb younani*, was soviel wie »griechischer Arzt« heißt, praktiziert. Diese Volksärzte betreiben eine Art öffentliche Praxis auf dem Basar und verordnen ihren Patienten Mischungen aus Kräutern oder Rauschmitteln. Bei diesen Heilkräutern fällt die verblüffende Ähnlichkeit mit dem Fundus der griechischen Heilkunde auf, der ausgehend von Hippokrates und Dioskurides in jahrhundertealter Tradition über die Araber weitergegeben wurde. Da findet man die Herbstzeitlose, das Bilsenkraut, den Stechapfel, den Rizinus, die Sennesblätter, den Schierling, das Ephedrakraut sowie zahlreiche Pflanzen mit ätherischen Ölen. Und wenn auch die Opiumbrote oder das Harz des Indischen Hanfes nicht mehr auf den Marktständen ausliegen, so ist es doch ein leichtes, ein paar Mohnkapseln oder Blütenspitzen vom Hanf aufzutreiben, die dort unter den Ladentischen als letztes therapeutisches Mittel oder auch zu anderen Zwecken sorgfältig aufbewahrt werden.
Die römische Zivilisation, die sich glänzend auf die Verwaltungs- und Kriegskunst verstand, trug zur Geschichte der Medizin kaum etwas bei. Die Römer hatten zwar Zahnärzte und Hebammen, lebten aber, wie es Plinius der Ältere berichtet, »sechs Jahrhunderte lang ohne Ärzte«. Der Hausvater *(pater familias)* wachte über die Gesundheit seiner Familie, indem er sie mit Hausmitteln kurierte, die auf grobe Erfahrungswerte und Aberglauben begründet waren. Wenn man Cato dem Älteren glauben darf, war der Kohl das Allheilmittel. Erst nach und nach machte sich der orientalische Einfluß bemerkbar, und es kamen griechische Ärzte und persische Magier nach Rom, denen jedoch vielfach Mißtrauen entgegengebracht wurde... In seinem umfangreichen Werk *Naturalis historia* berichtet Plinius über die Vorzüge zahlreicher Pflanzen. Seine Abneigung gegen die griechischen Ärzte war allgemein bekannt, und er bedauerte, »daß es kein Gesetz gibt, das die unwissenden Ärzte bestraft, und daß die Todesstrafe nicht auf sie angewendet wird. Statt dessen lernen sie durch unser Leiden und experimentieren so lange an uns herum, bis wir sterben«. Er selbst experimentierte kaum, das wird deutlich an den groben

Fehlern, mit denen sein Werk gespickt ist. Aulus C. Celsus, der zwar Naturforscher, aber kein Arzt war, verzeichnete wenig später 250 Drogen. Die große Persönlichkeit auf dem Gebiet der Medizin im antiken Rom war jedoch Galen (Claudius Galenus).

Der aus Kleinasien stammende Galen praktizierte nach der griechischen Medizin und war der Leibarzt von Mark Aurel. Er heilte dessen Migräne mit Hilfe eines Präparates auf Opiumbasis: dem Theriak. Davon nahm der Kaiser täglich eine bohnengroße Portion, was vielleicht seine legendäre Tapferkeit und sein geringes Schmerzempfinden erklärt. Galen hatte die Heilkunde in Alexandria studiert, wo die griechische Kultur nach dem Verfall Athens weiterwirkte. Wie die anderen Ärzte seiner Epoche glaubte er an die Vier-Säfte-Theorie, die Hippokrates nach den vier Elementen aufgestellt hatte. Danach sprach man von Gesundheit, wenn die Körpersäfte ausgeglichen waren. Die Krankheit störte jedoch dieses Gleichgewicht, und deshalb mußte eine Behandlung erfolgen, die das Gleichgewicht wiederherstellte. Unter diesem Gesichtspunkt verwendete man die Heilpflanzen, die nach Art und Intensität ihrer Wirkung klassifiziert waren. Eine von Fieber begleitete Krankheit mußte mit einer kühlenden Droge bekämpft werden, während eine Erkältung mit einer erhitzenden Droge behandelt werden mußte, z. B. mit der Bittermandel (Hitze ersten Grades), oder besser noch mit schwarzem Pfeffer (Hitze vierten Grades). Weiterhin gab es die Säfte anregende oder vermindernde Heilmittel, die Galen je nach Intensität in Gruppen von eins bis vier einteilte. Einige Heilkundige nehmen noch heute diese Klassifikation vor. Nach diesem Muster verwendete Galen Hunderte von Heilpflanzen, stellte die verschiedensten Mischungen aus ihnen her und erfand zahlreiche Darreichungsformen von Arzneimitteln, was ihm den Titel »Vater der Pharmazie« einbrachte. Ein anderer traditioneller Zweig der Pharmazie trägt noch heute seinen Namen: »Galenik« oder die Kunst der Herstellung von pflanzlichen Arzneimitteln. Manche Rezepte waren außerordentlich kompliziert und enthielten oft Dutzende, ja, Hunderte von Pflanzen.

Mithridat und Theriak

Man begeisterte sich in der Antike für solche Arzneimischungen aus einer möglichst großen Anzahl von Wirkstoffen. Zu ihnen gehörte auch das Mithridat, benannt nach dem pontischen König Mithridates. Dieses vielseitig verwendbare Gegengift wurde von seinem Erfinder der Überlieferung nach aus 46 verschiedenen Substanzen hergestellt. Noch berühmter war der Theriak auf Opiumbasis, der von Galen aus über hundert einzelnen Bestandteilen zubereitet worden war. Er hielt sich bis 1884 im französischen Arzneibuch, allerdings mit einer auf 52 Ingredienzien reduzierten Rezeptur. Um jede Fälschung auszuschließen, bereitete man Theriak feierlich in der Öffentlichkeit zu. Das geschah unter richterlicher und ärztlicher Aufsicht, nachdem die zur Theriakherstellung benötigten Drogen, Pflanzen und andere Ingredienzien zuvor öffentlich ausgestellt worden waren. Die Rezepturen waren von Stadt zu Stadt unterschiedlich, und lange Zeit galt der venezianische Theriak als der beste. Kritische Zungen behaupten, die Erfinder von Theriak, Mithridat und ähnlich komplizierten Zusammensetzungen hätten wohl ihre Hoffnung auf die alte Regel gesetzt: Wer vieles bringt, wird manchem etwas bringen. Und oft genug hätte sich dann herausgestellt, daß das Heilmittel tatsächlich weiser war als derjenige, der es verordnete.

Man war damals auf der Suche nach dem Wundermittel, dem Allheilmittel. Die einen glaubten, es könne nur aus der Summe der Eigenschaften vieler Pflanzen, zusammengefaßt in einer komplexen Rezeptur, bestehen. Andere wiederum meinten, daß nur einige besonders erlesene Pflanzen diese magische Kraft besäßen. Die chinesische Heilkunde verwendete als Allheilmittel den Ginseng, so genannt nach der Wurzel, die ein menschenähnliches Aussehen hat *(Jin Tcheng* bedeutet auf chinesisch »Mensch-Gestalt«). Nach der Signaturenlehre, von der später noch die Rede sein wird, sollte die Ginsengwurzel alle Krankheiten heilen, die den Menschen je befallen. Die Botaniker tauften sie deshalb auf den Namen *Panax* nach Panakeia (»Allesheilerin«), Tochter Äskulaps, des Gottes der Heilkunde. Wer gern Fremdwörter benutzt, spricht deshalb von einer »Panazee«, wenn er ein Allheilmittel meint.

Im vorkolumbischen Amerika scheint der Tabak das gleiche hohe Ansehen genossen zu haben, denn auch er wurde zu unzähligen

Heilzwecken verwendet. Diese beiden Allheilmittel, das eine aus China, das andere aus Amerika, waren im Abendland außerordentlich erfolgreich. Noch heute erfreut sich der Tabak großer Beliebtheit, obwohl in Anbetracht des gefährlichen Mißbrauchs, der mit ihm getrieben wird, niemand mehr von einem Allheilmittel sprechen wird. Andererseits machte der Ginseng in Boutiquen und Basars, in Sexshops und Apotheken eine glänzende Karriere in seiner Eigenschaft als stärkende, stimulierende Droge und natürlich auch als Aphrodisiakum.
Besitzt die Ginsengwurzel wirklich eine Heilkraft?
In dem Buch *La Médecine verte* (»Die grüne Medizin«) von Margaret Kreig findet sich dazu folgendes aufschlußreiche Zitat:

Während meines Aufenthaltes in Singapur habe ich mit Han Suyin, der Autorin von *Alle Herrlichkeit auf Erden* und anderer Bestseller, zu Mittag gegessen. Als Dr. Elizabeth Comber praktiziert sie in Johore Baru, in der Nähe von Singapur, und verschreibt ihren Patienten fast ausschließlich Präparate, die in Europa oder in den Vereinigten Staaten hergestellt werden. Aber wenn sie selbst krank wird, gibt es für sie nur ein Heilmittel, und zwar Ginseng.[23]

Es ist unvorstellbar, daß es einer Wurzel ohne die geringsten spezifischen Wirkstoffe gelingen könnte, jahrhundertelang und weltweit ein solch hohes Ansehen zu bewahren. Sollten sich etwa Generationen von Orientalen geirrt haben, als sie die vielen löblichen Eigenschaften des Ginseng in den Himmel hoben? Und hat sich die halbe Menschheit schlichtweg etwas vorgegaukelt, wenn sie an ein Produkt glaubt, das noch nie so bekannt war wie heute? Tatsächlich scheinen chemische und pharmakologische Untersuchungen aus jüngster Zeit den jahrtausendealten Ruf dieser Pflanze zu bestätigen. Wenn auch die Zusammensetzung und Funktion der Wirkstoffe noch nicht restlos geklärt werden konnten, so hat man doch eine Reihe von Anhaltspunkten gefunden, die das große Ansehen der Pflanze rechtfertigen.
Es gibt zwei engverwandte Ginsengarten: Die eine wächst in den Wäldern Koreas und der Mandschurei, die andere in den USA und in Kanada. Seit dem 19. Jahrhundert wird der Ginseng in Korea in großem Umfang kultiviert. Der Absud der Ginsengwurzeln, so weiß man heute, stimuliert die Großhirnrinde, erhöht die Widerstandsfähigkeit des Organismus, entgiftet die Leber, senkt den Cholesterinspiegel ... und bringt Südkorea eine beachtliche Menge an Devisen ein, da dieses Land praktisch ganz allein den gesam-

ten europäischen Markt beliefert, vor allem aber die Bundesrepublik Deutschland, wo Ginsengprodukte besonders stark gefragt sind.

Doch der Ginseng hat, wenn man so will, noch eine kleine Schwester: die Taigawurzel *(Eleutherococcus)*, die derselben botanischen Familie *(Araliaceae* = Efeugewächse) angehört und die gleichen Eigenschaften, wenn auch in geringerer Konzentration, aufweist. Wie der Ginseng besitzt der in Sibirien häufig vorkommende Strauch fünffächerig zusammengesetzte Blätter, wie sie auch die Zieraralie hat, die dieser Pflanzenfamilie den Namen gab. Zusammensetzung und Eigenschaften der Taigawurzel sind nach Auskunft der Sowjets ähnlich denen des Ginseng. Man kann die wissenschaftliche Qualität der über die Taigawurzel gemachten Untersuchungen anzweifeln, doch in beiden Fällen geht es um Drogen, die die Eigenschaft haben, die Widerstandsfähigkeit des Organismus zu steigern, seine Streßanfälligkeit herabzusetzen und seine Abwehrkräfte zu mobilisieren. Dennoch ist es unser gutes Recht, der Werbung, die die Taigawurzel schon vor Jahren auf den europäischen Markt bringen wollte, etwas skeptisch gegenüberzustehen. Die Tatsache allein, daß die Russen in Wladiwostok daraus Wodka herstellen, reicht nicht aus, um uns zu überzeugen. Auch daß die Pflanze aus einem Gebiet stammt, das noch keine Umweltverschmutzung und nicht die Belastungen unserer Zivilisation kennt, ist sicher kein hinreichendes Argument für den Beweis ihrer Heilwirkungen.

Wie dem auch sei, bei Ginseng und *Eleutherococcus* im Fernen Osten handelt es sich um »stärkende« und »belebende« Drogen. Man findet diese Art von Drogen in allen Zivilisationen, vom südamerikanischen Kokastrauch bis zu den afrikanischen Kolablättern, vom Immergrün, über das wir später noch sprechen werden, bis hin zum gewöhnlichen europäischen Salbei.

Salbei und Mistel, die heidnischen Heilpflanzen

In der Tradition der frühen abendländischen Medizin galt der Salbei (oder Salver) als Allheilmittel, daher auch sein aus dem Lateinischen *(salvare* = retten) abgeleiteter Name. Wahrscheinlich handelt es sich bei Hippokrates' Salbei nicht um unsere *Salvia officinalis*, da diese in der Türkei und den vorgelagerten griechi-

schen Inseln nicht wächst, obwohl es dort über siebzig andere Arten gibt. Der glänzende Ruf des Salbei ging durch die Geschichte und überdauerte Jahrhunderte. In seiner Monographie über diese Pflanzenart bestätigt Professor Duquenois die vielseitigen Eigenschaften des Salbei, die auf seinen verschiedenartigen Wirksubstanzen beruhen.[24] Es hat sich herausgestellt, daß Salbei stimulierende, schweißhemmende und krampflösende Wirkung besitzt, ein Mittel gegen Würmer und gegen Durchfall ist sowie desinfizierend, harntreibend und galletreibend wirkt. Der Autor kommt zu dem Schluß, daß der Salbei durch all diese guten Eigenschaften zu einem Allheilmittel wird, wenn er auch keine »Wunderdroge« ist. Die Medizinschule von Salerno, die im Mittelalter das medizinische Wissen der Antike bewahrte und weitergab, rühmt in ihrem Wappenspruch die Kraft des Salbei: »*Cur moriatur homo qui crescuit salvia in horto?*« (Warum sollte der Mensch, der Salbei in seinem Garten angepflanzt hat, sterben?)
Auch der Mittlere Orient besaß sein Allheilmittel: In Tausendundeiner Nacht wird von dem Samarkand-Apfel gesagt, daß er alle Krankheiten zu heilen vermag. Leider hat man diesen Wunderapfel botanisch noch nicht identifizieren können.
Mit dem Untergang des Römischen Reiches war Europa völlig zerrüttet, desorganisiert und ohne Regierung – den Banden von Plünderern und Barbaren schutzlos ausgeliefert. Nur die Kirche hatte ihr Ansehen und ihre Macht bewahren können. Das wenige Wissen, das das Chaos des spätrömischen Reiches überlebt hatte, gelangte so in die Klöster, und man wendete sich von nun an zwecks Heilung an die Priester und Mönche. Religiöse und magische Heilmethoden erlebten eine Renaissance unter christlichem Einfluß. Nach und nach lösten sie die Praktiken der keltischen Druiden ab, die jahrhundertelang im keltischen Einflußbereich als Priester und Heilkundige gewirkt hatten. Sie hatten sich dem römischen Einfluß widersetzt und die Arzneien der Eindringlinge abgelehnt, um ihre eigene Heilkunde zu bewahren, in der Bilsenkraut, Salbei, Eisenkraut und natürlich die Mistel als ihr Allheilmittel einen besonderen Platz einnahmen.
Die moderne Pharmakologie hat bewiesen, daß die Begeisterung für die Mistel nicht unbegründet war, denn Zusammensetzung und pharmakologische Wirkung der Mistel haben sich als sehr komplex erwiesen: Ihre gefäßerweiternden Eigenschaften, besonders an den Herzkranzgefäßen, ihre blutdrucksenkenden, leicht herzstär-

kenden sowie harntreibenden Eigenschaften dürfen als erwiesen gelten und rechtfertigen die Anwendung von Mistelextrakten bei zahlreichen Herzgefäß- und Nierenerkrankungen. Doch für die Druiden war die Mistel auch eine magische Pflanze. Das Christentum setzte sich zum Ziel, diese Magie auszumerzen, ohne sich dabei selbst in der Heilkunde besonders hervorzutun. In der Heilkunst machten sich alsbald allerhand zweifelhafte Praktiken breit, unter denen Dämonologie und Teufelsglaube eine vorherrschende Rolle spielten.

Wie man den Teufel überlistet

Nach damaliger christlicher Auffassung sind Krankheiten das Werk eines Dämons, ihn gilt es zu vertreiben, gleichzeitig muß aber auch das göttliche Wohlwollen gewonnen werden. Das geschieht durch Teufelsaustreibungen, Gebete und Opfer. Wohlwollende Geister halten sich nur an angenehmen Orten auf. Deshalb sind sie vornehmlich in wohlriechenden Pflanzen oder duftenden Harzen anzutreffen. Damit diese ihre Wirkung entfalten können, müssen sie zunächst von ihrer pflanzlichen Hülle befreit werden. Das wird durch Verbrennen erreicht, und der Rauch enthält dann ihre Heilkraft. Ein Patient, der sich einer solchen Prozedur unterzieht, fängt unweigerlich an zu husten. Und das ist gut so, ist es doch ein äußeres Zeichen für den inneren Kampf, den sich die guten und die bösen Geister liefern. Je stärker der Husten, je größer der Schleimauswurf und je heißer der Kampf, desto näher rückt die Genesung!
In anderen Fällen wirkt man direkt auf den Dämon ein. Da gibt es die Methode aus dem 11. Jahrhundert, durch die die Periode einer Frau wieder eingeleitet werden soll: Die Verspätung der Regel kann natürlich nur das Werk eines Dämons sein, und dieser muß vertrieben werden. Da er definitionsgemäß böse ist, muß man ihn überlisten. Dazu muß die Patientin ekelerregende Dämpfe einatmen, die den Dämon in den Unterleib treiben, wo er dann durch wohlriechende Dampfbäder in der Scheidengegend aus dem Körperinnern gelockt wird...! Derartige Heilmethoden haben allerdings nichts mehr mit den Gedanken und Lehren von Hippokrates und Galen gemeinsam.
Und doch kann sich die echte medizinische Wissenschaft in einigen

wenigen privilegierten Zentren weiterentfalten. Im 6. Jahrhundert zieht sich der römische Schriftsteller Cassiodor, ein begeisterter Anhänger der Werke von Hippokrates, Dioskurides und Galen, in ein Kloster zurück und gibt den Mönchen den Rat, Heilkräuter anzubauen. Medizin und Pharmazie konzentrieren sich seitdem in den Händen der Ordensgeistlichkeit. Jedes Kloster kultivierte mindestens sechzehn verschiedene Heilkräuter. Zur Grundausstattung des Kräutergartens gehörten: Lilie, Salbei, Rose, Mondviole, Kresse, Fenchel, Pfefferminze, Bockshornklee, Bohnenkraut, Raute, Melisse, Rainfarn, Liebstöckel, Hopfen, Senf und Meerrettich. Die in jedem Kloster angebauten Heilkräuter bildeten den *Hortulus*. Um 795 stellte Karl der Große in seiner Landgüterordnung, dem *Capitulare de villis*, das wahrscheinlich von seinem Sohn Ludwig dem Frommen verfaßt worden war, eine Liste über Bäume und Pflanzen auf, die in seinem Reich kultiviert werden sollten. Diese Liste enthält 71 Pflanzenarten und vermittelt eine recht gute Vorstellung von den zu jener Zeit in Europa angebauten Pflanzen. Es findet sich darin noch kein einziger Beitrag des Fernen Ostens oder Amerikas, von wo später eine Vielzahl wichtiger Kulturpflanzen eingeführt wurde.
Doch der Großteil der Mönche besaß nur ein sehr rudimentäres ärztliches Wissen, und die geistliche Obrigkeit gab sich alle Mühe, die Mönche von der Heilkunde auszuschließen, aus Angst, der Klerus könnte der kommerziellen Ausübung dieses Berufes auf Kosten seiner geistlichen Mission verfallen. Im 11. Jahrhundert untersagte der heilige Bernhard, der Gründer des Zisterzienserordens, seinen Mönchen das Studium medizinischer Bücher und verbot ihnen die Einnahme von Arzneien. Denn für ihn gab es nur ein einziges Heilmittel, und das war das Gebet. Auch die Päpste bemühten sich, wenn auch ohne großen Erfolg, die Ausübung von Pharmazie und Medizin in den Klöstern zu unterbinden. Der Begriff *Apothecarius* (Apotheker) taucht übrigens zum ersten Mal im 6. Jahrhundert auf, als Papst Pelagius II. in einem Erlaß mit dem Titel *Ut clerici apothecarii non ordinentur* den Mönchen die Ausübung dieses Berufes untersagte.
Unweit von Rom konnte sich jedoch die kleine italienische Stadt Salerno als bedeutendes medizinisches Zentrum behaupten. Die von Karl dem Großen gegründete Schule von Salerno besaß vom 9. bis zum 13. Jahrhundert in ganz Europa ein hohes Ansehen. Danach wurde sie von der Schule von Montpellier abgelöst. Die

1220 gegründete medizinische Fakultät und die herausragende botanische Tradition der Universität von Montpellier haben einen festen Platz in der langen Geschichte der Heilkunst. Der portugiesische Arzt Arnaud de Villeneuve, der im 13. Jahrhundert lehrte und sich durch seine Arbeiten besonders auszeichnete, entdeckte unter anderem das *aqua vitae*, d.h. den Branntwein.
Während das mittelalterliche Europa in tiefem Schlaf lag, erlebte die medizinische Wissenschaft eine glanzvolle Periode in der aufblühenden arabischen Zivilisation. Die arabische Schule entstand unter dem Einfluß der Nestorianer. Diese christlichen Gemeinden waren im 5. Jahrhundert, nachdem die Lehren des Nestorius als ketzerisch verdammt waren, nach Asien geflüchtet. Sie hatten die medizinischen Traditionen der Antike lebendig gehalten und gaben sie an das arabische Volk weiter, das sich dann während der großen Eroberungszüge die Medizin Indiens, Persiens und Europas aneignete. Der arabische Beitrag zur Pharmazie und zur Medizin war daher sehr bedeutend. In der Liste der berühmten Ärzte wie z.B. Avicenna, Avenzoar und Averroes darf natürlich Ibn al-Baitar nicht fehlen. In seinem Werk *Corpus simplicium medicamentarum* beschreibt er annähernd 2000 Drogen pflanzlichen Ursprungs.
Mit dem ausklingenden Mittelalter endet auch die große Zeit der Pflanzenmedizin: die metaphysische Ära beginnt.
Europa war von der Alchimie beherrscht, und die Wissenschaftler jener Epoche hatten die größte Mühe, die Grundbegriffe des wissenschaftlichen Denkens mit ihren religiösen Überzeugungen und den theologischen Dogmen in Einklang zu bringen. Immer wieder bedurfte es der direkten Intervention der Päpste, damit ihnen das Minimum an Freiheit, ohne das wissenschaftliche Arbeit nicht möglich ist, zugestanden wurde. Die Spekulationen der Alchimisten, häufig Priester oder bedeutende Ordensleute wie z.B. der englische Franziskaner Roger Bacon, der deutsche Dominikaner Albertus Magnus oder der italienische Dominikaner Thomas von Aquin, haben zwar einiges zum Fortschritt der Wissenschaften, der Philosophie und der Psychologie, aber nur wenig zur Entwicklung der Heilkunst beigetragen. Gleichzeitig aber sorgten Scharlatane, die sich in den Kopf gesetzt hatten, unedle Metalle in Gold zu verwandeln, den Stein der Weisen zu finden oder das Lebenselixier herzustellen, dafür, daß die seriöse Heilkunde in Mißkredit geriet.

Paracelsus, der Bücherverbrenner

Seit den Kreuzzügen und besonders nach der Entdeckung des Seeweges nach Indien kamen die Arzneimittelhändler in den Besitz neuer Medikamente. Die Welt der Antike kannte bereits Gewürze wie Pfeffer, Ingwer, Kardamom und wohlriechende Harze wie Weihrauch (*Olibanum*), Myrrhe und Balsam, die aus Indien oder dem Mittleren Orient kamen. Ende des 15. Jahrhunderts bescherte der Fortschritt auf dem Gebiet der Seefahrt Europa eine Reihe weiterer exotischer Drogen: Chinarinde, Brechwurzel, Hamamelis, Sarsaparillewurzel, Tolu- und Perubalsam kamen über die Spanier aus Südamerika. Nicht selten waren die Jesuiten an deren Entdeckung beteiligt. Zur gleichen Zeit entstanden in Südostasien die beiden mächtigen Handelskompanien, die Englische und die Holländische Ostindische Kompanie, die dann mehrere Jahrhunderte lang die Versorgung Europas mit Gewürzen beherrschen sollten, ängstlich darauf bedacht, ihr gewinnbringendes Monopol zu halten. Zu jener Zeit kamen auch Kakao, Tee und Kaffee nach Europa.
Die Renaissance war auch die Ära neuer Ideen. Der bedeutende Schweizer Arzt Theophrastus Bombastus von Hohenheim, Paracelsus genannt, ein begeisterter Anhänger der Alchimie und der Kabbala, stellte anhand seiner neuartigen und von der damaligen Schulmedizin heftig angegriffenen wissenschaftlichen Theorien Prinzipien auf, die fortan die therapeutische Forschung leiten sollten, bis hin zur heutigen Wissenschaft, Als Autodidakt und radikaler Reformer praktizierte er den systematischen Zweifel auf seine Art, indem er in einer spektakulären Aktion die medizinischen Werke der Antike öffentlich verbrannte: »Ich habe sie ins Johannisfeuer geworfen, damit alles Übel im Rauch des Feuers ersticke, denn«, so fügte er hinzu, »die Schnallen meiner Schuhe wissen mehr als Galen und Avicenna.« Nach einem abenteuerlichen Vagabundenleben lehrte er ein Jahr an der Universität zu Basel. Sicherlich hat er seine Kollegen sehr schockiert, als er seine erste Vorlesung mit folgenden Worten begann: »Nicht Titel und Beredsamkeit, nicht Sprachkenntnis, nicht die Lektüre zahlreicher Bücher... sind Erfordernisse eines Arztes, sondern die gründliche Kenntnis der Natur und Naturgeheimnisse, welche einzig und allein alles andere aufwiegen... Dank der Baseler Obrigkeit kann ich nun meinen Studenten für zwei Stunden täglich

die theoretische und praktische Heilkunde öffentlich erklären, so wie ich sie verstehe, und zwar nach der Methode, die ich entwikkelt habe.« Noch mehr schockierte er seine Zuhörer, als er sich weigerte, seine Vorlesungen in lateinischer Sprache zu halten, obwohl er diese Sprache vorzüglich beherrschte. Er verließ Basel bald und nahm sein unruhiges Wanderleben wieder auf, von seinen Patienten angebetet, doch von den Schulmedizinern im großen und ganzen verachtet. Diese in der Tradition erstarrten Arztkollegen überschüttete er mit sarkastischen Äußerungen wie »ungehobelte Eselsbande«.

Als Theologe und Alchimist kämpfte Paracelsus gegen den Dogmatismus, der seiner Ansicht nach den Fortschritt der Medizin behinderte. Er kam als erster auf den Gedanken, die Quintessenz der Heilkräuter, d.h. ihre Seele, ihre Wirkstoffe, zu erforschen. Zu Recht könnte man ihn als Vater der Pharmachemie bezeichnen. Er verordnete die Heilkräuter als Tinkturen oder Extrakte, um so ihre Wirkstoffe in neuer und konzentrierter Form auszunutzen. Das Destillationsverfahren erschien ihm dazu besonders geeignet. Während die Völker der Antike nach dem Allheilmittel, dem Wundermittel, suchten, glaubte Paracelsus im Gegenteil, daß jede Pflanzenart spezielle Eigenschaften besäße und einer bestimmten Krankheit entspreche. Darum verzichtete er auch auf den Theriak und verwendete statt dessen zur Schmerzlinderung die einfache Opiumtinktur. Seiner Meinung nach haben »Gott und die Natur jeder Pflanze ein Zeichen aufgedrückt, das etwas über ihre Wirksamkeit und heilenden Eigenschaften aussagt«. Diese Zeichen sind leicht zu erkennen, wenn man im großen Buch der Natur und des Lebens zu lesen versteht, und man wird alsbald feststellen, daß jeder Krankheit ein natürliches Heilmittel entspricht. »Das Universum ist eins«, sagte er, »und sein Ursprung kann nur die ewige Einheit sein. Es ist ein riesiger Organismus, in dem die natürlichen Dinge miteinander harmonisieren und sympathisieren.«

Paracelsus brach mit der griechischen Medizin, die nach dem Prinzip der Gegensätze heilte – *contraria contrarius curantur* –, und ließ sich vom Sinnspruch der alchimistischen Ärzte des 15. Jahrhunderts inspirieren, die Ähnliches mit Ähnlichem behandelten – *similia similibus curantur*. Auf diesem berühmten Prinzip baute Hahnemann später die Homöopathie auf. »Alles, was die Natur hervorbringt«, sagte Paracelsus, »formt sie nach dem Bild der

Eigenschaft, die sich dahinter verbirgt.« Man kann daher auch umgekehrt von der äußeren Erscheinungsform auf die wirksamen Eigenschaften einer Pflanze schließen. Dieser Satz, auf den Giambattista Della Porta sein 1588 veröffentlichtes Werk *Phytognonomica* aufbaute, geht zurück auf einen alten Glauben, den man in den verschiedensten Heiltraditionen wiederfindet: bei afrikanischen Medizinmännern, chinesischen Ärzten, Heilkundigen des vorkolumbischen Amerika und schließlich auch im Werk von Plinius. Dieser Glauben scheint charakteristisch zu sein für eine bestimmte Entwicklungsstufe des menschlichen Geistes, die in allen Zivilisationen nachweisbar ist.

Die Suche nach den Signaturen

Die nordamerikanischen Indianerstämme benutzten Pflanzen mit wurmförmigen Verzierungen als Wurmmittel, und von Pflanzen mit weißlichem Saft nahmen sie an, daß sie die Milchbildung begünstigten. Kahlköpfigkeit wurde mit Clematis behandelt, deren behaarte Früchte Menschenhaaren ähneln, und Krämpfe wurden mit gekrümmten Wurzeln oder Zweigen behandelt. Man brauchte nur nach den »Signaturen« zu suchen und die Entsprechungen richtig zu deuten, wenn man seine Apotheke auffüllen wollte. Die Theorie erschien ebenso einfach wie genial: Pflanzen mit gelbem Milchsaft wie z. B. das Schöllkraut heilen die Gelbsucht ebenso wie der gelbe Safran. Bittere Pflanzen wie der Löwenzahn sind hervorragende Lebermittel, denn die Leber sondert die bittere Gallenflüssigkeit ab. Der Rhabarber fördert die Gallensekretion, denn er enthält einen galleähnlichen gelben Saft. Fleischige Pflanzen festigen das Fleisch, rote Blumen begünstigen den Eintritt der Menstruation. Die Walnuß empfiehlt sich durch ihre Form, die an die beiden Großhirnhälften erinnert, für eine Behandlung des Gehirns. Die herzförmigen Früchte des Herznuß- oder Cashewbaums (*Anacardium*) stärken das Herz, und die Blasenkirschen (*Physalis*) die Blase. Efeu und Wein, beides Kletterpflanzen, die sich um Baumstämme schlingen, fördern die Gewichtsabnahme und befreien von Zellulitis. (Der chinesischen Tradition zufolge fesseln sie auch die Frauen an ihre Ehemänner.) Die Ginsengwurzeln, die die Form von Schenkeln haben, werden natürlich als Aphrodisiakum angesehen. Da sie oft auch eine

menschenähnliche Gestalt haben, gelten sie außerdem, wie wir schon wissen, als Allheilmittel.
Die Signaturenlehre erreichte einen ihrer Höhepunkte in der Entdeckung der Passionsblume und deren nachfolgender Eingliederung in die Heilkunde. Diese im 17. Jahrhundert aus Amerika eingeführte Pflanze beflügelte die Phantasie ungemein, erinnerte doch die Anordnung der Blütenorgane in frappierender Weise an die Umstände der Passion Christi. Die Missionare des Jesuitenordens erklärten den Indianern anhand dieser Blume die Kreuzigung: Innerhalb der Blumenkronblätter befindet sich ein dichter purpurroter Fadenkranz, der die Dornenkrone darstellt. Die zehn Kelch- und Blütenblätter erinnern an die zehn getreuen Apostel, die nach der Verleugnung des Petrus und dem Verrat des Judas übrigblieben. Die fünf Staubgefäße haben Ähnlichkeit mit Hämmern und symbolisieren die fünf Wunden. Die Griffel haben die Form des Kreuzes, während drei leuchtende Flecken die Stigmata Christi darstellen. Die göttliche Signatur war so offensichtlich, daß die Passionsblume sich über ein Jahrhundert lang einer außergewöhnlichen Beliebtheit erfreute: Als Allheilmittel und göttliches Zeichen stand sie in ebenso hohem Ansehen bei der alten wie neuen Schule der Heilkunst, bei den Anhängern von Galen ebenso wie bei denen von Paracelsus. Heute nimmt die Passionsblume einen bescheideneren Platz ein, obwohl sie uns noch längst nicht alle Geheimnisse ihrer chemischen Zusammensetzung offenbart hat. Immerhin ist ihre beruhigende Wirkung erwiesen, und sie wird erfolgreich bei Schlaflosigkeit und allgemeinen Angstzuständen eingesetzt. Wie so oft in der Signaturenlehre hatte man sich auch hier von den ins Auge fallenden Zeichen täuschen lassen und falsche Erwartungen in die Heilkraft der Pflanze gesetzt.
Heutzutage lächeln wir vielleicht über solche Vorstellungen. Wir können nicht recht glauben, daß man die Blätter des Lungenkrautes für ein Mittel gegen Lungenleiden halten kann, bloß weil die Blattaderung an die Lungenbläschen erinnert, daß der Steinbrech Gallen- und Nierensteine ebenso wirksam angreifen soll wie das Gestein, auf dem er wächst, daß die Bambusstöcke die Wirbelsäule wieder geradebiegen können wegen ihrer aufeinanderfolgenden Knoten, die an eine Reihe von Wirbeln erinnern, daß das Leberblümchen galletreibend sein soll aus dem einfachen Gund, weil sein dreilappiges Blatt entfernt an die Form der Leber erinnert, und daß schließlich die Bohne aufgrund ihrer Form dazu vorbe-

stimmt ist, Nierenkrankheiten zu heilen. Und muß man nicht skeptisch werden, wenn man liest, was der englische Arzt William Cole über die Eigenschaften der Walnuß schreibt:

> Die grüne Außenschale stellt die Kopfhaut dar, folglich ist das extrahierte Salz aus dieser Schale ein vorzügliches Mittel bei Kopfverletzungen. Die holzartige Nußschale sieht aus wie die Hirnschale; die feine gelbe Haut, die die Nußhälften voneinander trennt, entspricht demnach der harten und der inneren Hirnhaut des Gehirns, und der Nußkern selbst trägt deutlich die Signatur des Gehirns, ist heilsam und schützt es vor Gift.[25]

Trotzdem scheinen so eindeutige Medikamente wie die Herbstzeitlose, das Aspirin oder die galletreibenden Mittel diese ehrwürdige Lehre zumindest teilweise zu rehabilitieren: Die Knolle der Herbstzeitlose, aus der ein Heilmittel gegen Gicht gewonnen wird, erinnert an eine gichtkranke Zehe. Das bei Erkältungskrankheiten beliebte Aspirin wird aus der Weidenrinde gewonnen: Dieser Baum kann mit »nassen Füßen« leben, ohne sich zu erkälten. Was die Bitterstoffpflanzen anbelangt, so begünstigen tatsächlich viele von ihnen die Gallenabsonderung. Erst kürzlich ist auf dem pharmazeutischen Markt ein Präparat gegen Hämorrhoiden erschienen, das aus Scharbockskrautwurzeln gewonnen wird, aber ebendiese Wurzeln wurden wegen ihrer Form schon seit Jahrhunderten gegen diese Krankheit verwendet. Und hält man die kleinen Blätter des Johanniskrautes oder »Wundkrautes« gegen das Licht, so entdeckt man darin helle kleine Punkte, die den Eindruck erwekken, als sei die Pflanze durchlöchert. Es handelt sich hier um Sekretbehälter, die eine Essenz enthalten, die offene Wunden gut verheilen läßt.

Es stellt sich also die Frage nach der Entstehung der Signaturenlehre: Kann man darin nicht den Versuch sehen, die zuvor unter Beweis gestellten und nutzbar gemachten Heilwirkungen zu erklären und dem Gedächtnis einzuprägen? Nach dieser Hypothese wäre die Signatur der Droge a posteriori zugewiesen worden.

Die Zeichen der Heilkraft

Es ist nicht verwunderlich, daß der »primitive« Mensch, für den im Universum alles einen Sinn hat, versucht, sein lückenhaftes Wissen mit der inneren Ordnung der Dinge zu verknüpfen. Es ist dies

ein instinktives Streben nach Rationalisierung und Synthese, das im psychologischen und kulturellen Kontext absolut verständlich ist, weil es das Bedürfnis des menschlichen Geistes nach Einheit und Kausalität zum Ausdruck bringt. Eine aktuelle Parallele erblicken wir darin, wenn heute vom »Zeichen der Zeit« gesprochen wird. Verbirgt sich hinter diesem Ausdruck nicht auch die Auffassung, daß das Universum einen Sinn hat für denjenigen, der die Zeichen wahrzunehmen versteht?
Allerdings muß man feststellen, daß der moderne Mensch, von der steigenden Informationsflut überschwemmt, kein Bedürfnis mehr nach einer globalen Erklärung der Wirklichkeit zu verspüren scheint. Die oberflächliche Geschäftigkeit des modernen Lebens verschließt ihm den Zugang zur tiefen Harmonie der Dinge. Vor allem die Wissenschaftler und Forscher sind von dieser Gefahr bedroht, da sie sich mit der Erforschung eines immer engeren Teilgebietes der Wirklichkeit begnügen müssen. Wer von ihnen könnte noch behaupten, einen Gesamtüberblick über die Welt zu haben? Die zahlreichen Teilergebnisse dieser Maulwurfsarbeiter bedürfen dringend einer Synthese. Diesen Versuch unternimmt heute die neue Wissenschaft der Ökologie: Indem sie besonderen Wert auf Gleichgewicht und Interdependenz zwischen den Teilen eines Ökosystems legt, strebt sie eine Wiederentdeckung der Gesetze an, auf denen die allumfassende Ordnung der Natur beruht. Es ist eine vollkommene, in sich ruhende Ordnung, die auch den Menschen mitumfaßt, dieses gefährlichste aller Raubtiere, das sich den Gesetzen entziehen will, obwohl es doch gänzlich von ihnen abhängig ist. So ist die Ökologie nichts anderes als die Antwort unserer Zeit auf den uralten Glauben aller Kulturen, Religionen und esoterischen Schulen an eine innere Einheit der Welt und des Universums, ein Glaube, der in der Signaturenlehre eine seiner traditionellen Ausdrucksformen gefunden hat.
Aber es lassen sich auch nüchternere Erklärungen für die Signaturenlehre geben, ohne daß diese der oben gegebenen widersprechen müßten. So kann man z. B. in dieser Lehre einfach ein System von Gedächtnisstützen sehen, mit deren Hilfe Gesellschaften mit mündlicher Tradition ihr Wissen bewahrt und weitergegeben haben. Die Signatur benennt einfach und eindrucksvoll die therapeutischen Wirkungen; man kann die Heilpflanze daran wiedererkennen und Verwechslungsfehler weitgehend ausschalten. Dabei bezeichnet die Signatur häufig nicht eine einzelne Spezies, sondern

zumeist eine ganze Pflanzenfamilie mit vermutlich identischen Eigenschaften, also z. B. die milchsafthaltigen Pflanzen oder die bitterstoffhaltigen Rinden. Nicht alle Signaturen wirksamer Pflanzen sind leicht zu entziffern. Manche sind nur einem kleinen Kreis Eingeweihter bekannt, die ihr Wissen von Generation zu Generation weitergeben. Somit könnte man von einer gewissen Hierarchie in der Kenntnis der pharmakologischen Eigenschaften der Pflanzen sprechen. Einige Arten von Heilpflanzen sind allgemein bekannt und leicht anhand ihrer Zeichen zu identifizieren, während andere nur einer kleinen Gruppe zugänglich sind und wieder andere nur von einem einzigen Heilkundigen verwendet werden, der ängstlich darauf bedacht ist, sein Geheimnis zu hüten.
Die Richtigkeit der Signaturen ist so oft bestätigt worden, daß das Interesse der Forscher immer wieder auf dieses Gebiet gelenkt wurde. Auch wenn die zugrunde liegende Theorie umstritten ist, müssen ihre Erkenntnisse deshalb noch lange nicht alle falsch sein. Je unauffälliger das Zeichen ist und je offensichtlicher es an den Haaren herbeigezogen zu sein scheint, um so größer ist die Chance, daß es sich als wahr erweist, denn dann hat man offenbar mit Macht nach einem Zeichen gesucht, das als »Merkmal« der erwiesenen Wirkung dienen konnte. Auf der anderen Seite ist Mißtrauen angebracht, wenn die Zeichen allzu offensichtlich sind. So wird man kaum an die potenzfördernden Eigenschaften glauben, die der sehr suggestiven Frucht des afrikanischen Leberwurstbaumes zugesprochen werden. Hier hat wahrscheinlich die lebhafte Phantasie, die ständig auf der Suche nach Symbolen ist, den Afrikanern einen Streich gespielt, und sie verwechseln die suggestive Kraft der Pflanze mit ihrer Wirksamkeit als Medikament. Allerdings wäre es auch für den kritischen Beobachter angebracht, zwischen einem Aphrodisiakum und einem Liebestrank oder Liebeszauber zu unterscheiden: Ersteres soll die sexuelle Lust und Potenz im allgemeinen stärken, während letzterer ein magisches Präparat ist, das mit okkulten Kräften operiert und sich, wie alles Magische, immer nur an ein bestimmtes Individuum richtet.
Wenn also jede Heilpflanze einer bestimmten Krankheit entspricht und damit eine gewisse therapeutische Verbindlichkeit gewinnt, muß trotzdem bei der Dosierung die Persönlichkeit des Kranken beachtet werden, denn jeder Mensch ist verschieden und besitzt eine ihm eigene Sensibilität.
Paracelsus verkannte auch nicht den Einfluß der Psyche auf den

Heilungsprozeß. »Ein starker Wille kann in den Fällen heilen, wo Zweifel zum Scheitern führen würde, und die Überzeugungskraft des Arztes kann mehr bewerkstelligen als alle verordneten Medikamente«, das war einer der Leitsätze dieses übersprudelnden und wirrköpfigen Genies – eine wahrhaft originelle und herausragende Persönlichkeit in der Geschichte der Medizin.

Erinnerung an den Garten Eden

In der Renaissance kamen Heilkräutergärten immer mehr in Mode, und langsam entwickelte sich aus dem Wissen um die Heilpflanzen die botanische Pharmakologie. 1580 legte der Apotheker Nicolas Houel einen Heilkräutergarten an, aus dem später die pharmazeutische Fakultät in Paris hervorging. Die Anwärter auf die Magisterwürde kamen dorthin, um die Botanik zu studieren und von der Erfahrung des Meisters zu profitieren. In jener Zeit kam durch die Entdeckung des Seewegs nach Indien und vor allem die Eroberung des amerikanischen Kontinents eine Fülle neuer Drogen und Gewürze nach Europa und bereicherte die überlieferten Heilkräutersammlungen. Es wird berichtet, daß Francisco Hernandez, der Leibarzt des spanischen Königs Philipp II., nach Mexiko geschickt wurde, um dort eine Bestandsaufnahme der Heilkräuter zu machen, und in sieben Jahren mehr als 3000 Arten erfaßte, eine wahrhaft unglaubliche Zahl, verglichen mit der Zahl der damals in Europa verwendeten Pflanzen. In der Tat waren die Azteken und Mayas ein Volk der Gärtner, allerdings nicht Gärtner in unserem Sinne, denn der Begriff »Unkraut« scheint für sie nicht existiert zu haben. Jede Pflanze, ob sie nun kultiviert wurde oder wild wuchs, fand ihre Verwendung und hatte ihre spezielle therapeutische Indikation. Die wuchernde Welt der Pflanzen war noch nicht von unseren Begriffskategorien durchleuchtet, klassifiziert und nach Verwendungszwecken sortiert worden. In Wahrheit sind viele kultivierte Pflanzen vielseitig verwendbar, denken wir nur an unsere Kirsch-und Apfelbäume, die nicht nur wegen ihrer Früchte, sondern auch wegen ihrer Blüten geschätzt werden können (Japanische Zierkirsche und Zierapfel).

Seinem indogermanischen Ursprung nach bedeutet das Wort »Garten« Eingehegtes oder Einfriedung, und in vielen Sprachen vergleicht man das Paradies mit einem Garten. Der friedliche,

paradiesische Garten ist ein Symbol für die zärtliche Beziehung zwischen Mensch und Erde, für den ursprünglichen Bund, den der Mensch gebrochen hat, als er gegen das göttliche Privileg verstieß und von der verbotenen Frucht kostete. Seit er den himmlischen Garten verlassen hat und dazu verdammt ist, die Erde »im Schweiße seines Angesichts« zu bebauen, ist aus dem liebevollen, zärtlichen Gärtner der Bauer mit seinen rauheren und härteren Sitten geworden, und dieser entwickelte sich schließlich im Industriezeitalter zum Landwirt und Ausbeuter der Natur.
In den Mythologien der Antike wird das Aufkommen der Landwirtschaft als Gewaltakt dargestellt, bei dem der Mensch die Natur vergewaltigt, um sie beherrschen und versklaven zu können, während der Gartenbau als eine friedliche, liebevolle und fruchtbare Zusammenarbeit mit der Mutter Erde angesehen wird. Die Landwirtschaft ist das Werk des Mannes, der weitaus ältere Gartenbau das Werk der Frau. Sie sorgt für die Nahrung des prähistorischen Jägers, indem sie einige nährreiche Pflanzen anbaut, die sie mit ihren eigenen Händen als Zwiebeln oder Samen in den Boden legt, ohne die Erde dabei mit einem scharfen Werkzeug aufzureißen oder umzugraben.
Die Renaissance war eine Zeit der blühenden Gärten...
Dann, im 18. Jahrhundert, taucht der große schwedische Naturforscher Linné auf, durch den die Pflanzen schließlich eine spezifische Identität erlangen. Fortan erhält jede Pflanze nach einem allgemein anerkannten Code einen lateinischen Gattungs- und Artnamen. Diese Nomenklatur schafft die Grundlagen für das spätere Studium der chemischen Zusammensetzung und der therapeutischen Wirkungen der Heilpflanzen. Die nach dem Code identifizierten Pflanzen gelangen dann in die Hände der Chemiker und Apotheker, die sich seit Beginn des 19. Jahrhunderts zur Aufgabe gemacht haben, die Pflanzen zu analysieren und ihre Wirksubstanzen zu extrahieren. Die Schulmedizin überflügelt nun die Volksmedizin, die im Niedergang begriffen ist, weil sie in übernommenen Systemen steckenbleibt und sich nicht weiterentwickelt.

Die endgültige Spaltung

Im Jahre 1803 isoliert C. L. Derosne das Opiumsalz, eine Mischung aus Morphin und Narkotin, die F. W. Sertürner und

P. J. Robiquet später trennen. Im Jahre 1818 isolieren dann P. J. Pelletier und J. B. Caventou das Strychnin aus der Brechnuß und zwei Jahre später das Chinin aus der Chinarinde. Die Liste der extrahierten Wirkstoffe wächst von da an rapide und wird vor allem durch die wichtigen Herzmittel wie das 1869 von Claude-Adolphe Nativelle isolierte Digitoxin und das 1862 von T. R. Fraser isolierte Strophanthin erweitert.
So werden die Heilpflanzen aufgrund ihrer Wirkstoffe allmählich Bestandteil der modernen Medizin und der chemischen Medikamente. Der uralte Heilkräutergebrauch wird dadurch nicht unterbrochen: Heilpflanzen finden auch weiterhin Verwendung in Kräutertees, in Auszügen oder Absuden – auf den Rat von Heilpraktikern und Naturheilkundlern oder als selbstverordnetes Hausmittel.
Im 19. Jahrhundert ist das Schisma zwischen den zwei Hauptrichtungen der Heilkunde – der Volksmedizin und der Schulmedizin – vollzogen. Es existieren jetzt zwei medizinische Richtungen, die eine stützt sich auf die wissenschaftliche Beweisführung, die charakteristisch ist für die moderne Wissenschaft, die andere wird in den Bereich des Irrationalen verdrängt, zurück in eine ferne Vergangenheit, die aber dennoch in der Volksseele und in den verborgensten Winkeln unseres Gehirns weiterlebt. Immerhin ist es einigen großen Persönlichkeiten in der Volksmedizin gelungen, die Tradition der Pflanzenheilkunde wiederaufzunehmen und trotz der Kritik und Skepsis von seiten der Ärzteschaft weiterhin Heilkräuter zu verordnen. Die Arbeit des Naturheilers Theodor Hahn und des Schweizer Kräuterpfarrers Johann Künzle ist in dieser Hinsicht beispielhaft. Ihrer Beharrlichkeit ist es zu verdanken, daß die Tradition der echten Heilkräutermedizin im chemischen Zeitalter der Heilkunde nicht verlorenging, sondern unbeschadet an uns weitergegeben werden konnte. Heute trägt sie zu einer Erneuerung der Pflanzenheilkunde bei, die seit einigen Jahren in Gang gekommen ist.
Diese Erneuerung hat natürlich auch ihren Nutzen gezogen aus den erweiterten Kenntnissen, die unsere heutige Wissenschaft auf dem Gebiet der Heilpflanzen sammeln konnte. Eine Reihe von Faktoren ermöglichte Ende des 19. Jahrhunderts die Begründung einer echten Wissenschaft der Heilpflanzen: der Pharmakognosie (Drogenkunde). Zu diesen Faktoren gehörten: die Fähigkeit, eine Pflanze eindeutig zu bestimmen; die beachtliche Leistung der

Chemiker auf dem Gebiet der Extraktion von Wirkstoffen, eine positive Nachwirkung der jahrhundertelangen Bemühungen der Alchimisten; und vor allem die Entstehung der experimentellen Physiologie mit der von dem Franzosen Claude Bernard begründeten Methode, die pflanzlichen Wirkstoffe an Tieren auszuprobieren. So war es möglich, daß die Heilpflanzen in den unterschiedlichsten Formen zu einem festen Bestandteil unserer heutigen Medikamente wurden.

3. KAPITEL

AUF DER SUCHE NACH DEN WIRKSTOFFEN

In weniger als zwei Jahrzehnten hat sich das Gesicht der Apotheken grundlegend verändert. Die liebevoll aufgereihten Fläschchen und Phiolen, die kunstvoll gearbeiteten Töpfe und Tiegel und die vielen Schubladen mit Pflanzen sind den zweckmäßigen Schieberegalen und den bunten Verpackungen moderner Medikamente gewichen. Daß die Pflanzen aus dieser Umgebung nicht gänzlich verschwunden sind, liegt daran, daß viele Apotheker, aus Tradition und vielleicht auch aus Nostalgie, ihre Apotheke gern mit alten Stichen von Heilpflanzen dekorieren. Durchstöbert man die Hinterräume einer Apotheke, so findet man allerdings noch einige der gefragtesten Heilkräuter oder Kräutermischungen, handelsfertig von den darauf spezialisierten Firmen verpackt. Die Heilpflanzen sind eben doch nicht ganz von der steigenden Flut der modernen Medikamente weggeschwemmt worden. Im Gegenteil, sie gewinnen seit einigen Jahren unter dem Druck der wachsenden Nachfrage in der Öffentlichkeit wieder an Boden. Aber waren sie überhaupt jemals verschwunden, oder hat sich ein guter Teil von ihnen nicht lediglich an die neuen Arzneimittelformen angepaßt?
Die modernen Medikamente werden nämlich sehr häufig aus Drogen und Pflanzenwirkstoffen hergestellt, die in vier verschiedenen Formen auftreten können: als Galenika oder galenische Arzneien, als Extraktionsstoffe, als halbsynthetische oder biosynthetische Stoffe und schließlich als vollsynthetische Stoffe, die nach pflanzlichen Modellen künstlich hergestellt werden.

Die Galenika, das Erbe Galens

Als »Galenika« bezeichnet man Präparate auf Pflanzenbasis, die in konzentrierter und zugleich praktischer Darreichungsform die Gesamtheit der pharmakologischen Wirkstoffe einer Pflanze enthalten. Die Kunst des Apothekers besteht dabei darin, dem Pa-

tienten die wirksamen Stoffe in leicht anwendbarer Form zu präsentieren. Denn nur wenige Heilpflanzen kann der Kranke roh essen oder als Salat zubereiten. Die Herstellung der Galenika, benannt nach Galen, dem Vater der Pharmazie, erfolgt durch einen oder mehrere »pharmazeutische Prozesse«. So wird z. B. die einfachste Form, das Pulver, durch Pulverisieren der getrockneten Pflanze und anschließendes Sieben gewonnen. Rein oder mit anderen Substanzen vermischt, läßt sich das Pulver dann in Präparaten verarbeiten, die in den verschiedensten Formen auf den Markt kommen (z. B. als Tabletten, als Dragees oder Zäpfchen). Der Extrakt ist bereits eine weiterentwickelte Form, seine Zubereitung verläuft in zwei Schritten: Zuerst werden die wirksamen Stoffe (Extraktivstoffe) mit Hilfe einer Extraktionsflüssigkeit, im allgemeinen Alkohol, manchmal auch Äther, aus der zuvor pulverisierten Droge ausgesogen. Die Verwendung von Alkohol, die auf uralte Traditionen zurückgeht und in zahlreichen Kulturen zu finden ist, ist sehr sinnvoll, denn dieses Lösungsmittel löst die meisten Substanzen, die eine Heilwirkung besitzen (womit sich wieder einmal die Richtigkeit der traditionellen Praktiken erwiesen hat). Die so gewonnene »Tinktur« war einst eine weitverbreitete Arzneimittelform, denn es galt einst als modern, Medikamente tropfenweise einzunehmen. Diese Extraktivlösung wird anschließend unter Hitzeeinwirkung konzentriert, bis man flüssige, weiche, feste oder trockene Extrakte erhält. Um jegliche Beeinträchtigung zu vermeiden, die durch eine zu hohe Temperatur ausgelöst werden könnte, wird das Konzentrat normalerweise unter Vakuum destilliert. Bei diesem Verfahren wird eine Temperatur von ca. 50° C nicht überschritten.
Die Herstellung von Extrakten läßt sich sehr weit zurückverfolgen. Auf diese Weise bereiteten schon die Indianer in Südamerika gefährliche Gifte zu, z. B. das Curare, mit dem sie ihre Pfeile bestrichen. Jahrhundertelang war die Herstellung von Extrakten ein Bestandteil der Apothekerkunst. Doch seit einigen Jahrzehnten setzt sich die industrielle Fertigung mehr und mehr durch und hat sich auch bei der Herstellung von Nahrungsmittelextrakten (wie Milchpulver, löslichem Kaffee, Tütensuppen usw.) durchgesetzt. Heute werden die Trockenextrakte im Atomisierungs- oder Zerstäubungsverfahren hergestellt. Veränderungen, die durch Hitzeeinwirkung auftreten können, werden auf diese Weise ausgeschaltet. Bei dieser Technik wird die Extraktivlösung fein zer-

stäubt, und zwar in einem fest verschlossenen Behälter, in dem trockene und heiße Luft zirkuliert. Sobald das Lösungsmittel verdampft ist, schlägt sich der Extrakt als Staub am Boden des Zerstäubers nieder. Er enthält in konzentrierter Form und gut dosierbar alle wirksamen Substanzen der Pflanze. Der Extrakt ist die Arzneimittelgrundform, aus der die meisten modernen Medikamente hergestellt werden. Er erweist sich vor allem dann als vorteilhaft, wenn Heilpflanzen mit mehreren oder noch nicht ausreichend erforschten Wirkstoffen verwendet werden, bei denen man den Heileffekt nicht einer bestimmten, leicht zu isolierenden Substanz zuschreiben kann. Zu diesen Pflanzen gehören unter anderem der Erdrauch, der Weißdorn, die Passionsblume oder auch schlichtweg die Linde, alles beruhigende Drogen (Sedativa), deren Wirkstoffe noch weitgehend unbekannt sind. Auch Baldrian, Roßkastanie, Artischocke, Mistel, Esche, schwarze Johannisbeere, Arnika, Ringelblume und Myrtendorn zählen zu dieser Gruppe von Pflanzen, deren Heilkraft darin besteht, daß sie verschiedene mehr oder weniger bekannte Wirkstoffe enthalten, die gleichzeitig zum Tragen kommen und sich gegenseitig verstärken (Synergie). Da diese Wirkstoffe sehr empfindlich sind, kann es passieren, daß sie während des Extraktionsprozesses zerstört werden. Die Droge muß daher unter Hitzeeinwirkung stabilisiert werden, um so die Enzyme abzutöten, die während des Extrahierens erhebliche Veränderungen im chemischen Aufbau der Pflanze verursachen sowie die spezifischen Wirkstoffe des Extraktes verfälschen könnten.

Außer Pulver und Extrakten gibt es noch andere galenische Grundformen, die direkt aus der Pflanze genommen werden: z. B. die ätherischen Öle (Essenzen), die durch Destillation der flüchtigen Inhaltsstoffe gewonnen werden. Ätherische Öle sind in den meisten Duftpflanzen und Gewürzen enthalten. Bei der Destillation trennt sich die Essenz spontan vom Wasser und bleibt an der Oberfläche. In ihren Eigenschaften unterscheidet sie sich grundlegend von einem alkoholischen Extrakt oder einem Pulver, da die letzteren über mehrere wirksame Substanzen verfügen, während die Essenz nur einen Teil der Wirkstoffe enthält. Auch das Wasser wird aufgefangen, denn es enthält einen weiteren Teil der Duftwirkstoffe. Die Parfumindustrie verarbeitet riesige Mengen an Essenzen und destilliertem Duftwasser. Bei einer Destillation mit Alkohol spricht man von einem Alkoholauszug oder »Geist« der

Pflanze (Melissengeist, Pfefferminzgeist usw.). Ein Kräuterwein wird durch Mazeration (Ziehenlassen) in Wein hergestellt (z. B. Zimtwein, Chinarindenwein). Dann gibt es noch die alkoholischen Tinkturen, die aus frischen Pflanzen zubereitet werden, und schließlich die gewöhnlichste und gebräuchlichste Zubereitungsform: den Aufguß oder Absud, den wir im allgemeinen als Kräutertee bezeichnen.

Die weite Palette der pharmazeutischen Formen

Diese direkt aus der Pflanze gewonnenen Grundformen werden ihrerseits zu komplexeren Formen weiterverarbeitet, in denen die gebräuchlichen Medikamente in der Regel angeboten werden. Da gibt es einmal die festen Formen zur oralen Einnahme: Tabletten, Dragees, Oblatenkapseln, Gelatinekapseln, Kaukapseln, Pillen, Pulver, Perlen, Granulate, Pastillen, Gummibonbons und Pasten. Ferner die Arzneimittel, die rektal oder vaginal eingebracht werden, z. B. Mastdarmzäpfchen und Vaginaltabletten. Weiterhin gibt es weiche Substanzen zur äußerlichen Anwendung wie Salben, Cremes, Gele, Wachssalben und schließlich flüssige Formen wie Arzneitränke, Sirup, Tropfen, Ampullen zum Trinken und Injizieren, Lotionen, dickflüssige Einreibemittel, Sprays, Inhalate und Augentropfen. Wir können hier nicht näher auf die Zubereitungsart der einzelnen Medikamente eingehen, denn dieses Gebiet der Pharmakologie ist eine Kunst für sich, deren Behandlung weit über den Rahmen dieses Buches hinausgehen würde.
Für uns genügt es, zu wissen, daß sich die pharmazeutischen Darreichungsformen in drei Gruppen unterteilen lassen.
Die erste Gruppe umfaßt die »offizinellen Arzneien«, die im Arzneibuch zusammengestellt sind. Das Arzneibuch ist ein offizielles Dokument, das in regelmäßigen Abständen auf den neuesten Stand gebracht und neu herausgegeben wird. Der Apotheker ist verpflichtet, diese offizinellen Arzneien in seiner Apotheke vorrätig zu halten, sie zu prüfen und darauf zu achten, daß sie hinsichtlich ihrer Beschaffenheit den gesetzlichen Vorschriften entsprechen. Einige traditionsverbundene Apotheker bereiten die Arzneien sogar noch selbst zu, während andere sie lieber von den darauf spezialisierten Firmen beziehen. Zu den klassischen Prototypen der bekannten offizinellen Arzneien gehören die ben-

zoesäurehaltige Opiumtinktur, der Tolu-Sirup, die Belladonna-Tinktur, der Todd-Trank und das Stärkeglyzerin. Diese Arzneien sind alle pflanzlichen Ursprungs.
Die zweite Gruppe setzt sich aus Arzneien zusammen, die nach Angabe des Arztes zubereitet werden. Während die Herstellung dieser Arzneien früher die eigentliche Aufgabe des Apothekers war, so stellt sie heute nur noch einen winzigen Teil seiner Arbeit dar. Die auf Rezept zubereiteten Medikamente machen nicht einmal 1% des Umsatzes aus; zu Beginn dieses Jahrhunderts waren es noch 80%.
Die dritte und größte Gruppe bilden die »Arzneimittelspezialitäten«. Darunter versteht man die zahllosen Fertigpräparate, die Fach an Fach in den Regalen der Apotheken liegen. Sie tragen Namen, die die industriellen Laboratorien für sie erfunden haben, und sind auf bestimmte Indikationen »spezialisiert«. Sie entsprechen der Vorstellung, die heute jeder von einem Medikament hat. Doch läßt sich ihre Geschichte weit zurückverfolgen, denn diese Spezialitäten wurden aus alten »Geheimrezepten« entwickelt, und die Erfinder hüteten früher die jeweiligen Formeln, um allein von ihrer Erfindung zu profitieren. Einige dieser Spezialitäten genossen ein solches Ansehen, daß sie noch heute gebräuchlich sind: So besaß der Melissengeist der Karmeliter neben seiner medizinischen Wirksamkeit angeblich auch paramedizinische Eigenschaften, die seiner klösterlichen Herkunft zugeschrieben wurden. Das 1770 vom französischen König patentierte Wurmelixier Chiarini wird noch heute in Frankreichs Apotheken verkauft, ebenso das Kohlepräparat Belloc, das auch schon von alters her bekannt ist. Die meisten alten Spezialitäten setzen sich aus mehreren Bestandteilen zusammen, die sich in ihrer Wirkung verstärken oder gegenseitig beeinflussen. Heute geht der Trend verstärkt zu einfachen Spezialitäten, d. h. zu Mitteln, die nur aus einer Art von Molekülen hergestellt werden. Indem der Arzt aber mehrere Spezialitäten auf einem Rezept verschreibt, kehrt er wieder zurück zu einer komplexen Medikation.
Die galenischen Grundformen, vor allem Pulver und pflanzliche Extrakte, werden in zahlreichen Arzneimittelspezialitäten verarbeitet. Jährlich sind es mehrere Tausend Tonnen Heilpflanzen, die in der Bundesrepublik für diesen Zweck verwendet werden, ganz zu schweigen von den unzähligen Tonnen, die für die Kosmetikindustrie und die Parfumherstellung bestimmt sind. Trotzdem zeigt

eine Analyse, die sich mit der Entwicklung der Zusammensetzung von Arzneimittelspezialitäten beschäftigt, daß diese Verwendungsform der Heilpflanzen leicht rückläufig ist. Wenn auch von einigen Pflanzen weiterhin große Mengen verwendet werden (Faulbaumrinde, Roßkastanie, Weißdorn, Artischockenblätter), muß doch in den meisten Fällen überall dort, wo die Heilpflanzen chemisch zu analysieren sind, der Extrakt den Einzelwirkstoffen weichen. Es gibt mehrere Begleitumstände, die für diesen leicht voraussehbaren Rückgang verantwortlich sind: verbesserte Extraktionsverfahren, bessere Methoden der Wirkstoffsynthese, leichtere Handhabung in bezug auf Dosierung und Kontrolle der pharmakologischen Wirkung, bessere Konservierung und Rückgang der flüssigen Darreichungsformen wie z. B. Tropfen. Während der letzten Jahrzehnte ist die pharmazeutische Industrie also verstärkt zur direkten Verwendung der isolierten Wirkstoffe übergegangen. Heilpflanzen wie dieRauwolfia, das Immergrün und das Bischofskraut, die erst kürzlich in die moderne Heilkunde aufgenommen wurden, waren deshalb schnell aus dem galenischen Stadium heraus; ihre reinen Wirksubstanzen wurden in der Apotheke gleich zu Spezialitäten. In einer Reihe von Fällen wird man ohnehin nur die reinen Wirksubstanzen verwenden, z. B. dort, wo man eine sofortige Wirkung erzielen will, oder immer dann, wenn eine Substanz den einzigen wirksamen Wirkstoff einer Pflanze darstellt. Dies ist der Fall bei den Antibiotika. Sie werden aus Mikroorganismen gewonnen, deren Kulturen auf fermentativem Weg das Gärungsprodukt liefern. Diesem Gärungsprodukt wird der Gärungssaft entzogen, der dann in reiner Form für die geeignetsten Verabreichungsformen und -arten verwendet wird.

Die Wirkstoffe, Nachfolger der »Quintessenzen« von Paracelsus

Bei der Wirkstoffgewinnung werden eine oder mehrere Arten chemischer Moleküle aus einer Heilpflanze isoliert. Diese Moleküle sind für die pharmakologische Wirkung der Pflanze verantwortlich. Auch hier wird zuerst eine Extraktionslösung zubereitet. Dann muß der gesuchte Wirkstoff von dieser Extraktionslösung getrennt werden. Dieser Vorgang ist äußerst kompliziert, und je nach chemischer Beschaffenheit der gesuchten Substanz werden dazu die verschiedensten Techniken angewendet.

Nehmen wir beispielsweise die Alkaloide. Alkaloide sind stickstoffhaltige Naturstoffe mit basischem Charakter, die in geringen Mengen im pflanzlichen Gewebe produziert und dort auch gespeichert werden. Es handelt sich zumeist um stark wirksame Stoffe, gewissermaßen um Heilgifte. Alkaloide sind in den Pflanzen als Salze enthalten. Mit Hilfe eines alkalischen Mediums wird das Alkaloid aus seiner salzigen Verbindung gelöst. Ist es freigesetzt, wird es in einer geeigneten organischen Lösung aufgelöst. Normalerweise nimmt man dazu eine Mischung aus Äther und Chloroform. Indem man das Milieu sauer macht, lassen sich die Alkaloide dann leicht aus der organischen Lösung ausfällen, da die Droge in der wäßrigen Lösung ausgelaugt worden ist. Fügt man eine Säure hinzu, werden die basischen Alkaloide erneut in wasserlösliche Salze umgewandelt. Die Unreinheiten, die in der organischen Extraktionslösung zurückbleiben, werden auf diese Weise beseitigt. Wiederholt man die einzelnen Durchgänge mehrmals (von einer organischen alkalischen Phase zu einer wäßrigen sauren Phase und umgekehrt), werden die Alkaloide gereinigt. Wenn man zuletzt die Lösung verdampfen läßt, bleibt ein Rückstand übrig, in dem alle Alkaloide enthalten sind, die jetzt noch voneinander getrennt werden müssen.

Diese letzte Phase ist die schwierigste. Mehrere Forscher, denen es gelang, reine Substanzen aus solchen Verbindungen zu isolieren, wurden mit dem Nobelpreis belohnt. Zuvor bedurfte es allerdings einiger mühseliger Arbeiten: Sublimationen, Kristallisationen, fraktionierte Destillationen und die Vernichtung bestimmter Enzyme. Und am Ende erhielt man dann als spärliche Ausbeute die einzelnen Bestandteile der reinen Substanzen. Im vergangenen Jahrhundert sind bedeutende Forscher wie F. Sertürner, K. F. Meissner, J. Pelletier und J. Caventou auf diesem Gebiet berühmt geworden.

Seitdem sind beachtliche Fortschritte erzielt worden. Das liegt nicht zuletzt an den verfeinerten Techniken, die zur Trennung der Mischungen entwickelt wurden. Hierzu zählen vor allem die Chromatographie, die Elektrophorese, die Gelfiltration, die Verwendung von Ionenaustauscherharzen usw. Wir wollen aber hier nicht näher auf die einzelnen Verfahren eingehen, die die Trennung der verschieden strukturierten und molekulargewichtigen Teilchen ermöglichen. Noch vor kaum zehn Jahren war selbst für Fachleute eine so genaue Analyse unvorstellbar. Doch seitdem hat die analytische Chemie eine ungeheure Entwicklung durchgemacht, so daß in den Laboratorien der ganzen Welt täglich Dutzende neuer Substanzen aus Pflanzen isoliert werden und das Repertoire der natürlichen Wirkstoffe erweitern.

Extrakt oder Wirkstoff, das ist die Frage

Der reine Wirkstoff besitzt nicht die gleichen Eigenschaften wie die Ausgangsdroge oder der Gesamtauszug, denn die Wirksamkeit einer Droge setzt sich ja zusammen aus den Einzelwirkungen der jeweiligen Bestandteile. Die Eigenschaften dieser Bestandteile sind unterschiedlich und können einander behindern oder sich verstärken, sie können zusammenwirken oder sich gegenseitig aufheben. Wenn man die unreifen Kapseln des Schlafmohns aufritzt, tritt ein Milchsaft heraus: das Opium. Es ist eine Art natürlicher Extrakt, der zahlreiche Alkaloide enthält. Das Opium hat wie das Morphin, das zu 10% darin enthalten ist, eine schmerzlindernde und schlafbringende Eigenschaft. Aber man sollte daraus keineswegs schließen, daß diese beiden Medikamente identisch sind. Opium wirkt wesentlich komplexer als Morphin, weil es mehrere Nebenalkaloide in nicht unerheblicher Menge enthält. Dazu gehört Thebain, ein Anregungsmittel, das dem Morphin entgegenwirkt. Papaverin und Noscapin mildern die dämpfende Wirkung des Morphins auf die Atmung. Und schließlich wirken die Opiumalkaloide Kodein und das genannte Noscapin stark hustenreizdämpfend. Kurz gesagt wirkt Opium weniger dämpfend als Morphin und ist wirksamer gegen Husten. Morphin verhält sich zum Opium wie Alkohol zu Wein; denn Wein ist mehr als nur Alkohol, und Opium mehr als Morphin. Wenn man dem Wasser Alkohol, Gerbstoffe, organische Säuren und Pigmente beimischt, so ergibt das noch lange keinen Wein. Gleichermaßen läßt sich eine Pflanze oder ein Extrakt chemisch nicht wieder aus den Einzelelementen aufbauen. Denn die höchste Komplexität einer lebenden Substanz kann man wahrscheinlich nie ganz erforschen, geschweige denn synthetisieren. Ein synthetisches Parfum kann nie denselben Wohlgeruch ausströmen wie sein natürliches Vorbild. Wenn sich auch lebende Materie leicht in ihre Bestandteile zerlegen läßt, ist doch der umgekehrte Weg nicht möglich. Lebendiges läßt sich nicht oder nur

sehr schwer künstlich nachbilden. Es läßt sich im Labor analysieren, jedoch nicht synthetisieren.
Die pharmakologischen und therapeutischen Eigenschaften eines reinen natürlichen Wirkstoffes bleiben konstant und können mit Hilfe von Tierversuchen leicht bestimmt werden. Sie variieren dann nur in bezug auf die Dosis und die individuelle Sensibilität des Patienten. Anders sieht es bei Extrakten oder ganzen Pflanzen aus, die meist mehrere Wirkstoffe mit verschiedenen Eigenschaften und in unterschiedlichen Zusammensetzungen enthalten. Deren Wirkung läßt sich nicht immer voraussehen. Darüber hinaus schwankt der Wirkstoffgehalt einer Pflanze je nach Familie, Fundort und Jahreszeit, so daß sie einmal mehr und dann wieder weniger Wirkstoffe enthält. Insgesamt tragen diese Faktoren dazu bei, daß die Heilwirkung ungenau und nicht eindeutig voraussehbar ist. Das ist ein wesentlicher Grund, warum die galenischen Formen nach und nach zugunsten der Wirkstoffe aufgegeben wurden. In den USA, wo die Regierung diese Entwicklung stark gefördert hat, waren 1973 nur noch 2,5% aller Verschreibungen »Galenika«.

Das Mutterkorn, ein pharmakologisches Puzzlespiel

Wenn bei einer Droge wie dem Mutterkorn die chemische Zusammensetzung so komplex ist und dazu noch von Exemplar zu Exemplar schwankt, wird ihre Verwendung als galenische Form geradezu unmöglich.
Damit das Mutterkorn seine volle Wirkung entfaltet, muß es zuerst gründlich geschält werden. Der Mutterkornpilz wächst als Parasit im Korn des Getreides und wird heute in großem Umfang von den Sandoz-Laboratorien bei Basel auf künstlich »verseuchten« Roggenfeldern kultiviert. In seiner chemischen Zusammensetzung gehört das Mutterkorn zu den komplexesten Drogen der Heilkunde. Über fünfzig verschiedene Substanzen wurden aus dem Mutterkorn isoliert, darunter einige Basen mit Namen wie Putrescin und Kadaverin, die nach ihrem widerlichen Geruch benannt sind. Doch seine eigentlichen Wirkstoffe sind die zwölf Hauptalkaloide, die paarweise angeordnet sind; jeweils sind zwei Isomere. Nur das linke Isomer eines Paares besitzt eine pharmakologische Wirkung. Die zwölf Alkaloide sind sehr ähnlich strukturiert, da sie alle von derselben Grundstruktur abstammen, nämlich

von der Lysergsäure. Die wichtigsten Alkaloide (Ergotamin, Ergosin, Ergocornin, Ergocryptin, Ergocristin) hemmen das sympathische Nervensystem, verlangsamen den Herzrhythmus, beschleunigen die Verdauungsmotorik und wirken vor allem gefäßerweiternd und blutdrucksenkend. Weiterhin wirken sie zusammenziehend auf die glatte Muskulatur, besonders auf die der Gebärmutter. Das sechste Alkaloid, Ergobasin, wirkt auch zusammenziehend auf die glatte Muskulatur, hebt die Adrenalinwirkung aber nicht auf und hat auch keine blutdrucksenkenden Eigenschaften. Schließlich wirkt das basische Tyramin der blutdrucksenkenden Eigenschaft entgegen und verursacht Bluthochdruck, andere Basen wie das Cholin und das Histamin verstärken diese Wirkung. Wie die Alkaloide bewirken sie alle zusammen wiederum ein Zusammenziehen der Gebärmutter.
Die Gesamtwirkung des Mutterkorns und seiner Extrakte ist das Ergebnis dieses Puzzles. Die Wirkungen auf die Gebärmutter sind offensichtlich, in den Händen der Engelmacherinnen war es deshalb ein beliebtes Medikament, dessen heimliche Verwendung zur Herbeiführung eines Aborts in früheren Zeiten viel Unglück angerichtet hat. Die gefäßerweiternde Wirkung schwankt je nach Gehalt der einzelnen Bestandteile, ist schwer voraussehbar, schlecht zu kontrollieren und stets unbeständig. Diese Faktoren haben dazu geführt, daß man den direkten Gebrauch der Droge und ihrer Extrakte aufgegeben hat und statt dessen nur noch die isolierten Wirkstoffe verwendet.
In der Gynäkologie wird das Ergobasin, das gezielt auf die glatte Muskulatur, besonders die Uterusmuskulatur, einwirkt, als Reizmittel für die Gebärmutter sowie gegen Blutungen eingesetzt. Sein noch wirksameres Methylderivat stillt besonders Blutungen, die bei der Geburt auftreten. Ergotamin, das einer Reizung der sympathischen Nerven entgegenwirkt, wird bei Migräne verschrieben sowie bei neurovegetativen Störungen und bei jeglicher Art von Bluthochdruck. Es kann zusammen mit Belladonna, einer parasympathikusdämpfenden Droge, und mit Phenobarbital, einem Beruhigungsmittel für das zentrale Nervensystem, verabreicht werden. Diese Mischung wirkt dämpfend auf alle drei Nervensysteme gleichzeitig.
Ergotamin weist leider auch einen störenden Nebeneffekt bei der glatten Muskulatur auf. Diese Nebenwirkung verschwindet, wenn man durch Hydrieren die im Molekül der Lysergsäure vorhandene

doppelte chemische Bindung aufhebt. Es bleiben dann nur die Eigenschaften übrig, die den Sympathikus hemmen, und es kann nun außer gegen Migräne auch zur Behandlung der Basedowschen Krankheit, gegen Herzjagen usw. verwendet werden.
Nach dem gleichen Prinzip wurde die Ergotoxingruppe (bestehend aus Ergocristin, Ergocornin und Ergocryptin) hydriert. Daraus entstand das Hydergin, heute eines der meistverkauften Pharmaprodukte. Es wird vor allem als gefäßerweiterndes Mittel bei Bluthochdruck, bei Durchblutungsstörungen des Gehirns, bei Alterserscheinungen verschrieben und profitiert von einem riesigen Absatzmarkt, an dem alle Laboratorien interessiert sind: Es sind dies die Medikamente, die den Alterungsprozeß hinauszögern können, indem sie Herz und Gefäße fit erhalten, d. h. für eine richtige Durchblutung sorgen. Kürzlich hat auch das Ergocryptin eine steile Karriere gestartet, nachdem sein wasserstoffhaltiges Derivat spezialisiert wurde und sein Bromderivat sich als wirksam bei der Behandlung bestimmter Störungen der Hirnanhangdrüse erwies.
Als Ergebnis einer engen Zusammenarbeit von Botanikern, Agrarwissenschaftlern, Chemikern und Pharmakologen verzeichneten die Medikamente auf Mutterkornbasis während der letzten achtzig Jahre große Erfolge. Nach und nach konnten die Wissenschaftler eine nahezu unbrauchbare Droge zu einer Reihe von spezifischen Medikamenten umformen, die heute unersetzlich sind. Die Sandoz-Laboratorien konnten die Früchte der zähen Forschungsarbeit ernten, die Professor Arthur Stoll und sein Schüler Albert Hofmann fünfzig Jahre lang geleistet hatten und die moralisch und wirtschaftlich die fast völlige Monopolstellung rechtfertigt, die sie durch die Nutzung dieser Droge in Europa und der ganzen Welt innehaben. Und das, obwohl der außerordentliche Erfolg der Mutterkornalkaloide den Wettbewerb gefördert und zahlreiche große Laboratorien auf den Plan gerufen hatte, nachdem einige Patente ausgelaufen waren und die dadurch geschützten Medikamente freigegeben wurden.

Der Anteil der pflanzlichen Medikamente am Arzneimittelmarkt

Aus Pflanzen, Pflanzenteilen oder anderen pflanzlichen Rohstoffen isolierte Wirkstoffe machten 1966 in den wichtigsten arzneimittelherstellenden Ländern ungefähr 25% aller Medikamente aus. 1973 wurden in den USA in einer repräsentativen Auswahl ärztliche Verordnungen analysiert. Die Analyse zeigte, daß die verordneten Medikamente 76 Wirkstoffe enthielten, die aus höheren Pflanzen isoliert worden waren. Einen wichtigen Platz nahmen dabei stets die Alkaloide und Glykoside ein, die seit Beginn des 19. Jahrhunderts von den Begründern der modernen Pflanzenchemie isoliert worden sind. Mit dem Fortschritt auf dem Gebiet der Extraktionschemie kamen neue Wirkstoffe hinzu und bereicherten die Heilkunde. Zu diesen neuen Wirkstoffen zählten die aus Bakterien oder Pilzen entwickelten Antibiotika, die wohl zu den spektakulärsten Errungenschaften der ersten Hälfte des 20. Jahrhunderts gehören.

Wenn man galenische Formen und Einzelwirkstoffe zusammennimmt, stellt man fest, daß bestimmte Krankheiten fast ausschließlich auf Medikamente pflanzlichen Ursprungs ansprechen. Das trifft vor allem auf die Infektionskrankheiten zu, die von Bakterien oder Pilzen hervorgerufen werden. Bei der Behandlung dieser Krankheiten nehmen die Antibiotika den ersten Rang ein. Dazu gehören aber auch Herz- und Gefäßkrankheiten, bei denen die herzwirksamen Glykoside (Digitoxin, Strophanthin, Scillaren usw.) und schützenden Glykoside (Glykoside und verwandte Derivate mit Vitamin P) eine maßgebliche, wenn nicht sogar die einzige Rolle spielen. Weiterhin zählen dazu die Krankheiten der Atmungsorgane, zu deren Behandlung hustenstillende Medikamente wie Kodein oder antiseptische Mittel wie Eukalyptusöl nicht wegzudenken sind. Bei Erkrankungen des vegetativen Nervensystems spielen die Alkaloide von Mutterkorn, Tollkirsche, Bilsenkraut, Stechapfel, Opium und Rauwolfia eine wichtige Rolle. Einen besonderen Platz nehmen die pflanzlichen Abführmittel auf Schleimdrogenbasis bei Erkrankungen des Verdauungsapparates ein. Die typischen Merkmale des modernen Lebens wie sitzende Tätigkeiten und der Mangel an Bewegung sind zweifellos der Grund für die exzessive Einnahme von Abführmitteln, wobei Frauen besonders betroffen sind. Insgesamt stehen also die pflanzlichen Moleküle bei der Behandlung von bakteriellen Erkrankungen und Stoffwechselkrankheiten (Herz, Gefäße, Atmung, Verdauung) im Vordergrund, während Störungen des Nervensystems, insbesondere des zentralen Nervensystems, kaum noch mit pflanzlichen Mitteln behandelt werden. Denn auf dem Gebiet der Psy-

chopharmaka hat die synthetische Chemie während der letzten zwanzig Jahre wohl ihre größten Leistungen vollbracht.
Insgesamt werden 40% aller auf dem Arzneimittelmarkt Europas und der USA vertretenen Medikamente aus Mikroorganismen (Bakterien, Algen und Pilzen) und höheren Pflanzen gewonnen. Fast der gleiche Prozentsatz entfällt auf die synthetischen Medikamente. Die restlichen Arzneimittel bestehen aus mineralischen und tierischen Stoffen. Auch in der UdSSR stellen die pflanzlichen Medikamente ungefähr 40% aller verordneten Substanzen dar. Die jährliche Gesamtproduktion von Heilpflanzen beträgt dort 40000 Tonnen, davon wird die Hälfte kultiviert.
Die Differenz zwischen Angebot und Nachfrage bei den Heilpflanzen stellt die weiterverarbeitenden Firmen manchmal vor schwierige Probleme, denn die Zubereitung der galenischen Formen und die Extraktion der Wirkstoffe setzen voraus, daß immer genügend Rohstoffe zur Verfügung stehen. Zahlreiche Pflanzenarten sind aber heute nur noch begrenzt vorhanden, die Importmöglichkeiten sind beschränkt, der Markt ist schlecht organisiert.

Wenn der Ginster erfriet...

Es kann die verschiedensten Ursachen haben, daß Engpässe auf dem Markt für natürliche Drogen entstehen. So wurde z. B. im harten Winter 1962/63 die gesamte Ernte des Besenginsters (*Sarothamnus scoparius*) in allen Teilen Europas vernichtet. Das hatte eine arge Verknappung auf dem Sparteinmarkt zur Folge, denn Spartein, ein wichtiges Herzanregungsmittel, ist das Hauptalkaloid des Besenginsters. In Frankreich sank die Produktion von 700 auf 200 kg, und das zu einem Zeitpunkt, als die Nachfrage stark im Steigen begriffen war, weil man gerade auch die gebärmuttererweiternde Eigenschaft dieser Droge entdeckt hatte. Ein erheblicher Preisanstieg war die Folge. Der strenge Winter 1978/79 verursachte ähnliche Störungen auf dem Sparteinmarkt, weil erneut der größte Teil des Besenginsters vernichtet wurde.
Seitdem die ehemaligen französischen Kolonien in Westafrika selbständig geworden sind, ist die Kalabarbohne (*Physostigma venenosum*, auch »Gottesurteilbohne« genannt) buchstäblich vom Markt verschwunden. Ihr Wirkstoff Eserin, der in der Augenheilkunde eine Rolle spielt, mußte aus dem Arzneibuch gestrichen

werden, da er nicht mehr aufzutreiben war. Inzwischen hat man nach dem Modell des Eserins das Prostigminmolekül synthetisieren können, das ähnliche Eigenschaften aufweist.

Unter diesen Umständen ist es ganz normal, daß die Hersteller versuchen, sich die direkte Kontrolle über eine natürliche Gewinnung zu sichern, indem sie die Pflanzen entweder selbst anbauen oder sich, soweit möglich, auf andere einheimische Pflanzen umstellen. Doch damit sind nicht alle Probleme beseitigt. Denn die angebauten Pflanzen erleben die gleichen bösen Überraschungen wie die übrige Landwirtschaft, d. h. klimatische Katastrophen, Parasitenbefall usw. Außerdem vergehen viele Jahre, bevor bestimmte Drogen der Knollen- und Holzgewächse zum ersten Mal geerntet werden können: Fünf Jahre dauert es z. B. bei den Samen der Herbstzeitlose, mindestens zehn Jahre bei der Chinarinde, und fünfzig Jahre oder mehr sind nötig, bis der natürliche Kampfer durch Wasserdestillation aus den zerstampften Kampferbäumen gewonnen werden kann. Diese Herstellungsverfahren sind deshalb nur für solche Drogen vertretbar, die als Medikamente langfristig gefragt sein werden. Viele der neuen Medikamente haben aber nur eine begrenzte Lebensdauer, weil sie ständig von der chemischen und pharmakologischen Forschung verbessert werden. Und so nehmen nur wenige Unternehmen das Risiko auf sich, Kulturen zu unterhalten, die erst auf lange Sicht rentabel sind.

Die Suche nach pflanzlichen Rohstoffen mit höherem Wirkstoffgehalt erhöht dieses Risiko noch zusätzlich: So wurde das Atropin zunächst aus der Tollkirsche (*Belladonna*) isoliert, die einen Atropingehalt von 0,30 bis 0,70% aufweist, später dann aus dem ägyptischen Bilsenkraut (*Hyoscyamus muticus*), das 1,0 bis 1,5% Atropin enthält. Heute extrahiert man diesen Wirkstoff aus der australischen *Duboisia,* die bis zu 4% Atropin enthalten kann. Die ursprünglichen Rohstofflieferanten verlieren also in dem Maß an Wert, wie reichhaltigere Ersatzstoffe entdeckt werden. Belladonna ist zwar weiterhin im deutschen Arzneibuch verzeichnet, wird aber nur noch zur galenischen Zubereitung von Extrakten und Tinkturen gebraucht. Ihre krampflösenden Eigenschaften, besonders bei Magen- und Darmerkrankungen, und ihre Verwendung zur Erweiterung der Pupillen werden ihr heute vom synthetischen Atropin streitig gemacht, das nach dem Modell des Atropin entwickelt wurde und nun das natürliche Vorbild allmählich vom Markt verdrängt.

Von der Rohstoffverknappung können selbst die in Europa natürlich vorkommenden Drogen betroffen werden; während der Ginster von Zeit zu Zeit vom Frost vernichtet wird, sind die Samen der Herbstzeitlose, jener vertrauten Pflanze unserer Wiesen, knapp auf dem Markt geworden, weil die Ernte einen großen Arbeitsaufwand erfordert. Die Folge war ein kontinuierlicher Preisanstieg der aus den beiden Pflanzen gewonnenen Drogen.

...und wenn Pygmäen auf Blüten schießen

Zu diesen Problemen der Quantität kommen noch die der Qualität. Für den Hersteller sind Drogen und Heilpflanzen Rohstoffe, deren Qualität er ständig überprüfen muß. Bei losen oder kleingeschnittenen Proben muß er überhaupt erst einmal feststellen, ob sie mit der bestellten Ware übereinstimmen. Er muß sich also nicht nur vor bestimmten Risiken schützen, die durch ungünstige Bedingungen bei der Ernte und bei der Konservierung entstehen, sondern auch vor verwechselten Warenproben, vor absichtlich gepanschten Proben, unterschiedlichem Gehalt an Wirksubstanzen und vor verfälschten oder nicht mehr vorhandenen Wirkstoffen. Die vorgeschriebenen Kontrollen sind zumeist durch das Arzneibuch geregelt und gehören zu den Aufgaben der pharmazeutischen Botanik oder Pharmakognosie. Ziel dieses Teilbereichs der Pharmazeutik ist es, Pflanzen zu finden und Drogen bereitzustellen, die den größtmöglichen Wirkstoffgehalt und somit die größtmögliche Wirksamkeit und Rentabilität besitzen.

Jahrhundertelang war die Kontrolle auf eine »botanische Untersuchung« beschränkt. Es gibt eine Reihe von Merkmalen, die mit dem bloßen Auge sichtbar oder mit den anderen Sinnesorganen nachprüfbar sind und anhand derer ein Erkennen bzw. ein Bestimmen der Pflanze möglich ist: Größe, Gestalt, Aussehen, Konsistenz, Farbe, Geruch und Geschmack. Vergleicht man die Probe mit anderen Exemplaren einer Sammlung, mit Mustern im Herbarium, mit botanischen Beschreibungen, Zeichnungen oder Fotos, so läßt sich eine erste Diagnose zur Identität erstellen. Dieser makroskopischen Bestimmung folgt eine mikroskopische Untersuchung. Sie besteht darin, mehrere Pflanzenschnitte zu prüfen. Die dabei entdeckten anatomischen Eigenarten werden mit den Kontrollexemplaren verglichen und können schließlich die Identität der Pflanze bestätigen, sofern bei der ersten Untersuchung noch Zweifel bestanden. So können beispielsweise viele Blätter mit ähnlichem Aussehen nur anhand der unterschiedlichen anatomischen Merkmale identifiziert werden. Durch diese Verfahren kann also festgestellt werden, ob botanische Substanzen absichtlich verfälscht oder unbeabsichtigt teilweise oder gänzlich verwechselt worden sind. Beispielsweise werden die Blätter der Indischen Tollkirsche leicht mit den Kermesbeerenblättern verwechselt, und die Erlenrinde wird mit der Faulbaumrinde vertauscht. Die botanische Analyse, die die Grundsubstanz identifiziert, sagt aber noch nichts über ihren Wirkstoffgehalt, d. h. ihren wahren Wert, aus. Deshalb muß die Substanz auch chemisch analysiert werden. Leicht durchzuführende, qualitative Analysen erfolgen mit Hilfe einfacher Farbreaktionen. Mit Salpetersäure färbt sich die Brechnuß beispielsweise leuchtend rot, was auf ihren Bruzingehalt zurückzuführen ist. Der stärkehaltige Tragantgummi färbt sich mit jodhaltigem Wasser blauviolett. Beim Gummiarabikum kommt es nicht zu dieser Reaktion, denn es enthält keine Stärke, wohl aber Oxydasen (Oxydationsenzyme), die bei der Guajakprobe eine Blaufärbung bewirken – diese Probe verläuft negativ beim Gummiarabikum. Mit Hilfe dieser gebräuchlichen Farbreaktionen können die letzten Zweifel über die Identität der Droge beseitigt werden. Doch letztlich kann der effektive Wert einer Droge nur nach ihrem Wirkstoffgehalt eingeschätzt werden, wie wir in den folgenden Beispielen sehen.

Aus den Früchten des im Mittelmeerraum beheimateten Zahnstocherkrautes (*Ammi visnaga*) wird der Wirkstoff Khellin extrahiert. Schon im alten Ägypten wurde diese Droge unter dem arabischen Namen *Khella* zur Behandlung verschiedener Krankheiten, darunter Nierenkoliken, eingesetzt. Klinische Untersuchungen haben bestätigt, daß Khellin krampflösend auf die glatte Muskulatur wirkt. Außerdem wird es zur Behandlung von Angina pectoris, Gallen- und Nierenkoliken sowie Asthma verwendet. Allein nach Frankreich werden jährlich etwa 400 Tonnen der Khellafrüchte aus Nordafrika und Andalusien exportiert. Dort, wo das Zahnstocherkraut wild wächst, findet man auch oft die ihm artverwandte Große Knorpelmöhre (*Ammi majus*). Dieses Doldengewächs hat andere botanische Merkmale, insbesondere sind die Blätter nicht so stark unterteilt und die Dolden immer weit geöffnet. Bei der Ernte werden seine Früchte aber häufig mit denen des Bischofskrautes verwechselt. Die an Kümmel erinnernden Früchte beider Arten sind sich so ähnlich, daß sie morphologisch oder anatomisch nur schwer zu unterscheiden sind. Ihre chemische Zusammensetzung ist allerdings grundverschieden, denn die Große Knorpelmöhre enthält absolut kein Khellin. Vor der Extraktion ist also in jedem Fall eine chemische Analyse nötig, denn sie allein sagt etwas über den Khellingehalt aus.

Andererseits schwankt der Wirkstoffgehalt bei jeder Pflanzenart je nach den arteigenen spezifischen Faktoren (genetische Eigenschaften, Alter der Pflanze, Teil der Pflanze) und nach den äußeren Faktoren (klimatische Bedingungen, Anbaubedingungen, Bodenbeschaffenheit usw.). Beispielsweise kann der Sparteingehalt des Besenginsters zwischen 0,2 und 1% schwanken. Nur durch eine aufwendige quantitative Analyse vor der Extraktion kann der wirkliche Wert des Rohstoffes ermittelt werden. In der Regel fordern die Firmen Proben an und geben ihre Bestellung erst auf, nachdem sie diese eingehend geprüft haben.

Eine Geschichte, über die kürzlich berichtet wurde, beweist, daß diese Vorsichtsmaßnahme unbedingt notwendig ist: Bei einer großen Lieferung der Yohimberinde stellte sich heraus, daß das erwartete Alkaloid Yohimbin fehlte. Nachforschungen ergaben, daß die Yohimberinde bei der Ernte mit anderen Bäumen des tropischen Urwaldes verwechselt worden war. Die Blüten und Früchte, die zur Erkennung der Pflanze notwendig sind, verschwinden hoch in den Wipfeln im Laubwerk, und es ist schwierig, die richtige Baumrinde im dunklen Unterholz des Urwaldes auszumachen. Der Lieferant der Rinden griff deshalb zu einer List, um sich in Zukunft vor unliebsamen Überraschungen zu schützen. Er ließ an die eingeborenen Erntearbeiter (die Pygmäen) naturgetreue Nachbildungen der Blüten des echten Baumes verteilen. Die Erntearbeiter mußten nun mit dem Gewehr blühende Zweige herunterschießen, um zu prüfen, ob die Blüten mit den Mustern übereinstimmten. Auf diese Weise ernteten sie nur die eigens dazu bestimmten Baumrinden. Da die Pygmäen eine sehr ausgeprägte Beobachtungsgabe besitzen, erwies sich diese geniale List offenbar als voll zufriedenstellend.

Beim Umgang mit Heilpflanzen werden die Hersteller also zuweilen mit schwierigen Problemen konfrontiert, die sich aus den Lieferschwierigkeiten und Qualitätsunterschieden ergeben. Das hat zwangsläufig die Entwicklung der synthetischen Medikamente begünstigt, deren massives Auftreten heute sämtliche Marktmechanismen und Heiltraditionen von Grund auf geändert hat.

Die Entstehung des vierten Reiches der Natur

Noch zu Beginn dieses Jahrhunderts wurden Medikamente ausschließlich aus pflanzlichen Rohstoffen gewonnen. Doch durch den Fortschritt auf dem Gebiet der organischen Chemie entstand eine völlig neue Kategorie von Arzneimitteln: die synthetischen Substanzen. Diese Substanzen leiteten in gewisser Weise ein neues Zeitalter ein, das Zeitalter des Menschen und der von ihm geschaffenen Substanzen. Diese gehören weder dem Mineral- noch dem Pflanzen- oder Tierreich an, die bis dahin die heilenden Substanzen geliefert hatten, und bilden sozusagen ihr eigenes, viertes Reich.

Die chemisch synthetisierten Stoffe nehmen explosionsartig zu. Während die Natur Millionen von Jahren für die Entwicklung der uns bekannten Pflanzen- und Tierarten benötigte, gelang es dem Menschen in einem knappen Jahrhundert, die Erde mit ungefähr einer Million neuer Verbindungen zu überschwemmen, mit Molekülen, die in der Natur nicht vorkommen. Innerhalb kürzester Zeit wurden sie auf allen Gebieten verwendet, in Farbstoffen und Waschmitteln, Textilien und Baumaterialien, Pestiziden und Medikamenten, während in den Apotheken der Prozentsatz an natürlichen Heilmitteln rapide sank. Zwischen den Anhängern der Natur und denen der Synthese ist es teilweise zu harten Auseinandersetzungen gekommen, die auch heute noch andauern. Sie sind ein Ausdruck für die Spannung, die im Innersten des menschlichen Bewußtseins spürbar ist und die uns in einen tiefen Konflikt gebracht hat. Der Mensch von gestern begriff sich als Kind der Natur und der Erde und wußte sich ihren uralten Regeln und Gesetzen unterworfen. Ihm steht in jedem von uns der Mensch von morgen gegenüber, der Sohn des Prometheus, der sich für den Meister seines Schicksals und des Universums hält. Ersterer wird versuchen, sich die geheimnisvollen Kräfte der Natur nutzbar zu machen, während der andere alles bevorzugt, was der schöpferische Geist des Menschen hervorgebracht hat. In einem älteren, aber noch immer aktuellen Werk untersuchen Le Gall und Brun aus psychologischer Sicht, warum die natürlichen Heilverfahren wie

Badekuren, Pflanzentherapie und Homöopathie so viele Anhänger haben.[26] Wenn die abstrakten chemischen Formeln uns mißtrauisch werden lassen, dann liegt das daran, daß sie nur unseren Verstand ansprechen statt unser Herz. Im Gegensatz dazu »vereinigen die Pflanzen die Kräfte der fruchtbaren Erde und die Segnungen eines gnädigen Himmels zu einer lebendigen Synthese«. Geheimnisvoll, lebendig, schön und duftend üben sie eine eher mystische als verstandesmäßige Anziehung auf weite Teile der Bevölkerung aus. Die Anhänger der Natur schenken ihr Vertrauen nicht nur den natürlichen Drogen, sondern auch den aus ihnen gewonnenen Präparaten und Wirkstoffen. Sie bringen hierzu eine ganze Reihe von Argumenten vor, die eine Überlegung wert sind: Pflanzen werden seit Jahrtausenden verwendet und sind bei allen Völkern anerkannt; viele natürliche Medikamente scheinen sehr beständig zu sein, ihre therapeutische Wirkung ist durch langen Gebrauch bestätigt; mögliche Gefahren sind genau bekannt und können eingeschätzt werden. Das ist der Fall bei den meisten der wichtigen Alkaloide (Atropin, Chinin, Ephedrin), bei den abführenden Glykosiden der Sennesblätter, des Rhabarbers und der Aloe, bei den durchfallhemmenden Gerbstoffen und den natürlichen Abführmitteln und bei Pflanzen mit ätherischen Ölen und wohlriechenden Essenzen.
Werden dem Körper aber neue Moleküle zugeführt, deren chemische Struktur in der Natur keine Entsprechung hat, so kann das Probleme aufwerfen: Mittelfristig können die Medikamente ungünstig auf den Stoffwechsel einwirken und langfristig auf das Erbgut der Spezies. Auf dem heutigen Stand der Wissenschaft läßt sich mit der bloßen Kenntnis einer chemischen Formel ihre Wirkung auf den Körper weder steuern noch voraussehen, das gilt in noch stärkerem Maße für ihre unerwünschten Nebenwirkungen, die oft erst nach vielen Jahren eintreten. Der zur traurigen Berühmtheit gelangte Contergan-Skandal veranschaulicht die Art dieser Gefahr und bekräftigt unsere Argumente auf dramatische Weise. Überträgt man diesen Gedankengang vom menschlichen Organismus auf den unendlich viel komplexeren Gesamtorganismus, den wir Natur nennen, taucht das gleiche Problem auf. Immerhin dauerte es über drei Jahrzehnte, bis sich herausstellte, daß das als harmlos geltende Schädlingsbekämpfungsmittel DDT von der Natur in bedrohlicher Weise gespeichert wurde und so viel Schaden anrichtete, daß seine Verwendung weltweit untersagt

werden mußte. Das hat dazu geführt, daß die Auswirkungen von neuen Medikamenten auf den Organismus durch immer genauere Tests ermittelt werden müssen. In gleicher Weise wird heute auch untersucht, inwiefern neue Chemieprodukte direkt oder indirekt in die natürlichen Ökosysteme eingreifen.
Auch wenn eine Substanz natürlichen Ursprungs ist, beweist das noch keineswegs ihre Unschädlichkeit. Die Natur kann grausam sein, und häufig lesen wir von Vergiftungen durch Pilze oder Beeren. Doch die Anhänger der Volksmedizin wissen, daß es eine lange Liste »sanfter Heilmittel« gibt, die auf schwachgiftigen oder ungiftigen Pflanzen basieren. Ist es nicht besser, den Körper, wann immer es möglich ist, einer sanften und regelmäßigen Behandlung zu unterziehen und ihm ein Leben nach den Regeln der Gesundheit zu gönnen, anstatt ihn brutal und rücksichtslos mit Medikamenten zu traktieren? Selbst wenn diese Medikamente eine sofortige Wirkung erzielen, besteht nicht auch die Möglichkeit, daß sie unser Abwehrsystem gegen Erschöpfung, Altern und äußere Belastungen, dieses empfindliche Gleichgewicht, ins Wanken bringen und auf lange Sicht gefährden?
Dem widersprechen die Anhänger der fortschrittlichen, rationalistischen Schule, die an Begriffe wie Schnelligkeit und Effektivität glauben und die die Wirksamkeit eines neuen Medikamentes anpreisen. Bei ihnen ersetzt ein starker Glaube an die Wissenschaft und ihre Wunderwerke den Glauben an die Natur und deren Wunder. Die oben erwähnten Autoren weisen nach, wie verhängnisvoll dieser Glaube an das rettende Medikament ist. Wenn er sich auch rational gebärdet, so steckt trotzdem dahinter eine noch größere Hilflosigkeit und ein Sichklammern an die sinnlosesten Hoffnungen. Denn dieser Glaube setzt blindes Vertrauen in Fortschritt und Technik voraus, da die Therapie und die auf der Verpackung genannte chemische Formel für den Laien unverständlich und total abstrakt bleiben. Und wenn der Kranke eines Tages dieses blinde Vertrauen verliert, woher soll er dann die psychologische Unterstützung beziehen, die ein wichtiges, wenn auch bei jedem Kranken unterschiedliches Element des Heilvorgangs darstellt?
Dieser Streit der Schulen hält in Wirklichkeit keiner gründlichen Überlegung stand; die zwei Standpunkte sind nur dann unvereinbar, wenn man sie maßlos ausweitet, d. h., wenn man einerseits den natürlichen und andererseits den synthetischen Medikamenten eine metaphysische Bedeutung beimißt, die sie beide nicht

besitzen. Eine fruchtbare Synthese ergibt sich vielmehr durch eine vernünftige Einschätzung der Tatsachen, aus klinischen Beobachtungen und gründlicher wissenschaftlicher Forschung. Hier ist eine Liste der optimalen Bedingungen, unter denen ein Medikament wirksam werden kann:

Jedes Medikament ist heilsam, wenn es nach reiflicher Überlegung verordnet wird; wenn seine Wirkungsweise mit den Mitteln der modernen Wissenschaft genau präzisiert worden ist; wenn seine Unschädlichkeit, seine möglichen Gegenanzeigen oder Nebenwirkungen durch genaue Experimente festgestellt worden sind; wenn die durch eine ständige Einnahme bedingten negativen Begleiterscheinungen auf lange Sicht nicht seine momentanen Vorteile überbieten; wenn es dem Kranken so verordnet oder verabreicht wird, daß er es auch psychologisch akzeptiert und dadurch zum erwarteten Heilerfolg beiträgt; und wenn es schließlich nicht aus Gründen der Einfachheit und Bequemlichkeit andere Maßnahmen ersetzt, die eine gewisse körperliche, geistige oder moralische Anstrengung voraussetzen, aber dann die gleiche Wirkung erzielen.

Unter diesen optimalen Bedingungen kann jedes Medikament heilen. Leider werden sie nur selten hundertprozentig erfüllt, denn um kein Mißtrauen von seiten des Patienten aufkommen zu lassen, verschreibt der Arzt oft Medikamente, die in keinem Verhältnis zur Krankheit stehen. Und auch die Patienten selbst betreiben manchmal einen bedenkenlosen Arzneimittelmißbrauch.

Die synthetischen Medikamente haben gegenüber den natürlichen den Vorteil, daß für ihre Herstellung keine spezifischen Rohstoffe benötigt werden. Tatsächlich werden in der organischen Chemie ganz gewöhnliche Rohstoffe verwendet, die größtenteils Derivate der Kohlenstoff- und Petrochemie sind und zum anderen Teil aus der Fermentations- oder Holzindustrie (Äthanol, Methanol, Essigsäure, Guajakol, Kreosol, Furfural, Vanillin, Terpentinöl) stammen. Da diese Rohstoffe in allen Industriezweigen verwendet werden, können sich die Arzneimittelhersteller auf einem großen und vielseitigen Markt eindecken. Man wird bemerken, daß es sich auch hierbei durchweg um biologische Stoffe handelt, angefangen bei den fossilen Brennstoffen wie Kohle und Erdöl bis hin zu den Derivaten des Holzes und der Fermentationsprozesse. Der Erfindergeist des Menschen hat sich selbst hier noch mit einer Umformung statt einer Neuformung begnügen müssen. Es gelingt ihm nicht, die einzelnen Atome wie Perlen aneinanderzureihen, um neue Stoffe herzustellen. Selbst wenn er es könnte, würden die Kosten für derartige Verfahren ins Unermeßliche steigen. Denkt man also logisch zu Ende, dann sind selbst die synthetischen Medikamente natürlichen Ursprungs, wenn dieser Ursprung auch schon weit zurückliegt. Wenn wir die Natur auch vertreiben, sie kommt durch die Hintertür wieder herein. Der Mensch beherrscht die Welt weniger, als er glaubt: Hier wie auf anderen Gebieten ahmt er eher nach, als wirklich Neues zu erschaffen.

Die Konkurrenz der Moleküle

Wo immer es möglich und rentabel ist, eine natürliche Substanz zu synthetisieren, versucht die Industrie aus Gründen, die in den Marktmechanismen begründet sind, sich von der natürlichen Droge unabhängig zu machen. Das erreicht sie, indem sie das Extraktionsprodukt durch das entsprechende synthetische Produkt ersetzt. Heutzutage werden Alkaloide wie das Ephedrin, das Hordenin der Gerste, das Vincamin des Immergrüns, das Papaverin des Schlafmohns, Vitamine (A, B_1, B_2, B_6, C, D) und selbst Antibiotika wie das Chloramphenicol synthetisch hergestellt. In anderen Fällen erweist sich die Synthese, obwohl technisch realisierbar, als zu kostspielig, besonders wenn es sich um Medikamente handelt, die nur in geringen Mengen verwendet werden. Deshalb sind allein der Selbstkostenpreis und die Marktlage ausschlaggebend für die Wahl der jeweiligen Methode. Natürliche Substanzen wie Ephedrin, Theophyllin oder Koffein werden in den Industrieländern heute vollsynthetisch hergestellt, doch in Ländern, wo der natürliche Rohstoff leicht zugänglich, preisgünstig und reichlich vorhanden ist, werden die Stoffe weiterhin extrahiert: Ephedrin wird in Pakistan aus den Ephedraarten und das Theophyllin in Indien aus Teeblättern gewonnen.
Ebenso verhält es sich beim Vincamin, einem Wirkstoff, der vor noch gar nicht langer Zeit aus dem kleinen Immergrün extrahiert wurde und seitdem in der Geriatrie eine steile Karriere gemacht hat: Da Vincamin die Durchblutung des Gehirns fördert, zählt es zu den Mitteln, die heute besonders gefragt sind, und zwar in dem Maße, wie die Heilkunde aufgrund der höheren Lebenserwartung verstärkt gegen altersbedingte Krankheiten kämpfen muß. Bei

diesen Krankheiten nehmen zerebrale Beeinträchtigungen den ersten Platz ein. Wozu die Lebensdauer verlängern, wenn die Lebensqualität dabei auf der Strecke bleibt? Dem entspricht auch, daß die Herz- und Kreislaufmittel, unter denen die Derivate des Mutterkorns sowie Drogen auf Vitamin-P-Basis eine wichtige Rolle spielen, allein 22% des Arzneimittelkonsums ausmachen.
Die heutige Vincaminnachfrage beträgt annähernd 2 Tonnen pro Jahr, das heißt, es müssen etwa 10 000 Tonnen frische Immergrünblätter geerntet werden. Aus diesem Grund entwickelte man Verfahren, mit denen ein ähnliches Alkaloid halbsynthetisch hergestellt werden kann. Bei diesem Alkaloid handelt es sich um das Tabersonin, das in reichlichen Mengen aus dem Samen einer Pflanze gewonnen wird, die der gleichen Familie der Hundsgiftgewächse (*Apocynaceae*) angehört, aber eine exotische Gattung ist: die *Voacanqua africana.* Das halbsynthetische Vincamin und das extrahierte Vincamin konkurrieren inzwischen miteinander. Letzteres wird in Ungarn hergestellt, wo riesige Immergrünkulturen dafür angelegt worden sind.

Der Kampf des Kampfers

Der lange Konkurrenzkampf zwischen natürlichem und synthetischem Kampfer ist ein interessantes Kapitel der Medizingeschichte. Der Kampfer ist eine Droge des Fernen Ostens und war im Altertum bei uns unbekannt. Bis zum Chinesisch-Japanischen Krieg im Jahre 1895 schlugen die Chinesen die Kampferbäume auf Formosa. Diese hohen, immergrünen Bäume scheiden das Kampferöl ab, das mit der Zeit langsam im Gewebe kristallisiert und das Holz der alten Bäume mit Kampfer anreichert. Zur Kampfergewinnung wird das zerkleinerte und in Späne gehobelte Holz dann einer Destillation unterzogen. Während die Chinesen noch völlig planlos produzierten, begannen die Japaner nach der Besetzung Formosas, die Produktion zu organisieren. Sie kümmerten sich um die Wiederaufforstung, sorgten für günstige Wachstumsbedingungen und vergrößerten innerhalb kürzester Zeit das Weltmarktangebot für Kampfer. Dieses Medikament ist doppelt wirksam: Äußerlich angewendet als Kampferspiritus oder Liniment wirkt es schmerzstillend und gefäßerweiternd, was eine Rötung der Haut zur Folge hat, innerlich angewendet, besonders wenn es injiziert

wird, wirkt es stimulierend auf die Atmungsorgane, die Nerven und das Herz und dient beispielsweise als Erste Hilfe bei Ohnmachtsanfällen.
Daneben ist Kampfer aber auch ein industrieller Rohstoff, der schlagartig interessant wurde, als zu Beginn dieses Jahrhunderts das Zelluloid entdeckt wurde. Durch die plötzlich gestiegene Nachfrage wurden die Preise derart in die Höhe getrieben, daß in Europa seit 1907 mit der Herstellung synthetischen Kampfers aus dem Terpentinöl der Kiefer begonnen wurde, um so das japanische Monopol zu umgehen. Die Japaner konterten mit einer Dumpingattacke, indem sie den Kampfer weit unter dem Selbstkostenpreis verkauften und auf diese Weise die junge Industrie des synthetischen Kampfers völlig ruinierten. Nachdem sie ihr Monopol wiedererlangt hatten, hoben sie die Preise erneut jäh an. 1920 wagte die synthetische Industrie einen neuen Versuch, und wiederum wendeten die Japaner ihre Dumpingpolitik an, um sich dagegen zu wehren. Doch diesmal mußten sie den Kampf aus rein technischen Gründen aufgeben. Die seit 1895 vorgenommenen Aufforstungsbemühungen trugen noch keine Früchte, denn erst wenn die Kampferbäume fünfzig Jahre alt sind, beginnen sie mit der Kampferproduktion. Der natürliche Baumbestand auf Formosa reichte für die wachsende Nachfrage nicht aus, und Japan gab schließlich den Konkurrenzkampf auf. Es mußte sich dem Rhythmus der Natür fügen. Der synthetische Kampfer setzte sich nun auf dem Weltmarkt durch. Doch mit der Entdeckung der Kunststoffe ging auch die Zelluloidherstellung zurück, und heute wird Kampfer nur noch als Medikament verwendet. Nach einigem Zögern wird nun in den meisten Arzneibüchern auch der natürliche Kampfer wieder neben dem entsprechenden synthetischen Produkt aufgeführt. So hat jede Droge ihre Geschichte, und der Zauber, der die *Materia medica*, die Wissenschaft der Heilpflanzen und Drogen, umgibt, läßt sich zum Teil sicherlich aus dieser Mischung von geographischer Exotik, historischen Wechselfällen und dem Zusammenwirken vieler wissenschaftlicher Disziplinen herleiten.
Die synthetische Chemie gibt sich jedoch nicht damit zufrieden, das natürliche Modell, dessen Wirksamkeit bekannt ist, treu und brav nachzuahmen. Die durch Extraktion oder Synthese gewonnenen natürlichen Moleküle sind oft nur der Ausgangspunkt für weitergehende Umwandlungsprozesse. Der Chemiker stellt auf diese Weise gänzlich neue Moleküle her, die der Pharmakologe

dann an Tieren erprobt, um so festzustellen, inwiefern sich die Strukturveränderungen auf ihre Physiologie auswirken. Auf diese Weise entstehen neue Medikamente, die sich immer weiter von ihren ursprünglichen Substanzen entfernen.

Die nassen Füße des Weidenbaums

Das in diesem Zusammenhang überzeugendste Beispiel ist zweifellos die Geschichte des Aspirins, die alle wichtigen Abschnitte in der Geschichte der Pharmazie umfaßt. Schon Hippokrates verordnete um 400 v. Chr. einen Aufguß aus der Weidenrinde gegen Gelenkentzündungen. Im Mittelalter verkündeten die Anhänger der Signaturenlehre, daß die Weide das »Sumpffieber« (Malaria) heilen müßte, weil sie in den Sumpfgebieten wächst, wo diese Krankheit häufig auftritt. Da Weiden mit den Füßen im Wasser stehen und dabei anscheinend keinen Schaden nehmen, müssen sie auch gegen Krankheiten wirksam sein, die auf »nasse Füße« zurückzuführen sind. Nach E. Stone war das die »Signatur« für ihre Heilwirkung. Aufbauend auf diese Hypothese legte Stone am 2. Juni 1763 bei der Royal Society in London eine wissenschaftliche Arbeit vor, die den Titel trug: »Bericht über die Heilerfolge der Weidenrinde in der Fieberbehandlung«. Stone stützte seine klinischen Beobachtungen auf die Tatsache, daß die Rinde einen bitteren Geschmack besitzt, der mit einer aus Peru stammenden Rindenart vergleichbar ist, die zu jener Zeit als unfehlbares Mittel gegen Malaria galt: die Chinarinde. Der Absud der Weidenrinde wurde daher bei Fieber und bei Malaria verordnet. Zwischen Sumpffieber und allen anderen Arten von Fieber wurde zu jener Zeit kein großer Unterschied gemacht. Weiterhin ging die Signaturenlehre davon aus, daß ein Tee aus der Weidenrinde zur Behandlung steifer Gelenke und rheumatischer Schmerzen angezeigt ist, da die Weide ein biegsamer Baum ist, dessen Zweige sich gut bearbeiten lassen.

Im Jahre 1829 isolierte der französische Apotheker Leroux aus einem Weidenrindenextrakt einen Bestandteil, dem er den Namen »Salizin« gab. Ungefähr zur gleichen Zeit gewann der Schweizer Apotheker Pagenstecher im Destillationsverfahren das *Salicylaldehyd* aus den Blüten des Spierstrauches (*Spiraea ulmaria*). Dieser wurde später von dem Deutschen Löwig zu Salicylsäure oxydiert.

Es erwies sich alsbald, daß Salizin und Salicylaldehyd, das kurze Zeit später von Guerland synthetisch hergestellt wurde, die gleiche Grundstruktur besaßen. 1876 wiesen Riess und Stricker die Wirkung von Salicylsäure bei der Behandlung von rheumatischem Fieber nach. Felix Hoffmann, Chemiker bei Bayer, synthetisierte schließlich 1893 Acetylsalicylsäure im großtechnischen Maßstab. Von da an stieg der Aspirinverbrauch in der ganzen Welt unaufhörlich. Nach der Anzahl der verkauften Packungen steht Aspirin bei den Medikamenten an erster Stelle. Jährlich werden in der Bundesrepublik etwa zwei Milliarden Tabletten (verschiedener Marken) eingenommen, das entspricht einem Pro-Kopf-Verbrauch von über dreißig Tabletten pro Jahr. Die Bezeichnung »Aspirin« ist eines der ersten Beispiele für einen allgemein üblichen Namen, der von der pharmazeutischen Industrie verwendet wird: Das Präfix »A« weist auf das im Aspirin enthaltene Acetyl hin, und »spir« steht für den Spierstrauch, aus dem das Salicylaldehyd ursprünglich gewonnen wurde.
Aspirin wird vor allem wegen seiner antirheumatischen, schmerzlindernden und fiebersenkenden Wirkung verwendet. Kein neues Molekül konnte ihm bis jetzt seine Vormachtstellung streitig machen. Obwohl Aspirin in der Heilkunde vielseitig angewendet wird, ist seine Wirkungsweise noch immer nicht eingehend erforscht, und seine Verwendung bleibt rein empirisch. Sicher ist lediglich, daß es im Körper teilweise in Salicylsäure umgewandelt wird. Ein Arzneimittelspezialist stellte sogar fest, daß Aspirin heutzutage wahrscheinlich gar nicht mehr als Medikament zugelassen werden könnte, weil bestimmte Arten von Versuchstieren nach einer Verabreichung von Aspirin zu Mißbildungen neigten, weil gutartige Magenblutungen klinisch festgestellt worden sind und weil es schließlich nahezu unmöglich ist, seine therapeutische Wirkung aufzuzeigen. Wie gut, daß man manchmal mehr auf die Erfahrung als auf die Wissenschaft vertraut!

Wenn ein Gift zum Medikament wird

Einen ähnlichen geschichtlichen Prozeß kann man für die Entwicklung vom Curare zu den synthetischen Muskelrelaxanzien anführen. Als »Curare« bezeichnet man die pflanzlichen Extrakte aus verschiedenen Chondrodendronarten der Gattung Mondsa-

mengewächse (*Menispermaceae*), aus denen die im Amazonas- und Orinokobecken lebenden Indianer Pfeilgifte zubereiten. Die spanischen Konquistadoren bekamen die Wirkung am eigenen Leib zu spüren und waren entsetzt über diesen gewaltsamen Tod, der unblutig und leise den Körper lähmte, während der Geist klar blieb. Das wirksamste der Curarealkaloide ist das D-Tubocurarin, eine quartäre Stickstoffverbindung, deren Formel 1935 von King aufgestellt wurde. Das D-Tubocurarin weist die gleiche Grundstruktur wie das Berberin auf, das ein verwandtes Alkaloid ist, jedoch ohne die quartäre Verbindung und ohne pharmakologische Wirkung. Die Vermutung der Pharmakologen ging sogleich dahin, daß eine Verbindung zwischen der quartären Funktion und den muskelerschlaffenden Eigenschaften bestehen müsse. (Die Muskelerschlaffung ist eine Lähmung, die durch eine Blockade der Nervenleitung an der Verbindung zwischen Nerven und Muskeln ausgelöst wird.) Diese Vermutung wurde durch Experimente bestätigt, und es zeigte sich, daß der Stickstoff beim Übergang in den Zustand des quartären Ammoniums bei verschiedenen Alkaloiden, vor allem beim Chinin, leicht muskelerschlaffende Eigenschaften hervorrief. Als man in dieser Richtung weiterforschte, fand man neue muskelerschlaffende Substanzen. Von diesen gingen zwei Produkte in die Heilkunde ein, die unter dem Namen »Flaxedil« und »Isocurin« Arzneispezialitäten wurden.
Patton und Zainis heben in ihren Forschungen besonders hervor, daß durch das Vorhandensein von zwei quartären Ammoniumverbindungen die muskelerschlaffende Funktion eines Moleküls erheblich gesteigert wird, wenn diese in einer günstigen Entfernung von 14 Ångström zueinander stehen (1 Ångström entspricht 10^{-7} mm), was bei den Kohlenstoffverbindungen mit linearer Kette zehn Kohlenstoffatomen entspricht.
Diese Theorie wird durch Beobachtungen bestätigt, die bei pharmakologischen Untersuchungen mit verschiedenen Substanzen gemacht worden sind, die eine Ganglienblockade auslösen (d.h. hemmend auf die Übertragung der Nervenimpulse in den Synapsen des vegetativen Nervensystems einwirken). Ausgehend von dem stark wirksamen Ganglienblocker Hexamethonium testete man eine Reihe von Substanzen, die sich nur durch die Anzahl ihrer Kohlenstoffatome zwischen den zwei im Molekül angeordneten quartären Ammoniumverbindungen unterschieden. Je mehr Kohlenstoffatome verbunden sind, um so geringer werden die gan-

glienhemmenden Eigenschaften, und die muskelerschlaffende Wirkung setzt sich mehr und mehr durch. Am stärksten ist diese Wirkung beim Decamethonium. Bei diesem Molekül sind die beiden quartären Ammoniumverbindungen jeweils durch zehn Kohlenstoffatome in linearer Kette voneinander getrennt, wie von Patton und Zainis vorausgesagt. Nach diesem Prinzip wurde das Celocurin synthetisiert, und auch beim Flaxedil und Isocurin ging man von der gleichen Molekularstruktur aus.

Der Stammbaum der synthetischen Medikamente

Die Entwicklung der Antikoagulanzien (gerinnungshemmenden Mittel) ist nicht weniger aufschlußreich. 1941 suchten Link und seine Mitarbeiter an der Universität Wisconsin nach einer Erklärung für die Blutungen, die beim Vieh nach dem Genuß von schimmeligem Heu aufgetreten waren; eine ganze Herde von Kühen war an inneren Blutungen eingegangen. Die Ursache war bald gefunden: Es handelte sich um den Steinklee, eine Pflanze, die häufig auf Weideplätzen anzutreffen ist. Es war zwar schon bekannt, daß Cumarinderivate in dieser Pflanze vorhanden sind, denn sie verströmt beim Trocknen ein charakteristisches Aroma, das an hellen, parfümierten Tabak erinnert. Aber die Wissenschaftler fanden weiter heraus, daß sich das Cumarinmolekül durch Schimmelpilze verdoppelt und daraus ein neuer Stoff entsteht: das Dicumarol. Versuche ergaben, daß dieser Stoff stark gerinnungshemmend wirkt. Das Dicumarolmolekül wurde daraufhin synthetisch hergestellt und ging als Medikament in die Heilkunde ein. Nach diesem natürlichen Modell synthetisierten die Chemiker dann zahlreiche verwandte Moleküle und suchten auch dort nach ähnlichen Eigenschaften. Durch geringfügige Veränderungen fanden sie zunächst das Tromexan, dann unter Tausenden ähnlicher Stoffe das Pindion und das Sintron, die ebenfalls in der Heilkunde Verwendung finden. Die Struktur dieser beiden Moleküle beweist, daß die auftretenden gerinnungshemmenden Eigenschaften nicht unbedingt mit der Verdoppelung der Cumarinstruktur gekoppelt sein müssen: Sie treten schon bei einem Molekularvolumen auf, das geringer ist als das des Dicumarols. Die beiden letztgenannten Medikamente werden heute zur Vor-

beugung und Behandlung von Herz- und Kreislauferkrankungen (Infarkte, Venenentzündungen usw.) eingesetzt.
Darüber hinaus gibt es noch weitere Beispiele für natürliche Moleküle, die als Modelle für die Entwicklung vieler neuer Medikamente gedient haben. Nehmen wir beispielsweise das bereits genannte Ephedrin. Ephedrin ist das Alkaloid der Meerträubel (*Ephedra*), die zu den ältesten Heilpflanzen zählt. Sie wurde in China schon 5000 Jahre vor Christus unter dem Namen *Ma-Huang* verwendet. Der Wirkstoff Ephedrin stimuliert das sympathische Nervensystem in gleicher Weise wie das Adrenalin, d. h., es wirkt stark blutdrucksteigernd. Außerdem besitzt es antiasthmatische Eigenschaften und stärkt die Psyche. Das hat zu drei verschiedenen Medikamentengruppen geführt, die nach dem natürlichen Modell synthetisch hergestellt worden sind: das Neosynephrin, das wie der körpereigene Sympathikuswirkstoff Adrenalin den Blutdruck erheblich steigert, das Isoprenalin, das eine starke antiasthmatische und krampflösende Wirkung besitzt, und schließlich die Amphetamine oder »Weckamine« vom Typ Benzedrin oder Pervitin, die, wie der Name schon sagt, der Müdigkeit und Abspannung entgegenwirken. Leider sind sie durch den übermäßigen Gebrauch der Drogenabhängigen, die sich damit in Rauschzustände versetzen, in Verruf geraten.
Die meisten der wichtigen pflanzlichen Alkaloide haben somit regelrechte Medikamentenfamilien hervorgebracht. Von jeder einzelnen ließe sich ein Stammbaum erstellen, so wie es die Genealogen tun. Das hat in einigen Fällen dazu geführt, daß die eigentliche Ausgangssubstanz völlig in Vergessenheit geriet. Heute erinnert man sich nur noch schwach daran, daß die Amphetamine über Umwege aus der synthetischen Chemie kamen und vom Ephedrin abstammen, dessen stimulierende Eigenschaften sie vervielfachen. Hingegen weiß man recht gut, daß die lokalen Schmerzmittel, die in der Zahnheilkunde und bei kleineren operativen Eingriffen verwendet werden, Abkömmlinge des Cocains sind, das aus den Kokablättern extrahiert wird. Das liegt wahrscheinlich daran, daß diese Mittel in ihrer handelsüblichen Bezeichnung die Endsilbe beibehalten haben: Novocain, Procain, Xylocain, Scurocain, Lidocain, Tetracain usw. Auch bei den Abkömmlingen des Chinins, d. h. den synthetischen Malariamitteln und fiebersenkenden Medikamenten, finden sich phonetische Ähnlichkeiten: z. B. Resochin, Plasmochin oder Chloroquin, Pri-

maquin usw. Die Atropinderivate besitzen allerdings keinen gemeinsamen Wortstamm mehr. Sie wurden von den Chemikern auf Namen wie Diaspasmin und Lithispasmin getauft, die zwar auf eine krampflösende (antispastische) Eigenschaft hinweisen, nicht aber auf ihre Herkunft. Diese ist hingegen wieder deutlich erkennbar bei dem bedeutenden Scopolaminabkömmling Butylscopolamin, der weltweit unter dem eingetragenen Warenzeichen »Buscopan« bekannt ist.
Die Nachahmung der natürlichen Moleküle kann in einigen Fällen so weit gehen, daß sich die Wissenschaftler zur Synthetisierung von Substanzen verleiten lassen, die nur noch am Rande an die Wirkung der ursprünglichen Droge erinnern. So darf man die Frage stellen, ob es sinnvoll war, die aus der Baldrianwurzel gewonnene Isovaleriansäure durch eine ähnliches Molekül synthetisch zu kopieren und das Kunstprodukt dann als »synthetischen Sproß« des Baldrians anzubieten, wie es die Beschreibung dieses Medikamentes so schön sagt. Das gleiche gilt auch für synthetisch nachgeahmte Wirkstoffe der Artischocke, denkt man an die Komplexität der natürlichen Drogen, die Vielfalt der Substanzen, die zum Heilerfolg beitragen, indem sie sich gegenseitig potenzieren, d. h. die spezifische Wirkung jeder einzelnen Substanz durch ihr gleichzeitiges Vorhandensein verstärken.
Weitere Beispiele sind überflüssig; das Vorgehen der Forscher und industriellen Hersteller hat eine eigene Logik, deren Ergebnisse sich immer wieder ähneln.

Wenn der Chemiker die Natur ersetzt...

Historisch gesehen ist der Ausgangspunkt für die Synthese stets ein wirksames natürliches Molekül aus einer Pflanze. Sobald die Struktur des Moleküls feststeht, versucht der Chemiker es zu synthetisieren. Dieser Vorgang ist äußerst kompliziert und wird noch erschwert durch das Auftauchen von Stereoisomeren, denn diese sind nur schwer voneinander zu trennen.
Nachdem die Chemiker und Pharmakologen das natürliche Molekül kopiert haben, entwickeln sie in einer zweiten Forschungsphase nach diesem Modell neue Moleküle, die eine ähnliche, wenn möglich sogar noch verbesserte Wirkung aufweisen. Dieser Weg führt zur Synthese einer ganzen Reihe von Substanzen, die ähnlich

strukturiert sind wie das Modell, wobei das Ausgangsmolekül sowohl vereinfacht als auch verändert wird. Vereinfacht insofern, als man wenigstens annähernd die für die spezifische Wirkung verantwortliche Grundstruktur beibehalten muß, und verändert, um die Wirkung zu steigern, die Toxizität herabzusetzen, die unerwünschten Nebenwirkungen auszuschalten und um neue Eigenschaften zu entdecken. Jede neue Substanz wird einer Reihe von pharmakologischen Tests unterzogen: Auf diese Weise können die Substanzen mit den günstigsten Eigenschaften (hohe Sicherheitsgrenze, keine störenden Nebenwirkungen, gleichmäßige und andauernde Wirkung) ausgewählt werden. Nach dem Modell der aussortierten Substanzen werden wiederum neue Substanzen synthetisiert, und nach und nach können dann manchmal neue pharmakologische Eigenschaften entwickelt werden. Die Strukturen entfernen sich mehr und mehr vom Ausgangsmodell, das schließlich ganz vergessen wird. Wie bereits erwähnt, hat dies häufig zu der Schwierigkeit geführt, eine pharmakologische Reihe auf ihr ursprüngliches Modell zurückzuführen, dessen Verwendung inzwischen aus der Mode gekommen ist. Die Ausgangsideen geraten durch den Lauf der Geschichte, die Zickzacklinien des Fortschritts und durch die Zufälle der Forschung in Vergessenheit. Man muß dabei bedenken, daß die Natur nur eine begrenzte Anzahl von Modellen liefert. Im Gegensatz zur Chemie, deren Synthesemöglichkeiten nahezu unbegrenzt sind, besticht die lebende Materie durch ihre Einfachheit und ihre Einheitlichkeit. Sie läßt sich zwar unendlich abwandeln, jedoch nur innerhalb einiger Grundstrukturen, die sich ständig wiederholen. Die derzeitigen Möglichkeiten der Pharmazie übersteigen bei weitem den eng gesteckten Rahmen der biochemischen Moleküle. So gebräuchliche Medikamente wie die Barbiturate, die Sulfonamide, die Neuroleptika und alle Psychopharmaka haben nichts mehr mit irgendeinem bekannten natürlichen Modell gemein. Unbedenklich schöpft der Pharmakologe das Angebot der von der organischen Chemie erfundenen Strukturen aus, um sein Erfahrungsfeld auf die größtmögliche Anzahl von Substanzen auszuweiten.
Nach der soeben beschriebenen Entwicklung könnte man glauben, daß die natürlichen Drogen, oder allgemeiner die natürlichen Rohstoffe, bald nur von historischem Interesse sein werden. Das wäre jedoch eine zu grobe Vereinfachung, denn die Analyse des heutigen Standes der Heilkunde beweist, daß natürliche Medika-

mente weiterhin Hochkonjunktur haben. Die in den Jahren 1959 und 1973 in den USA aufgestellten Statistiken haben gezeigt, daß pflanzliche Drogen und Wirkstoffe einen festen Platz bei den verschreibenden Ärzten und beim Verbraucher einnehmen. Gleichzeitig wurde ein Absinken der Antibiotika verzeichnet, was zweifelsohne – und glücklicherweise – auf eine vorsichtigere und vernünftigere Verschreibungspraxis zurückzuführen ist. Im gleichen Zeitraum wurden allerdings auch die Kredite für die Erforschung neuer pflanzlicher Medikamente gekürzt, und es kamen weder neue Pflanzen noch bedeutende pflanzliche Substanzen auf den Markt. Das verstärkte den Eindruck, daß Medikamente auf pflanzlicher Basis beständig sind. In den USA wird der Marktwert dieser Medikamente auf etwa drei Milliarden Dollar jährlich geschätzt. Übrigens verwenden auch die Standardlehrbücher der Pharmakologie zur Beschreibung der wichtigsten physiologischen Wirkungsweisen Medikamente oder Wirkstoffe auf Pflanzenbasis, die gewöhnlich Ausgangspunkt einer Medikamentenreihe sind (Atropin, Chinin, Cocain, Tubocurarin, Morphin, Ergotamin), alles in allem bewährte Medikamente, die, wenn man so will, zum ehernen Bestand der Heilkunde zählen. Die durchschnittliche »Lebenserwartung« der synthetischen Medikamente ist weitaus geringer: Durch ihre Abhängigkeit von den jeweiligen Heilverfahren und von der Verkaufspolitik der Laboratorien geraten sie nach einigen Jahren in Vergessenheit und werden durch ähnliche, nur geringfügig verbesserte Medikamente verdrängt. Wirkliche Arzneimittelneuheiten sind selten, und selbst entscheidende Verbesserungen gelingen nicht oft: In den letzten dreißig Jahren gehörten dazu das Largactil, die hypoglykämischen Sulfonamide, die Corticoide, die Psychopharmaka und einige bedeutende Antibiotika. Die meisten neuen Medikamente unterscheiden sich nicht wesentlich voneinander und kommen aus anderen Gründen auf den Markt: Für die Arzneimittelindustrie ist es notwendig, daß sich die in der Forschung investierten Gelder amortisieren.

Wenn sich der Chemiker mit der Natur verbündet...

Die Grenzen zwischen pflanzlichen und synthetischen Medikamenten bleiben fließend, wie wir gesehen haben, denn erstere dienen häufig als Ausgangspunkt und Modell für letztere. Häufig

kommt es auch vor, daß eine wirksame Substanz halb natürlich und halb synthetisch ist. Dabei entnimmt der Chemiker der Natur ein bereits erforschtes Molekül und begnügt sich damit, ihm sozusagen den letzten Schliff zu geben. In diesem Fall spricht man von einer Halbsynthese.
Die halbsynthetischen Methoden haben im Laufe der letzten Jahrzehnte einen ungeheuren Aufschwung erfahren. Meist wird dafür ein als Medikament bewährter Extrakt einer geringfügigen Strukturveränderung unterzogen, so daß beispielsweise seine Toxizität herabgesetzt oder eine störende Nebenwirkung ausgeschaltet wird. Wie wir bereits gesehen haben, können durch Hydrierung der Mutterkornalkaloide die Nebenwirkungen auf die glatte Muskulatur beseitigt werden, und es bleibt allein die angestrebte Heilwirkung bestehen. Diese halbsynthetischen Verfahren wurden in der Chemie insbesondere für zwei bedeutende Antibiotikagruppen entwickelt; die Penizilline und ihre artverwandten Cephalosporine. Die synthetischen (eigentlich halbsynthetischen) Penizilline und Cephalosporine bilden heute zwei große Familien; fast jedes Jahr kommen neue Medikamente hinzu. Da die Bakterien die unangenehme Eigenschaft besitzen, sich an die gegen sie eingesetzten therapeutischen Waffen anzupassen, muß das Waffenarsenal unentwegt aufgefüllt werden. Und in einer ständigen Flucht nach vorn müssen neue Antibiotika gefunden werden, die über einen gewissen Zeitraum wirksam sind, bis die Bakterien eines Tages auch gegen sie resistent sind. So verlagert sich der Kampf der Antibiotika gegen Bakterien ständig auf neue Schlachtfelder, wo nur neue Antibiotika gegen neue resistente Erreger helfen. Wer wird den Kampf gewinnen? Der Mensch, der sich mit Antibiotika bewaffnet, oder die Bakterien, die allem Anschein nach über unerschöpfliche Reserven verfügen?
Bei einer anderen großen Medikamentengruppe, den Steroidhormonen, wird die Synthese ausgehend von einem wirkungslosen Rohstoff durchgeführt, dessen Struktur jedoch sehr der der gesuchten wirksamen Substanz ähnelt. Der Chemiker »entnimmt« sozusagen der Natur ein bereits hinreichend erforschtes Molekül (dessen Synthese selbst auf dem heutigen Stand der Wissenschaft nicht möglich ist) und wandelt es lediglich in ein wirksames Molekül um. So wird der sogenannte »synthetische« Kampfer aus dem Pinen des Terpentinöls gewonnen, die Vitamine A, C und D werden aus dem Citral verschiedener pflanzlicher Öle hergestellt,

Traubenzucker entsteht durch die Aufspaltung der Stärke und Ergosterin aus der Bierhefe. Im Grunde genommen sind diese Ausgangssubstanzen also nur Wegbereiter für das gesuchte Medikament.
Es ist nicht immer einfach, eine klare Trennungslinie zwischen Halbsynthese und Vollsynthese zu ziehen. Substanzen einfacher Struktur, wie beispielsweise Methanol, Äthanol oder Aceton, die meistens durch Fermentation natürlicher Stoffe gewonnen werden, werden auf den verschiedensten Gebieten verwendet. Unter anderem dienen sie auch als Basisstoffe in der organischen Chemie, ebenso wie die Kohle- und Erdölderivate. Der Begriff Halbsynthese wird erst dann verwendet, wenn der Chemiker als Ausgangspunkt seiner Arbeit ein natürliches Molekül einsetzt, das schon über eine hinreichend komplexe Struktur verfügt.

... und wenn die Mikroorganismen die Chemiker ersetzen

Dieser kurze Abriß über den Beitrag der Pflanzen zur Pharmaindustrie und deren Forschung wäre unvollständig, wenn man nicht zu guter Letzt noch die bedeutende Rolle der Mikroorganismen anführen würde. Vor ungefähr vierzig Jahren wurden sie schlagartig interessant, als die antibiotischen Eigenschaften der niederen Pilzarten (*Penicillium, Aspergillus*), der Aktinomyzeten (*Streptomyces, Micromonospora*) und der Bakterien (Bazillen, Kokken) entdeckt wurden. Seitdem ist auf diesem Gebiet viel Forschungsarbeit geleistet worden, und viele Mikroorganismen werden heute als Basis für Medikamente verwendet (Antibiotika, Enzyme, Aminosäuren, Vitamin-B-12-Gruppe). Ihre biosynthetischen Eigenschaften bilden die Ausgangsbasis für die außerordentliche Entwicklung der Gärungsprozesse in der Pharmaindustrie. Sie werden an vorgegebenen Molekülen gezüchtet und können daran Strukturveränderungen bewirken, die mit den klassischen Methoden der organischen Chemie nur unter Schwierigkeiten erreicht werden. In der Chemie der Steroidhormone sind Mikroorganismen beispielsweise in der Lage, Hydroxylierungen, Hydrierungen und Oxydationen an den Schlüsselpositionen des Zellkerns (Kohlenstoffe 5, 11, 17 und 21) herbeizuführen. Kurz gesagt, sind die Mikroorganismen oft da erfolgreich, wo die Chemiker versagen. Von einem bestimmten Stadium der Synthese an kann man den

Mikroorganismen den schwierigen Teil der Arbeit überlassen, anschließend das auf diese Weise »biosynthetisierte« Produkt wieder übernehmen und den Synthesevorgang mit den klassischen Methoden der Chemie zu Ende führen, bis man das gewünschte Medikament erhält. Das ist eine fruchtbare Zusammenarbeit zwischen dem einfachsten Lebewesen – der Bakterie – und dem kompliziertesten Lebewesen – dem Menschen. Man kann davon ausgehen, daß die biosynthetischen Verfahren in der Pharmaindustrie noch eine große Zukunft haben.
Letztendlich entstehen dabei die Medikamente aus dem nahtlosen Ineinandergreifen verschiedener Techniken der Extraktionschemie, der organischen Chemie, der Kryptogamie und der industriellen Mikrobiologie. Nicht zu vergessen die ebenfalls beteiligten Experten: die Botaniker, Kryptogamiker, Mikrobiologen, Chemiker der organischen Chemie und Pharmakologen. Sie alle sind zur Zusammenarbeit aufgerufen, ohne sich dabei gegenseitig auszuschließen. Naturforscher werden in den zwei Reichen der lebenden Welt (Pflanzen- und Tierreich) immer auf der Suche sein nach Wirkstoffen und neuen Rohstoffen, um so den Bestand der Arzneimittel zu vergrößern. (Allein in den letzten zehn Jahren wurden mehr natürliche chemische Verbindungen entdeckt, als bis dahin insgesamt bekannt waren.) Den Chemikern werden immer kühnere Synthesen gelingen, und sie werden die Mißerfolge ihrer eigenen Techniken dadurch überwinden, daß sie auf die Mikroorganismen zurückgreifen. Pharmakologen und Biochemiker werden weiterhin versuchen, die Wirkungsweise der als wirksam bekannten Substanzen immer genauer zu definieren, damit sie eines Tages die verschiedenen Wirkungen als Funktion der »sterischen« Struktur der Moleküle erkennen und wirkungsvollere Forschungsmethoden, die nicht so stark vom Zufall abhängen, anwenden können. Das alles bedingt jedoch eine enge Zusammenarbeit zwischen den Wissenschaftlern der verschiedenen Disziplinen, deren gemeinsame Interessen nicht immer von vornherein erkennbar sind. Nur aus einer umfassenden interdisziplinären Zusammenarbeit können nach langer und mühsamer Forschung die neuen Medikamente geboren werden.

4. KAPITEL

DIE BEISPIELHAFTE GESCHICHTE EINER PFLANZLICHEN DROGE: DAS CHININ

In der bewegten Geschichte des Chinins, einer bedeutenden Droge, sind all die verschiedenen Etappen wiederzufinden, die zu einer Serie hervorragender Medikamente führen. Diesem Medikament gebührt eine ausführliche Beschreibung, denn seine Entwicklung stellt eine gelungene Synthese aller bisher dargestellten Methoden dar und hat darüber hinaus einiges an erzählenswerten, ja, mitunter selbst tragischen Episoden zu bieten, die anekdotenhaft die Geschichte seiner Entdeckung und seiner Nutzung durchziehen.

Die schlechte Luft in den Sümpfen

Die Malaria zählt zweifellos zu den schlimmsten Geißeln der Menschheit. Sie hat in so mancher Beziehung den Lauf der Geschichte beeinflußt, indem sie Menschen ungeachtet ihres Standes und Ranges in den besten Jahren dahingerafft hat. Nach heutigen Schätzungen sterben jährlich noch ein bis zwei Millionen Menschen an dieser Krankheit, geschwächt von den ständigen Fieberanfällen, die sich unterschiedlich äußern: viertägiges Fieber (*Febris quartana*) und dreitägiges Fieber (*Febris tertiana*), wobei sich die Anfälle alle vier bzw. alle drei Tage wiederholen, und schließlich tägliche Fieberanfälle (*Febris quotidiana*). Erst 1880 entdeckte der französische Arzt Charles Laveran, daß die Krankheit auf einen Parasiten im Blut zurückzuführen ist, der zur Gattung *Plasmodium* gehört. Diese Malariaplasmodien lassen sich durch eine einfache Laboruntersuchung im Blut nachweisen. Aber solange die Krankheitsursache unbekannt gewesen war, hatte die Schulmedizin die Fieberkranken nach der galenischen Theorie behandelt: Die Unausgewogenheit der vier Körpersäfte, hervorgerufen durch eine übermäßige Gallenproduktion, wurde für das Fieber verantwortlich gemacht.

Andererseits hatte man schon sehr früh festgestellt, daß ein Zusammenhang zwischen der Malaria und den Sümpfen besteht. Ein Schriftsteller, der zur Zeit Neros lebte, fand sogar heraus, daß in den Sumpfgebieten »winzig kleine, mit Stacheln versehene Tierchen leben, die uns in dichten Schwärmen umschwirren und die Krankheiten auf uns übertragen«. Später entwickelte sich daraus die berühmte Miasmentheorie, nach der giftige Bodenausdünstungen aus den Sümpfen aufsteigen. Übrigens bedeutet Malaria im Italienischen »schlechte Luft« (*mala aria*). Der aus Baltimore stammende Arzt Crawford blamierte sich 1807 mit seiner Behauptung, die Krankheit werde durch Eier verursacht, die im Körper abgelegt werden. Seine Theorie wurde für sehr abwegig gehalten. Und es sollte noch fast ein Jahrhundert dauern, bis der Washingtoner Geburtshelfer Albert Freeman Africanus King im Jahre 1882 eine wissenschaftliche Abhandlung vorlegte, in der er aufzeigte, auf welche Weise die Krankheit in den sumpfigen Ebenen des Potomac durch Stechmücken übertragen wird. Nach endlosen Kontroversen waren schließlich die Mechanismen und Ursachen für die Übertragung dieser Krankheit geklärt, während ein wirksames Medikament, in diesem Fall das Chinin, zu dem Zeitpunkt bereits reichlich verwendet wurde. Das ist wieder einmal ein bezeichnendes und häufig anzutreffendes Beispiel dafür, daß sich ein Heilmittel oft als wirksam erweist, noch bevor die Krankheitsursachen ausfindig gemacht worden sind.
Die Rinde des Chinarindenbaumes, der nicht in China, sondern in Südamerika beheimatet ist, zählte nicht zu den ersten Drogen, die seit Beginn des 16. Jahrhunderts von den Konquistadoren in großen Mengen aus Lateinamerika importiert wurden. Den Anfang machten der Perubalsam, die Sarsaparillenwurzel und die Kokablätter, die den europäischen Markt innerhalb kürzester Zeit überschwemmten. Erst im Jahre 1633 entdeckte der südamerikanische Priester Pater Calencha in einem Gebiet, das heute zu Ecuador gehört, dieses wirksame Heilmittel gegen Malaria, das die Indianer angeblich schon lange kannten, aber bis dahin geheimgehalten hatten. Nach der damaligen Auffassung sollte diese Bitterdroge jedenfalls fiebersenkend wirken. Ihr Erfolg bestätigte sich im Jahre 1639 nach der aufsehenerregenden Heilung der Gräfin Del Chinchon, Gattin des Vizekönigs von Peru, die von einer bösartigen *Malaria tertiana* befallen war. Nach ihrer Rückkehr nach Spanien soll sie dieses Medikament angeblich weiterver-

breitet haben, das daraufhin als »Pulver der Gräfin« bezeichnet wurde. Doch diese Geschichte ist vielleicht nicht viel mehr als eine schöne Legende. Anderen Quellen zufolge ist nämlich die Gräfin Del Chinchon niemals nach Europa zurückgekehrt, sondern 1640 in Cartagena (Kolumbien) gestorben. Wenn man ihrem 1930 entdeckten Tagebuch glauben darf, dann ist sie wahrscheinlich überhaupt nie an Sumpffieber erkrankt und zu Unrecht für ihre Heilung berühmt geworden. Das alles konnte Linné jedoch nicht davon abhalten, den wundertätigen Baum zum Andenken an besagte Gräfin »*Cinchona*« zu taufen.

Eine katholische Droge und ein englischer Geschäftemacher

Es hat sehr lange gedauert, bis sich die Chinarinde in Europa durchsetzte. Noch länger dauerte es, bis sie von der Schulmedizin akzeptiert wurde, und es verging wiederum eine unglaublich lange Zeit, bis man sie schließlich chemisch und pharmazeutisch genau einordnen konnte. In ihrer Geschichte gab es eine Reihe von Höhepunkten, und das Ganze gleicht einem perfekt ausgedachten Abenteuerroman.

Da waren zunächst einmal die Jesuiten, die die Droge in Rom verbreiteten, das damals wie ganz Latium unter der Malaria zuleiden hatte. Die Chinarinde wurde daraufhin »Jesuitenpulver« genannt. Kardinal Juan de Lugo verteilte sie an das Volk, aber versuchte vergeblich, die Ärzteschaft dazu zu bewegen, die Chinarinde in die offizielle Heilkunde aufzunehmen. Das gelang ihm auch nicht nach der spektakulären Heilung des jungen Thronfolgers, des späteren Ludwig XIV., den er persönlich behandelt hatte. Doch die Ärzteschaft blieb stur und wollte in der angeblichen Heilung nur eine List der Jesuiten sehen. Um 1655 grassierte in England eine besonders schwere Malariaepidemie, der auch Cromwell erlag, der bis zuletzt gegen das neue »katholische« Heilmittel skeptisch geblieben war. Wie viele andere glaubte er, die Jesuiten hätten es erfunden, um die Protestanten auszurotten.

Und doch war es der Engländer Talbot, der die Rinde unter Geheimhaltung der Rezeptur als fiebersenkendes Mittel in die Heilkunde einführte. Weil er es schaffte, die Kranken ohne Aderlaß und Abführmittel zu heilen, hatte er bald eine stattliche Anzahl von Patienten, denen er sehr hohe Honorare abverlangte.

1678 wurde er von dem englischen König Karl II. in den Adelsstand erhoben. Er heilte auch den letzten überlebenden Sohn von Ludwig XIV., als dieser schon im Sterben lag. Voller Bewunderung für diese Leistung kaufte der Sonnenkönig, der sich wohl nicht mehr daran erinnern konnte, selbst einmal von Kardinal de Lugo von dieser Krankheit geheilt worden zu sein, Talbots Geheimrezept für 3000 Louisdor, verpflichtete sich gleichzeitig, das Geheimnis nicht vor Talbots Tod preiszugeben. Talbot starb im Jahre 1681, und die Öffentlichkeit erfuhr nun, daß das Heilmittel aus einer peruanischen Rinde gewonnen wurde, die man in Wein einweichte. Noch heute ist dieser berühmte Chinawein im Arzneibuch verzeichnet. Talbot, ein geschickter und erfolgreicher Geschäftsmann, war durch die Chinarinde zu Reichtum gekommen und durchtrieben genug, sein Geheimnis bis zu seinem Tode bewahren zu können, obwohl er es schon zu Lebzeiten in Gold umgesetzt hatte. Immerhin hatte er die Schulmedizin schließlich doch noch von den Qualitäten der Chinarinde überzeugen können. Thomas Sydenham, ein großer englischer Arzt jener Epoche, der durch viele seiner Rezepte Berühmtheit erlangte, setzte sich für die neue Droge ein, und diese war fortan in diversen Arzneibüchern verzeichnet.

Die Nachfrage nach Chinarinde stieg rapide an, und bald tauchten auch Fälschungen auf: falsche Rindenarten, die durch die Zugabe von Aloesaft bitter gemacht wurden, oder jede andere Art bitterer Rinden, die nicht so teuer waren. Auf diese Fälschungen, die im übrigen einen kontinuierlichen Preisanstieg nicht verhindern konnten, fiel selbst so mancher Fachmann herein, denn noch immer war nur sehr wenig über die Mutterpflanze bekannt. Diese wurde erst 1742 von Linné klassifiziert und auf ihren botanischen Namen *Cinchona* getauft. In der Zwischenzeit war der Handel mit der Droge den Jesuiten entglitten, der Export der Chinarinde unterlag jetzt dem Monopol der spanischen Behörden in den südamerikanischen Kolonien. Nun mußte nur noch der Baum ausfindig gemacht werden, der diese berühmte Rinde produzierte. Kein Wissenschaftler hatte ihn je zu Gesicht bekommen, geschweige denn beschrieben. Wieder einmal häuften sich die Zwischenfälle, und auf dem Weg zur Identifizierung des Chinarindenbaumes gab es zahlreiche Mißerfolge.

Die Leiden eines vom Unglück verfolgten Botanikers

Im Jahre 1735 wurde eine von der französischen *Académie des Sciences* (Akademie der Wissenschaften) organisierte Expedition unter der Leitung des Botanikers Joseph de Jussieu nach Südamerika entsandt, um die dortige Flora zu erforschen. Die Seereise begann im Mai des Jahres, und die Wissenschaftler waren während der ganzen Überfahrt Zeuge harter Auseinandersetzungen zwischen den zwei Mathematikern Pierre Bouguer und Charles-Marie de la Contamine, die mitgefahren waren, um am Äquator die Länge des Meridianbogens zu vermessen. Trotz eines stark angegriffenen Gesundheitszustandes erreichte Joseph de Jussieu schließlich das Gebiet, in dem die Chinarindenbäume wuchsen. Die Bäume, die in großer Höhe am Westabhang der Anden wachsen, wo sie starken Regenfällen ausgesetzt sind, bilden keine dichten Wälder, sondern stehen vereinzelt hier und da. 1737 fertigte Jussieu von diesen Bäumen eine kurze Beschreibung in lateinischer Sprache an. Contamine kam ihm jedoch zuvor und legte als erster der Akademie eine Beschreibung des Chinarindenbaumes vor, nachdem er diesen zufällig auf der Durchreise durch das Gebiet von Loja entdeckt hatte. Der wahrlich vom Pech verfolgte Jussieu hat seine kostbaren Proben des Baumes nie nach Europa bringen können, denn sie wurden ihm ausgerechnet am Vortag seiner Abreise in Buenos Aires gestohlen. Darüber grämte sich der Botaniker so sehr, daß er für weitere zehn Jahre im Dschungel verschwand und bei seiner Rückkehr nach Paris, wo er erst im Jahre 1771 wieder auftauchte, offenbar den Verstand verloren hatte.

Europa wartete noch immer auf eine genaue Beschreibung des Chinarindenbaumes, und es sollte noch lange darauf warten, denn die Mißgeschicke von de Jussieu waren nicht die letzten in der Geschichte dieser Droge. Nach langem Drängen wurde der Spanier José Celestino Mutis mit der Leitung einer botanischen Kommission zur Erforschung des Baumes und der Droge beauftragt. Er arbeitete unermüdlich auf zwei Gebieten gleichzeitig: der Botanik und der Astronomie. Doch er wachte eifersüchtig über die von ihm gesammelten Informationen und lebte in ständiger Sorge, er könnte um seine Entdeckungen betrogen werden. Das hielt ihn auch davon ab, irgend etwas zu veröffentlichen. Gezwungenermaßen verfaßte er 1793 zwei kurze Broschüren; diese enthielten jedoch nichts, was nicht schon bekannt war. Als er im Alter von 76 Jahren starb, hatte er nicht eine Zeile aus der Unmenge seiner gesammelten Materialien aus der Hand gegeben. Sein Institut wurde daraufhin von Francisco José de Caldas übernommen, der sich die Veröffentlichung der von seinem Vorgänger in über zwanzig Jahren zusammengetragenen Informationen zum Ziel setzte. Als es zu einem Aufstand gegen die Spanier kam, ließ der gebürtige Südamerikaner seine Arbeit im Stich und griff zu den Waffen, um sein Land zu verteidigen. Er wurde zum Tode verurteilt und 1816 hingerichtet, ohne daß auch er nur eine einzige Zeile über die Chinarindenbäume veröffentlichen konnte. Madame Duran-Reynals schreibt dazu: »Es war, als ob ein Fluch auf all denen lastete, die mit dem Fieberbaum in Berührung kamen, als ob das Schicksal, das sich in den unvorhersehbarsten Gestalten äußerte, seine Opfer in abgrundtiefes Unglück stürzte, so daß die Geschichte die Ausmaße einer klassischen Tragödie annahm.«[27]

Anfang des 19. Jahrhunderts legte schließlich Alexander von Humboldt, der bedeutendste Südamerikaforscher, zuverlässige und wissenschaftlich genaue Beobachtungsergebnisse über die verschiedenen Baumarten vor, die die Rinden produzieren. Er änderte das System ihrer Klassifizierung, das sich bis dahin allein auf die einzelnen Merkmale der Blätter gestützt hatte. Gleichzeitig warnte er die südamerikanischen Regierungen vor der systematischen Abholzung der Bäume, denn er sah sie schon vom Aussterben bedroht und die Welt um eine ihrer kostbarsten Drogen beraubt. Nachdem die rindenproduzierenden Bäume endlich genau bekannt waren, gelang es den französischen Apothekern Joseph Pelletier und Joseph Caventou 1820, das Alkaloid Cinchonin und wenig später das weitaus wirksamere Chinin zu isolieren. Cinchonin wurde aus der Rinde des grauen und Chinin aus der Rinde des gelben Chinarindenbaumes extrahiert. Über dreißig verschiedene Alkaloide sind im Laufe der Zeit in der Rinde entdeckt worden. Pelletier und Caventou veröffentlichten sogleich ihre Entdeckungen, ohne sie allerdings patentieren zu lassen. Dadurch konnten die Arzneifirmen das Chinin auf eigene Rechnung industriell herstellen. Die beiden großen Apotheker bekamen zur Belohnung ihrer Mühe lediglich einen Preis in Höhe von 10000 Francs vom *Institut de Paris*.

Der Wettlauf zwischen Engländern und Holländern

Zum ersten Mal in der Geschichte der botanischen Pharmazeutik besaß die Medizin ein spezifisches Heilmittel, das eine genau diagnostizierte Krankheit heilen konnte und eine exakte Dosierung gestattete. Der Chinarindenbaum hatte, um Paracelsus' Wort zu gebrauchen, seine »Quintessenz« preisgegeben. Dank der Fortschritte auf dem Gebiet der analytischen Chemie fand man bald heraus, daß die chininreichste Art die *Cinchona caliseya* war. Sie stammt aus Bolivien und ist die letzte und zugleich seltenste Art, die entdeckt wurde. Der französische Botaniker Weddell, der die geographische Verbreitung dieser Art einige Jahre lang erforschte, brachte die ersten Samen dieses Baumes nach Europa. Das war der Grundstein für die von den Holländern auf Java und den Engländern in Indien angelegten Kulturen. Doch das böse Geschick, das so entschieden auf der ganzen Geschichte dieser Droge zu lasten schien, machte wieder einmal einen Strich durch die Rechnung. Obwohl über eine Million Bäume auf Java heranwuchsen, mußten die holländischen Chemiker bald feststellen, daß der Chiningehalt der Rinden extrem niedrig war. Die Engländer hatten mit ihren rotrindigen *Cinchona-succirubra*-Kulturen in Indien auch nicht mehr Erfolg. Eine Zeitlang verzeichneten die mächtigen Ostindischen Handelskompanien der Engländer und Holländer die gleichen aufsehenerregenden Mißerfolge. Erst durch eine plötzliche Wendung der Geschichte waren die Holländer schließlich im Vorteil.

In dieser letzten Episode spielt der englische Wollexporteur Ledger, der sich an den Ufern des Titicacasees niedergelassen hatte, eine Rolle. Einer seiner Diener, der Indio Manuel, machte ihn auf eine Rindenart aufmerksam, die bis dahin geheimnisumwittert war, weil die Indios sich beharrlich geweigert hatten, die Identität der Mutterpflanze preiszugeben. Manuel mußte für das Geschenk an Ledger, das aus einer Lieferung Samen dieses Baumes bestand, mit dem Leben büßen. Ledger schickte die Samen sogleich nach London, wo sie zu Schleuderpreisen auf der Straße verkauft wurden, weil die englischen Behörden nicht an den Samen interessiert waren. Auch die Holländer erwarben ein Pfund dieser Samen. Dieses Pfund sollte sich als sehr entscheidend erweisen und den Holländern eine rasche Eroberung des internationalen Chininmonopols sichern. Denn aus diesen Samen entwickelten sich

die *Cinchona-ledgeriana*-Kulturen auf Java, deren Rinden einen Chiningehalt bis zu 13 % erreichen, gegenüber anderen Arten mit nur 3 bis 7 % Chinin. Durch einen botanischen Kunstgriff konnten die Holländer schließlich neun Zehntel des Weltmarktes erobern: Sie pfropften den Chinarindenbaum von Ledger auf die starken Wurzeln des *Cinchona succirubra* auf. Amsterdam wurde das Weltmarktzentrum für Chinin. Hier wurden die Preise festgelegt und die Marktgesetze diktiert.
Während des Ersten Weltkrieges konnten aufgrund dieses Monopols zahlreiche Länder nicht mit Chinin beliefert werden. Damit eine solche Versorgungslücke nicht wieder auftreten konnte, gründete eine internationale Konvention 1922 das »Kina-Bureau«, das folgende Aufgaben hatte: Überwachung und Steigerung der Produktion, Verteilung der Chininmenge an die einzelnen Mitgliederstaaten und Sicherung der Preisstabilität. Zwischen den zwei Weltkriegen entstand eine weltweite Kampagne zur Malariabekämpfung. 1933 schätzte man die Zahl der zu behandelnden Malariakranken auf 700 Millionen. Der Bedarf an Chinarinde stieg rapide und erreichte vor dem Zweiten Weltkrieg die 20000-Tonnen-Grenze. Das entspricht 1500 Tonnen Chininsulfat.

Chinin und seine Abkömmlinge

Als die Japaner während des Zweiten Weltkrieges Java eroberten, verlor der Amsterdamer Chininmarkt schlagartig seine Versorgungsquellen. Die japanische Armee fällte an die 20000 Hektar Chinarindenbäume auf Java. Amsterdam stand unter der Kontrolle der Deutschen, denen auf diese Weise die gesamten europäischen Chininvorräte zur Verfügung standen. In den Vereinigten Staaten begann daraufhin eine überstürzte Suche nach synthetischen Ersatzstoffen. Zur gleichen Zeit starteten mehrere Expeditionen, um die kolumbianischen Anden nach wildwachsenden Chinarindenbäumen zu durchkämmen, die, nachdem sie über Jahre hinweg vergessen waren, nun wieder einen unschätzbaren Wert darstellten. Aus den geernteten Rinden stellten mehrere amerikanische Firmen Chininextrakte her, die solange verwendet wurden, bis die synthetischen Produkte zur Serienreife gelangten. Da gab es zunächst einmal das schon seit 1928 von den Farbwerken Hoechst hergestellte Atebrin, das von 1944 an in großen Mengen produziert wurde, jedoch mit erheblichen Nebenwirkungen verbunden war: Übelkeit, Koliken sowie Pigmentveränderungen der Haut. Darauf folgten zahlreiche andere synthetische Produkte, unter anderem das Chloroquin, das die Deutschen schon lange gegen Sumpffieber einsetzten. Bei den Amerikanern war dieses Medikament jedoch nicht in der Liste der 14000 auf ihre Malariawirksamkeit hin geprüften Substanzen enthalten. Erst während des Koreakrieges griffen sie auf Chloroquin zurück. Ein weiteres Syntheseprodukt, das seit 1945 hergestellte Primaquin, gehört zu den ersten erfolgreichen synthetischen Malariamitteln. Im Jahre 1961 verbanden die Amerikaner dann Primaquin und Chloroquin zu einem neuartigen Präparat, das vorbeugend wirkte und nur noch einmal wöchentlich eingenommen werden mußte.

Die für das Sumpffieber verantwortlichen Protozoen der Gattung *Plasmodium* wurden schließlich gegen die neuen synthetischen Medikamente resistent, ebenso wie die Insekten gegen DDT und andere Insektenvertilgungsmittel resistent werden. Überraschenderweise stellte sich heraus, daß diese Resistenz beim Chinin in weitaus geringerem Maße auftrat, obgleich es schon wesentlich länger verwendet wurde. In dieser Hinsicht besaß also das Naturprodukt einen unbestreitbaren Vorteil gegenüber seinen homologen Ersatzstoffen.

Aus langjährigen Erfahrungen schlau geworden, begannen die Franzosen im Jahre 1946, Chinarindenbaum-Kulturen in Indochina, Guinea, Kamerun und auf Madagaskar anzulegen. Doch als diese Länder nacheinander unabhängig wurden, hatte das erneut störende Auswirkungen auf den Markt. Während des Vietnamkrieges stieg die Nachfrage weiter, und die Krise verschärfte sich, denn einheimische Plasmodiumarten hatten scheinbar eine besondere Resistenz gegen die synthetischen Fiebermittel entwickelt. Durch diese Chininnachfrage wurde die Produktion sowohl in Lateinamerika als auch im tropischen Afrika und in Indonesien erneut angeheizt, und besonders die indonesische Produktion gewann wieder an Bedeutung.

Die Chinarinde enthält neben Chinin noch zahlreiche andere Alkaloide, die ebenfalls bitter schmecken und fiebersenkend wirken. Das zu dieser Gruppe gehörende Chinidin besitzt unter anderem die Eigenschaft, den Herzrhythmus zu regulieren. Zusammen mit seinem wasserstoffhaltigen Derivat (Hydrochinidin) und dem aus Rauwolfiawurzeln gewonnenen Alkaloid Ajmalin ist es eine wirksame Hilfe gegen Malariabegleiterscheinungen wie starkes Herzklopfen, Herzjagen, Herzrhythmusstörungen und Herzflimmern. Durch die Beigabe chemischer Sedativa (Barbiturate) oder natürlicher Sedativa (Weißdorn oder Baldrian) kann diese Wirkung noch verstärkt werden.

Das also ist die beispielhafte Geschichte einer bedeutenden Heilpflanze. Sie steht sozusagen für die gesamte Geschichte der Pharmazie. Wir sehen hier im Chinin ein natürliches Medikament, das unverdrossen der Konkurrenz der synthetischen Moleküle standhält, die zwar aus dem Chinin hervorgegangen sind, es aber trotzdem nicht verdrängen konnten.

ZWEITER TEIL

Die Heilpflanzen – heute und morgen

5. KAPITEL

DIE HEILPFLANZEN IN DER NATUR

Jedes Frühjahr aufs neue, wenn die Sonne zur Frühlings-Tag-und-Nacht-Gleiche den Äquator überschreitet, beginnt in unseren Breiten ein gewaltiges Keimen und Blühen und Wachsen, während gleichzeitig über die südliche Halbkugel der Herbst und mit ihm der Untergang der Pflanzen hereinbricht. Wenn hier alles von neuem beginnt, geht dort alles seiner Vollendung entgegen. Die Hemisphären teilen sich abwechselnd das erhabene Privileg des Frühlings.

Die Urmoleküle des Lebens – das Kohlendioxyd aus der Luft, das Wasser und die Mineralsalze des Bodens – nehmen ihren uralten Reigen wieder auf, einen Reigen, der bestimmt wird von der Sonnenenergie, aus der alles Leben hervorgeht. Die im Winter unterbrochene Synthese des Chlorophylls setzt erneut ein, so daß Wiesen und Wälder wieder ergrünen. Angefangen bei der winzigen Alge im Ozean bis hin zum größten Baum des Waldes machen sich die Pflanzen wie jedes Jahr bereit, hundert Milliarden Tonnen Kohlenstoff aus dem Kohlendioxyd der Atmosphäre zu ziehen, um daraus in Verbindung mit Wasser 150 Milliarden Tonnen lebende Materie zu produzieren.

Die Pflanzenfabrik

Bis hierher findet noch keine Spezialisierung statt: Jede Alge, jedes Moos, jeder Farn, jeder Nadelbaum, jede Blütenpflanze arbeiten mit am gemeinsamen Ziel, indem sie alle gewissenhaft den großindustriellen Syntheseprozeß durchführen, der vor drei Milliarden Jahren an der Meeresoberfläche seinen Anfang nahm. Natürlich gibt es kleine Unterschiede: Während sich die Moose im Unterholz schon mit wenig Licht begnügen, zieht der Stechginster die pralle Sonne vor. Jede Pflanze lebt gemäß ihrer Veranlagung in der ökologischen Nische, die die Natur für sie vorgesehen hat.

Jede einzelne übernimmt einen Teil der ungeheuren Anstrengung, die die Erde alsbald mit einem neuen Gewand schmückt. Nur die Pilze entziehen sich diesem allgemein gültigen Gesetz. Diese Randgruppen der Pflanzenwelt organisieren ihr Leben auf ihre Weise: Sie ernähren sich von Abfällen und Kadavern, wenn es nicht gerade pflanzliche Gewebe sind, auf denen sie schmarotzen, häufig solange, bis diese abgestorben sind. Sie leben also auf Kosten anderer, und da sie kein Blattgrün besitzen, sind sie auch nicht in der Lage, die Photosynthese durchzuführen und sich wie die anderen Grünpflanzen »von Wasser und Luft« zu ernähren. Sie müssen sich anders behelfen, was ihnen mit viel Talent und Einfallsreichtum gelingt.

Aber die Pflanzen lassen es dabei nicht bewenden. Aufbauend auf diesem primären Prozeß der Photosynthese beginnen sie, jede für sich, mit der Umwandlung der gewonnenen Rohmaterie in Endprodukte, die ebenso zahlreich wie verschiedenartig sind. Die Natur ist nämlich nicht geizig. Wäre sie denn ohne diese unendliche Vielfalt sonst noch »die Natur«? Die erstaunliche Fülle ihrer Phantasie, mit der sie unablässlich, und als wollte sie uns herausfordern, Formen, Farben und Düfte vervielfacht, entspricht ihren außerordentlich erfindungsreichen chemischen Prozessen. Jede Farbe und jeder Duft sind das Ergebnis feiner, sinnvoll dosierter Mischungen, durch die jede Pflanze ihren chemischen Charakter erkennen läßt, ebenso wie sie durch die Form ihrer Blätter und Blüten ihre physikalische Eigenart anzeigt. Der Apfel speichert Apfelsäure und ist deren wichtigster Produzent auf dem pflanzlichen Sektor. Das Radieschen versteht sich, wie alle seine Artgenossen aus der Familie der Kreuzblütler, auf die Kunst, Schwefel weiterzuverarbeiten. Diesen enthält es in den unglaublichsten chemischen Verbindungen, die uns den Mund verbrennen wie der Senf. Der Eibisch dagegen ist ein Süßwarenproduzent. Wie keine andere Pflanze kann er in seinen Wurzeln jene dickflüssigen Substanzen speichern, aus denen Leckereien für Kinder hergestellt werden. Und wie sein naher Verwandter, die Malve, besitzt der Eibisch die spezifische Eigenschaft, unzählige Traubenzuckermoleküle wie Perlen auf eine Schnur aufzureihen und fest zusammenzufügen. Die so entstandene Molekularkette bildet die chemische Struktur von Gummiharzen und Pflanzenschleim, die in vielen reizlindernden, einweichenden, schleimlösenden oder abführenden Drogen enthalten sind. Die Lippenblütler, wozu Minze, La-

vendel, Thymian und Melisse zählen, können ein einfaches Grundmuster aus fünf Kohlenstoffatomen in unzählige, allesamt stark duftende Verbindungen umwandeln. Diese werden »Terpene« genannt, sie sind ein wertvoller Bestandteil der ätherischen Öle und verantwortlich für zahlreiche Heilerfolge. Der berühmte Arzt und Botaniker Matthiolus hat schon 1565 festgestellt: »Der große Meister des Universums hat jede Spezies mit unterschiedlichen Eigenschaften ausgestattet, damit die tiefen Wunden, die die Sünde in unser Fleisch geschlagen hat, wieder heilen können.«
Doch nicht alle Pflanzen sind gut. Einige kennen chemische Prozesse, die zu hochgiftigen Substanzen führen: So verdanken z. B. die tropischen Familien der Hundsgift- und Brechnußgewächse ihre Namen der Fähigkeit, eine so einfache Aminosäure wie das Tryptophan, das im Gewebe aller Lebewesen vorkommt, in komplexe Moleküle umzuwandeln, die so giftig sind, daß sie den Ruf dieser Pflanzen für immer verdarben. Hierher gehören auch die Wolfsmilchgewächse, die ein paar Grundmuster (die gleichen fünf Kohlenstoffatome, die auch die Lippenblütler verwenden) in langen, linearen Ketten aneinanderreihen und damit einen elastischen Stoff erzeugen, den wir als »Latex« bezeichnen. Dieser Latex tritt bei der geringsten Verletzung als milchig weißer Saft aus. Er ist zähflüssig, häufig giftig, und wenn er gerinnt, wird er zu Kautschuk.
Wozu soll man noch weitere Beispiele anführen? Jede Spezies ist ein Original, geschaffen mit ihren Möglichkeiten und Fähigkeiten. Jede einzelne führt ihre Art von Synthese durch, entwickelt sich, verwandelt sich und verwelkt auf ihre Art. Jede versteht ihr »Handwerk« und kennt ein paar ihr eigene chemische Kunstgriffe. Ausgehend von Wasser und Kohlendioxyd entwickelt jede Art komplizierte Molekularstrukturen. Gustave le Bon bemerkte dazu 1919: »Jede Pflanze kann aus der sie umgebenden Niederspannungsenergie eine Art Hochspannungsenergie erzeugen: Durch diese Energieumwandlung spannt sie eine Feder, die andere Lebewesen mit Nahrung und Kraft versorgt.«
Im Nebeneinander der zahlreichen unterschiedlichen Pflanzenarten unserer Wiesen und Wälder begegnen wir dem größten Molekülreservoir, das wir uns nur vorstellen können. Im Vergleich dazu steht unsere modernste chemische Fabrik sehr armselig da, zumindest was die Anzahl neuartiger Strukturen betrifft, die sie entwikkelt und auf den Markt bringt. Mit der Erforschung der pflanzli-

chen Chemie verhält es sich genauso wie mit der Erforschung des Weltalls: Je perfekter unsere Geräte für Forschung und Analyse werden, um so mehr scheint die Zahl der Moleküle ebenso wie die der Sterne ins Unendliche zu gehen. Täglich werden neue Moleküle entdeckt. Früher glaubte man, daß die ätherischen Öle von Lavendel und Zitrone etwa zehn verschiedene molekulare Bauteile enthielten, heute zählt man Hunderte, und morgen werden es vielleicht schon Tausende sein. Wird es uns je gelingen, ähnliche Essenzen herzustellen, die sich qualitativ und quantitativ in nichts von der Natur unterscheiden? Welches synthetische Parfum wird jemals mit der Reichhaltigkeit und Mannigfaltigkeit dieser feinen Aromen konkurrieren können? Vor zwanzig Jahren waren die Chemiker wie geblendet vom sprunghaften Fortschritt auf dem Gebiet der synthetischen Chemie und schenkten den natürlichen Ressourcen keine Aufmerksamkeit mehr, denn es ließ sich alles im Laboratorium reproduzieren oder nachbilden, so glaubte man. Heute stellt man jedoch fest, daß die Natur wesentlich mehr vermag und oft auf Wegen geht, die wir nicht nachahmen können.

Die Sprache der Moleküle

Während die Liste der erforschten und isolierten Moleküle aus der Natur ständig anwächst, in dem Maße, wie die Pflanzen ihre Geheimnisse preisgeben, entdeckt der Mensch seine tiefe Verbundenheit mit der Natur in ihrer Vielfalt von tierischen und pflanzlichen Formen wieder. Denn ebenso wie die Menschen unterhalten die Moleküle untereinander ein feines Netz von Beziehungen auf dem Gebiet der Zusammenarbeit und der Konkurrenz. Wir erkennen heute lediglich die Komplexität dieser Beziehungen, sind aber bis jetzt noch nicht in der Lage, ihre ganze Bedeutung zu erfassen.
Der Guayulestrauch, der in Mexiko beheimatet ist und Kautschuk produziert, schafft um sich herum gähnende Leere. Das gelingt ihm mit Hilfe von Molekülen, die durch Wurzelausscheidungen unauffällig in den Boden abgegeben werden. Auf diese Weise vernichtet er alle seine Konkurrenten, bevor er sich selbst mit einer Überdosis des von ihm destillierten Giftes das Leben nimmt.
Auch die Spanische Fliege wählt geschickt ihre Moleküle aus: Sie färbt ihren Panzer rot und signalisiert damit einem möglichen Räuber die drohende Gefahr, wenn er versuchen sollte, sie anzu-

greifen. Rote Ampeln und rote Warnschilder waren von der Natur schon lange erfunden, bevor sich der Mensch ihrer bediente, um vor Gefahren zu warnen. Wußte er eigentlich, daß er die Natur damit nur nachahmte? Die zu den Orchideen zählende Fliegen-Ragwurz *(Ophrys muscifera)* verkleidet sich als Fliege und lockt mit ihrem Duft das für die Bestäubung notwendige Insekt an. Dieses läßt sich von der Blüte täuschen, denn eines der Blütenblätter sieht seiner Artgenossin zum Verwechseln ähnlich, und auch der Duft ist der gleiche. Um ihn zu erzeugen, produziert die Blüte exakt dieselben chemischen Verbindungen wie die echten Insekten.[28]

Duft und Farbe aus dem eigenen chemischen Labor der Pflanze werden zu Kommunikationsmedien; es sind Zeichen, die für Aggression oder Verteidigung, Schutz des Territoriums, Nahrungsaufnahme oder sexuelle Anziehung stehen. Zu Recht hat man die Chemie die Sprache des Instinkts genannt: Die Tiere bedienen sich ihrer, wenn sie Duft- oder Farbsignale schon von weitem erkennen, und auch die Pflanzen verständigen sich auf diese Weise mit den Tieren, vor allem, wenn es um die Fortpflanzung geht.

Sekundäre Pflanzenstoffe von primärem Interesse

Seit jeher unterscheiden die Chemiker bei den Pflanzen die sogenannten Primärstoffe, d.h. die Grundbausteine des Lebens, die sowohl in der Pflanzenwelt als auch in der Tierwelt vorkommen (Kohlenhydrate, Fette, Eiweißstoffe usw.), und die sogenannten sekundären Stoffe. Diese sind spezifischer, sehr unterschiedlich verteilt und charakteristisch für das chemische Potential der jeweiligen Pflanzenfamilie, der Art oder des Individuums. Lange Zeit hat man sich gefragt, welche Bedeutung die sekundären Pflanzenstoffe haben und welche Rolle sie spielen. Zu diesen Stoffen zählen Alkaloide, Glykoside, ätherische Öle, Polyphenole, allesamt Substanzen, von denen wir schon als Wirkstoffe in den Heilpflanzen gehört haben.

Da man keine zufriedenstellenden Antworten auf die Frage nach ihrer Bedeutung fand, betrachtete man diese Substanzen lange Zeit als Abfallprodukte des Stoffwechsels, sozusagen als Rückstände oder Schlacken. Diese Anschauung paßte gut zu jener industriellen Epoche, in der man die Natur als einen großen Kom-

plex von Grundstoffen sah, als einen Rohstoff, der zur Ausbeutung einlud. Diese Anschauung ist heute durch eine völlig andere Betrachtungsweise ersetzt worden, bei der das Denken in ökologischen Zusammenhängen die Hauptrolle spielt. Man ist endlich dahintergekommen, daß die natürliche Welt von einem unendlich komplexen System von Signalen gesteuert wird, die von chemischen Substanzen übertragen werden: Zunächst versucht die Pflanze, das bestäubende Insekt durch die Farbe ihrer Blütenblätter anzulocken. Gelingt ihr dies nicht, so verströmt sie allerlei anziehende Gerüche oder – wenn es sein muß – auch widerliche Gerüche, mit denen sie die Insekten anzieht, die von Exkrementen und Kadavern leben. Tiere fressen nicht irgendeine Pflanze, denn viele Pflanzen schützen sich durch die in ihnen enthaltenen giftigen Sekundärstoffe. Ebenso können niedere oder höhere Pflanzen antibiotische Substanzen zur Verteidigung ihres Territoriums gegen unerwünschte Konkurrenten entwickeln. Diese Fähigkeit ist sehr wichtig im Kampf, den sich die einzelnen Arten liefern, um sich einen Platz an der Sonne zu sichern.
Andere Substanzen sorgen dafür, daß die Vermehrung einer Art Pflanzen innerhalb eines Gebietes nicht überhandnimmt. Dazu dienen z.B. bestimmte Wurzelsekrete, die die Artgenossen auf Abstand halten. Winzige Mengen wieder anderer Stoffe, z.B. der Hormone, spielen innerhalb des Organismus, der sie produziert, die Rolle eines internen Regulators.

Die chemischen Ausleseprinzipien der Natur

Im Verlauf der biologischen Evolution sind durch natürliche Auslese die morphologischen Merkmale der Pflanzen mehr und mehr an ihren Lebensbereich angepaßt worden. Beispiel dafür ist etwa die ausgeprägte Wasserspeicherfähigkeit der Sukkulenten, denen es gelingt, selbst in Trockengebieten mit Hilfe ihres Wasserspeichergewebes zu überleben, oder die Anpassung der Blütenform an die Wind- und Insektenbestäubung usw. Aber in gleicher Weise hat die natürliche Auslese auch die chemischen Merkmale verändert. Die durch Mutationen bedingten biochemischen Modifikationen haben dazu geführt, daß bestimmte Pflanzenarten neue Möglichkeiten der Synthese gefunden und neue Moleküle entwickelt haben, die ihnen in bezug auf diese oder jene verwandte Art neue Vorteile einbrachten, z.B. häufigere Insektenbesuche und damit größere Bestäubungschancen, weil sie sich eine auffallendere Farbe oder einen verlockenderen Duft zugelegt hatten. Umgekehrt gelang es einigen Pflanzen, giftige Substanzen zu entwickeln und sich dadurch bei den Pflanzenfressern unbeliebt zu machen – auch ein Weg, die Überlebens- und Arterhaltungschancen zu verbessern. Kurz gesagt, haben sich die Mechanismen der Evolution und der Auslese nicht darauf beschränkt, das Reich der Pflanzen, Tiere und Menschen zu beeinflussen, sondern sie wirken auch, was nicht so bekannt ist, im Reich der Moleküle, die eine andere Ebene der lebenden Materie, eine andere Brechung der Wirklichkeit repräsentieren. Das beweist wieder einmal die Einheitlichkeit der Grundgesetze des Lebens, auf welcher Stufe der Komplexität man sie auch immer sieht.

Die Erforschung der chemischen Beziehungen zwischen den einzelnen Spezies untereinander wird uns mit Sicherheit einen neuen und fruchtbaren Weg zum Verständnis der Heilpflanzen eröffnen. Ein erster Schritt in diese Richtung war es, als Masquelier, von dem später noch die Rede sein wird, auf diese Weise die Eigenschaften der Leukoanthocyane in den Kiefernnadeln entdeckte. Leider steckt die chemische Ökologie immer noch in den Kinderschuhen. Sie wird uns entscheidend helfen können, das Auftreten und die Verbreitung der Arten zu verstehen, auch wenn wir darüber die Erforschung der übrigen ökologischen Bedingungen jeder einzelnen Spezies nicht vernachlässigen dürfen, sowohl was die klimatischen Verhältnisse als auch was die Besonderheiten des Bodens und der belebten Umwelt betrifft. Leider haben wir unsere Umwelt schon so tiefgreifend verändert, daß wir die Grundmechanismen, die über die Verbreitung der Arten wachen, d.h. über den Erhalt und den Fortbestand des Lebens, kaum noch wahrnehmen.

Individuen, Unterarten und Rassen

Was für die Arten gilt, gilt ebenso für die Unterarten, Rassen und Individuen, aus denen diese zusammengestellt sind. In Wirklichkeit ist »Art« ein rein theoretischer und spekulativer Begriff, ein abstrakter Punkt, um den herum es ebenso viele Variationen wie Individuen innerhalb einer Art gibt. Wer könnte von sich behaupten, den perfekten Prototypen der Menschen darzustellen? Die Art

bestimmt das Essentielle, den gleichbleibenden Wesenskern, während das Individuum vom Existentiellen, von den unzähligen Variationen der lebendigen Natur, geformt wird. Ein jeder von uns trägt Merkmale, die er vom Erbgut seiner Eltern mitbekommen hat. Dadurch sind wir alle verschieden, und zwar in dem Maße, daß wir uns erkennen und benennen können. Wie sollten wir uns erkennen, wenn wir alle gleich wären? In der Natur gibt es keine völlige Gleichheit, lediglich Ähnlichkeiten. Selbst bei eineiigen Zwillingen mit derselben genetischen Erbmasse treten trotz einer nahezu identischen äußeren Erscheinung sichtbare Unterschiede auf, hervorgerufen durch bestimmte milieu- und umweltbedingte Einflüsse.
Und was für unsere äußere Erscheinung gilt, gilt ebenso für unsere körpereigene Chemie. Jeder von uns kann mehr oder weniger erfolgreich die Substanzen, die für ein gutes Funktionieren seines Organismus notwendig sind, aufbauen und abbauen. Die Variationen in der Chemie und Morphologie der Individuen treten noch deutlicher zutage, wenn man die verschiedenen Rassen innerhalb einer Art miteinander vergleicht: Durch die Fähigkeit der Farbigen, Polyphenole zu »entwickeln«, läßt sich die Pigmentierung ihrer Haut erklären. Und die Araber, die seit über tausend Jahren nicht mehr an den Alkoholkonsum gewöhnt sind, reagieren deshalb wesentlich empfindlicher darauf als die Europäer, deren Organismus reichlich Zeit hatte, den Abbau und die Umwandlung von Alkohol zu erlernen.
Ebenso ist das, was wir unsere Veranlagungen oder unser »Naturell« nennen und was in der Antike durch die Theorie der Körpersäfte erklärt wurde, ausschlaggebend für die mehr oder weniger gute Verträglichkeit eines Nahrungsmittels oder Medikamentes. Dieser große Bereich der individuellen Sensibilität, den Pharmakologen wohlbekannt, beruht auf den Unterschieden in den biochemischen und metabolischen Fähigkeiten der Individuen und Rassen. Aus diesen Unterschieden resultiert unsere Forderung von den standardisierten Heilverfahren zu individuelleren Behandlungsmethoden zu kommen, bei denen in erster Linie das psychophysiologische Profil des Kranken berücksichtigt wird.
Die gleichen chemischen und morphologischen Variationen, wie sie bei den Rassen und Individuen der Menschen- und Tierwelt auftreten, finden wir auch in der Pflanzenwelt. Sie sind natürlich von besonderer Bedeutung, wenn es um Heilpflanzen geht, die

eine Heilwirkung erzielen sollen. Tatsächlich schwankt der Wirkstoffgehalt einer Pflanze je nach der »Rasse«, der sie angehört, und den ökologischen Verhältnissen, unter denen sie heranwächst. Es wurde festgestellt, daß die meisten Variationen genetischer Natur sind, und diese Feststellung ermöglichte die Einführung des Begriffs »chemische Rassen«, womit ausgedrückt werden soll, daß die verschiedenen Unterarten einer Spezies von dem Milieu abhängig sind, das im Laufe der Entwicklung eine Auslese vornimmt. So weist die Alpenanemone eine Pigmentierung ihrer Blüten auf, die direkt mit der Bodenbeschaffenheit zusammenhängt. Sie hat zwei Unterarten: die Gelbe Kuhschelle mit schwefelgelben Blüten, die auf Granitböden wächst, und die Echte Kuhschelle mit weißen Blüten, die Kalkböden vorzieht. Wenn es um den Einfluß auf die Pigmentierung der Blüten oder der Haut geht, kann man die chemischen Rassen mühelos unterscheiden. Sehr viel schwieriger wird es bei den in der Pflanze enthaltenen unsichtbaren Substanzen, die durch den Stoffwechsel entstehen und die die eigentlichen Wirkstoffe bilden.

Im Rahmen einer neueren wissenschaftlichen Arbeit habe ich den Alkaloidgehalt eines Strauches untersucht, der aus den Grenzgebieten Chinas und der UdSSR stammt.[29] Die Samen dieses Strauches wurden an etwa zehn botanische Gärten in Europa verteilt und dort unter nahezu gleichen Bedingungen kultiviert. Der Alkaloidgehalt in den Blättern war teilweise doppelt oder dreifach so hoch wie der Durchschnitt, und durch Experimente wurde bestätigt, daß es sich um unterschiedliche chemische Rassen handelte. Da dieses Phänomen auch in der Nachkommenschaft der untersuchten Pflanzen fortbestand, kann es als erwiesen gelten, daß es Unterarten von dieser Spezies gibt, die einen höheren oder geringeren Gehalt an Alkaloiden aufweisen.

Bei den chemischen Variationen zwischen den Unterarten einer gleichen Spezies geht es nicht allein um den Gehalt eines bestimmten Wirkstoffes, sondern auch um die Art dieses Wirkstoffes selbst. So gibt es von einer ganz gewöhnlichen Pflanze wie dem kleinen Weißklee *(Trifolium repens)* zwei unterschiedliche chemische Rassen, von der nur die eine giftige cyanogene Glykoside enthält. Studien haben gezeigt, daß diese zwei Unterarten in Europa geographisch voneinander getrennt sind, und zwar durch eine Linie, die ungefähr der mittleren Januar-Isotherme von 0° C entspricht.

Der Begriff der Rasse wird auf Pflanzen angewendet, die während ihrer Entwicklungsgeschichte innerhalb ihres ökologischen Rahmens besondere chemische Eigenschaften erworben haben, die aber feststehen und nicht umkehrbar sind. Dem muß man jene chemischen Variationen gegenüberstellen, die ausschließlich von Umweltbedingungen herrühren und die auch rückgängig gemacht werden können. So können Pflanzen in einem anderen Klima die Farbe ihrer Blütenblätter grundlegend ändern. Man hat beispielsweise festgestellt, daß die gelben Blüten des Berufkrauts *(Erigeron aurantiacus)* in den botanischen Gärten von Nordrußland eine gänzlich andere Farbe annehmen. Ebenso wird die chemische Zusammensetzung der ätherischen Öle in starkem Maße von den Temperaturverhältnissen beeinflußt. Bei den in sehr trockenem Klima wachsenden Pflanzen zeigt der Oxydationsgrad der Terpenverbindungen, aus denen sich ätherische Öle aufbauen, eine steigende Tendenz.
Es ist offensichtlich sehr schwierig, die inneren (d.h. die genetischen und artbedingten) Faktoren von den äußeren (individuellen, umweltbedingten) zu trennen. Nur das Experiment kann entscheiden, ob die chemischen Eigenschaften einer Pflanze bestehenbleiben oder sich verändern, wenn man sie in ein neues Milieu verpflanzt. Ändern sich die chemischen Merkmale nicht, handelt es sich um eine Unterart oder Rasse, andernfalls ist es eine einfache Variation, die mit ökologischen Faktoren zusammenhängt. Die Unterscheidung ist jedoch nicht immer so einfach, denn selbst Rassen sind relativ flexibel in ihrer Anpassung. Deshalb kommt es häufig vor, daß eine Umpflanzung zu geringfügigen Veränderungen in der Zusammensetzung einer Pflanze führt.

Das exklusive Temperament der Eukalyptusbäume

All diese Fakten sind von größter Bedeutung, wenn man beabsichtigt, eine Heilpflanze in einer ihr fremden Umgebung heimisch zu machen. Ob eine solche Verpflanzung erfolgreich ist, hängt von der Art des Milieus und den ökologischen Bedingungen ab. So haben die Eukalyptusbäume im Mittelmeerraum ähnliche Wachstumsbedingungen vorgefunden wie in ihrer Heimat Australien. Doch ihre überaus erfolgreiche Einbürgerung ging auf Kosten der dort schon vorhandenen Kräuter und Gräser. Voller Erstaunen

muß man feststellen, daß die Eukalyptusbäume andere Pflanzen daran hindern, sich in ihrer Umgebung auszubreiten, indem sie den Boden um sich herum mit chemischen Substanzen vergiften. Dieses Phänomen tritt in Australien jedoch nicht auf: Dort haben sich zahlreiche Pflanzen im Laufe der Zeit an die besonderen Lebensbedingungen im Umkreis der Eukalyptusbäume angepaßt. Bei jedem Naturalisationsversuch sollte also darauf geachtet werden, daß Umwelt und ökologische Bedingungen möglichst gleich bleiben. Natürlich muß man auch den Wirkstoffgehalt einer naturalisierten Art immer wieder überprüfen. Es wäre vergebliche Mühe, eine Pflanze zu akklimatisieren, die durch die Verpflanzung die günstigen Eigenschaften verliert, derentwegen man sie zu akklimatisieren versucht.
Wenn auch der Eukalyptusbaum an der Mittelmeerküste ein Klima gefunden hat, das dem in Australien sehr nahekommt, und auch die kalifornischen Palmen oder die südafrikanischen Aloearten dort in großem Umfang heimisch geworden sind, ist es doch völlig unmöglich, dort einen Chinarindenbaum anzupflanzen, der besonders viel Feuchtigkeit benötigt. Dafür hat man den aus den Anden stammenden Chinarindenbaum, wie bereits erwähnt, erfolgreich auf den feuchten Hochebenen West- und Zentralafrikas, auf Java und auf den Sundainseln kultiviert. Der ebenfalls in Südamerika beheimatete Kokastrauch wurde von den Holländern in Java eingeführt und dort angebaut.
Sehr häufig ist die Verpflanzung einzig und allein eine Sache des Zufalls: Die Samenkörner haften an Vogelbeinen oder stecken im Haarkleid der Tiere und folgen so deren Migrationen oder werden gar durch die Warentransporte der Menschen verschleppt (in Getreide, Wolle, Baumwolle und anderen Produkten). Deshalb sieht man häufig exotische Pflanzen in der Nähe von Häfen wachsen oder dort, wo Waren gelagert werden. Doch der Großteil der »Neuankömmlinge« *(Adventivpflanzen)* kann auf Dauer nicht seßhaft werden, vor allem deshalb, weil die ökologischen Bedingungen zu unterschiedlich sind. Nach einigen Generationen verschwinden sie wieder, und nur die Arten, die ein günstiges Klima und einen geeigneten Boden gefunden haben, können fortbestehen.
Obwohl die Pflanze unbeweglich und fest im Boden verwurzelt ist, kann sie über ihre Samen den Standort wechseln. Besonders häufig sieht man solche Adventivpflanzen entlang der Bahnlinien

wachsen. Andere Pflanzen »entweichen« aus botanischen Gärten und breiten sich allmählich in der ganzen Umgebung aus. Das aus dem Kaukasus stammende, über 3 Meter hohe Doldengewächs Riesenbärenklau konnte sich über den Botanischen Garten in Kew, nahe London, im ganzen Land ausbreiten und gelangte sogar über den Ärmelkanal. Der Prototyp für eine gelungene Naturalisation ist die Robinie oder Scheinakazie, die im Volksmund auch Akazie genannt wird. Dieser Baum wurde im Jahre 1600 von Jean Robin eingeführt und ist seitdem in Europa stark verbreitet. Ein anderes Beispiel ist das kleine Springkraut mit den zitronengelben Blüten. Das aus Sibirien stammende Kraut ist heute häufig in der heimischen Flora anzutreffen. Nicht zu vergessen das Kanadische Berufkraut und die Kanadische Goldrute, die beide um 1650 aus Nordamerika eingeführt wurden. Selbst die Kriege leisteten ihren Beitrag zu den Adventivpflanzen. Seltener kommt es vor, daß sich diese ungewollt eingeschleppten Pflanzen in das Kontingent der Heilpflanzen einreihen, deren Verwendung man meist weiter zurückverfolgen kann, und nur wenige von ihnen finden sich in den Arzneibüchern wieder.

Die Lebensräume der Heilpflanzen

Heilpflanzen gehören demnach fast ausschließlich der jeweiligen heimischen Flora an. P. Fournier hat festgestellt, daß es in Frankreich beispielsweise 4250 wildwachsende Arten gibt, die sich auf vier Wachstumsgebiete mit genau festgelegten ökologischen Merkmalen verteilen.[30] Da gibt es einmal die Flora des Flachlandes, die mehr als drei Viertel des Landes einnimmt, dann die Flora der Bergregionen, die Flora des Mittelmeerraumes und schließlich die Litoralflora. Selbst der in den Dingen der Natur ungebildetste und uninteressierteste Mensch kann nicht umhin, wenn er durch das Rhônedelta in Richtung Mittelmeer fährt, über die plötzliche Veränderung von Landschaft und Vegetation in der Nähe von Montélimar zu staunen. Im französischen Mittelmeerraum werden viele Pflanzenarten mit Gehalt an ätherischen Ölen geerntet, die z. B. den typischen Duft der Provence nach Thymian, Rosmarin und Lavendel ausmachen. Ebenso kann man die parallel zu den Höhenunterschieden verlaufende charakteristische Zone der Bergflora sofort in der Landschaft erkennen. Auf die Wiesen der

subalpinen Stufe folgen die Wälder. Dann lichten sich die Bäume, und die ersten Matten mit ihrer charakteristischen Flora tauchen auf. Nach und nach werden sie von der Fels- und Schneeregion abgelöst, wo nur noch die Pflanzenarten existieren können, die sich an diese extremen Bedingungen weitgehend angepaßt haben. Die Litoralflora umfaßt nur einen schmalen Landstreifen entlang der Küsten und wird von den Gezeiten, der Bodenbeschaffenheit, der Windstärke und der salzigen Gischt beeinflußt. Häufig handelt es sich um Pflanzen, die sich dem Salz angepaßt haben. Streng genommen zählt aber keine einzige bedeutende Heilpflanze dazu.
Diese Aufteilung in vier große ökologische und botanische Gebiete läßt sich von Frankreich auf Westeuropa insgesamt übertragen, wobei sich natürlich durch die geographischen und klimatischen Bedingungen gewisse Unterschiede ergeben. Auch ist diese Aufteilung nur als ein erster Schritt anzusehen, denn in jedem der vier Wachstumsgebiete spielen die örtlichen Verhältnisse eine vorherrschende Rolle, und jede Art stellt ihre eigenen Anforderungen an die Ökologie. Erst aus der Gegenüberstellung all dieser Faktoren erwächst die Ordnung in der Natur.
Schon der elementarste Beobachtungssinn lehrt uns, daß die Pflanzen nicht an irgendeinem Ort oder rein zufällig wachsen. Man muß schon über einige Generationen hinweg in der Stadt leben, um auch diesen praktischen Sinn für die Natur zu verlieren. Doch glücklicherweise besitzen die meisten unserer Zeitgenossen noch diese Kenntnisse und können zumindest den bekanntesten Pflanzen ihren richtigen Standort in der Natur zuweisen. So ist z. B. allgemein bekannt, daß der Enzian nur in den Alpen wächst, während der Fingerhut die kristallinischen Böden der Mittelgebirge vorzieht. Der Weiderich, eine Staudenpflanze mit einem langen Schaft violetter Blüten, wächst nur in unmittelbarer Nähe von Bächen oder Teichen. Die Wiesenkönigin (Spierstrauch) fühlt sich in ähnlicher Umgebung wohl oder, wie schon ihr Name sagt, auf Wiesen, solange sie nur feucht genug sind. Die Bauern sehen darin ein schlechtes ökologisches Anzeichen für den Zustand der Wiese, denn es bedeutet, daß sie diese so schnell wie möglich entwässern müssen. Dagegen bevorzugt die kleinblütige Königskerze trockenen und sandigen Boden. Der Lebensraum des Sonnentaus ist begrenzt auf Torfmoore. Und selbst dort ist er nur noch vereinzelt anzutreffen, weil man zu sehr Raubbau mit ihm betrieben hat. Der Huflattich sprießt gern auf frisch umgegrabenem Boden. Er ist ein

typischer Vertreter einer wegbereitenden Pflanze, die sich, wie der Klatschmohn oder die Hundskamille, mit einem nicht gerade einladenden Boden zufriedengibt. Kurz gesagt sucht sich jede Pflanze die geeignetsten Wachstumsbedingungen für ihre Entfaltung aus.

Die Ordnung der Natur

Das ökonomische Gefüge einer Landschaft (Gärten und Plantagen, Felder und Wiesen) ist das augenfällige Ergebnis menschlicher Arbeit und für jeden Betrachter offensichtlich, während die ursprüngliche ökologische Ordnung der Natur in einem immer künstlicher werdenden Universum nicht mehr unmittelbar von unseren Zeitgenossen wahrgenommen wird. Doch für eine gründliche Kenntnis der Tiere und Pflanzen, und im besonderen der Heilpflanzen, ist es unbedingt notwendig, diese Ordnung zu verstehen.

Die idyllische, an Rousseau geschulte Betrachtungsweise, nach der die Natur beschaulich und friedlich ist, ein Hafen der Ruhe für gestreßte Stadtmenschen, hat etwas Beruhigendes. Doch dieses Bild täuscht. Denn die Natur ist weder beschaulich noch friedlich; sie strömt über von Vitalität, Aktivität und Konkurrenzkämpfen. Ständig wird sie von Krisen, Spannungen, Widersprüchen und zuweilen harten Konfrontationen bedroht. Andererseits kennt sie auch den Geist der Teamarbeit. Dieser basiert auf einem gegenseitigen Austausch von »Dienstleistungen« zum Nutzen aller Beteiligten. Wollen wir uns davon ein Bild machen, brauchen wir nur unsere eigene Spezies in der Vielfältigkeit und Verschiedenartigkeit ihrer Beziehungssysteme zu betrachten. Es gibt eine geradezu unendliche Vielfalt möglicher Beziehungsmuster zwischen Individuen und Gruppen, bei denen es sich um »innerspezifische« Beziehungen handelt, denn sie entstehen innerhalb ein und derselben Art. Nehmen wir noch die Beziehungen hinzu, die wir zu Tieren, ob Freund oder Feind, zu Pflanzen, ob wildwachsend oder kultiviert, zu Kräutern oder »Unkräutern« unterhalten, können wir das Ausmaß der Beziehungsfelder einer bestimmten Spezies, in diesem Falle unserer eigenen, ermessen. Wenn man davon ausgeht, daß es Millionen von Arten gibt, dann kann man sich kaum die unglaubliche Komplexität der Beziehungssysteme und Kommunikationsnetze vorstellen, die die Individuen und Arten miteinander verbinden und die, wissenschaftlich ausgedrückt, das Ökosystem oder, einfach gesagt, die Natur darstellen.

Der starke Kontrast zwischen dem bebauten Land, auf dem die Individuen sorgfältig verteilt und geordnet sind, und dem unbebauten, wo eine nahezu unberührte Natur die Pflanzen scheinbar ungeordnet wachsen läßt, besteht nur auf den ersten Blick. Im Grunde genommen handelt es sich hier um die Gegenüberstellung von zwei verschiedenen Ordnungsprinzipien: Die eine Ordnung ist vom Menschen organisiert, von ihm gewollt und entspricht seinen Bedürfnissen. Die andere Ordnung ist das Ergebnis einer jahrmillionenalten Evolution, in der auch das menschliche Zutun seit Bestehen der Spezies niemals ganz fehlte. Die natürliche Auslese und zahlreiche Wechselwirkungen zwischen Arten und Individuen kommen dabei jedoch offener zum Tragen und weisen jedem Lebewesen seine Rolle und seinen Platz zu. Ob es sich um Ackerland oder Brachland handelt, um Gärten oder Wälder, um künstliche oder natürliche Lebensräume – nirgendwo gibt es Unordnung. Es gibt lediglich verschiedene Auffassungen von Ordnung oder, genauer gesagt, es gibt nur eine ursprüngliche und umfassende Ordnung, die jedoch von der herrschsüchtigen und sich übermäßig ausbreitenden Spezies Mensch verändert, ja, sogar gestört worden ist. Es liegt erst ein paar tausend Jahre zurück, daß diese Spezies seßhaft wurde und begann, den Boden zu bearbeiten, und die Natur, die bis dahin nur Jagd- und Sammelgebiet war, zu ihrem Nutzen umgestaltete, Die Heilpflanzen gehören sowohl zu dem einen als auch zu dem anderen System. Wenn sie wild wachsen, sammelt der Mensch sie an ihren natürlichen Standorten, als Kulturpflanzen nehmen sie ihren Platz neben den zahlreichen anderen Arten ein, die der Mensch zur Befriedigung seiner Bedürfnisse gezüchtet hat.

6. KAPITEL

ANBAU UND ERNTE DER HEILPFLANZEN

Es ist noch gar nicht so lange her, da wurden die meisten heilkräftigen Pflanzen in der freien Natur geerntet. Kultivierte Pflanzen waren eine Seltenheit. Das lag an der Vielfalt der verwendeten Arten und an den relativ bescheidenen Verbrauchsmengen. Ihr systematischer Anbau wäre vom wirtschaftlichen Standpunkt aus unrentabel gewesen, zumindest für Landwirte, deren Methoden sich mehr an einem industriell ausgerichteten Stachanow-System orientieren als an den ländlichen Praktiken von früher. Selbst heute noch werden viele Heilpflanzen in der Natur gesammelt. Auf alle Fälle ist dies eine Beschäftigung, die man einem aufgeschlossenen Naturfreund nur raten kann. Dieser sollte aber auch in der Lage sein, die Pflanzenart richtig zu bestimmen. Er sollte zum Sammeln sonnige Plätze wählen, wo die Pflanzen gute Wachstumsbedingungen vorfinden, und stets auf Qualität achten.

Die richtige Bestimmung der Pflanzen

Seit zwei Jahrhunderten ist es relativ einfach, die Pflanzen zu bestimmen. Das verdanken wir der Klassifizierung – heute würde man sagen: der Standardisierung – durch den bedeutenden schwedischen Botaniker Carl von Linné. Vor seiner Zeit wurden die Pflanzen nach alten Traditionen benannt, häufig nach ihren Blütezeiten, wie beispielsweise die zahllosen »Johanniskräuter«, zu denen neben dem eigentlichen Johanniskraut eine ganze Reihe anderer Arten zählten. Die meisten der gängig benutzten Namen schlossen eine Menge verwandter Arten ein wie im Fall des Salbei. Beim Salbei wird im Lauf der Geschichte und je nach Land deutlich, daß der Name für sehr unterschiedliche, doch miteinander verwandte Arten steht. Es ist sehr unwahrscheinlich, daß die Griechen unseren Echten Salbei *(Salvia officinalis)* verwendet haben, denn er kommt in Griechenland sehr viel seltener vor als sein Verwandter *Salvia triloba*, der wahrscheinlich der Salbei der Antike war. Ersterer war wohl auch Hippokrates nicht bekannt, der auf der Insel Kos und in der Türkei lehrte. Der Echte Salbei wächst heutzutage nicht in der Türkei, obwohl dort siebzig andere Salbeiarten beheimatet sind. Ähnliches trifft für Beifuß, wilden Majoran (Oregano) und Lavendel zu, denn jede dieser Pflanzen umfaßt mehrere unterschiedliche Arten. Doch reichten die Ähnlichkeiten aus, um sie unter gleichen Gesichtspunkten zu betrachten, was auch letztlich von Linné bestätigt wurde, der allen verwandten Arten den gleichen Gattungsnamen zuordnete. Nach dieser genialen Erfindung von Linné erhielt jede Pflanzenart zwei Namen, von denen der erste die Gattung und der zweite die jeweilige Art bezeichnete. Gattungen werden demnach aus Arten mit gemeinsamen Merkmalen gebildet. Der Gattungsname entspricht in etwa unserem Familiennamen, während der Artname für einen Vornamen steht und jedes Familienmitglied besonders bezeichnet. Die Tatsache, daß viele Arten zu ein und derselben Gattung gehören, ebenso wie mehrere Individuen zur gleichen Familie, weist auf ihre genetische Verwandtschaft und auf ihre gemeinsame Abstammung hin. Wenn man etwas über die Bedeutung der morphologischen und chemischen Unterschiede innerhalb der gleichen Art weiß, dann versteht man auch das Interesse an einer exakten Benennung und Linnés unschätzbare Leistung auf dem Gebiet der Botanik.

Linnés System hat jedoch nicht alle Probleme zur Artbestimmung gelöst. Denn das Leben ist im steten Wandel begriffen und läßt sich nur schwer in den starren Rahmen unserer Logik pressen. Einige Gattungen sind so kompliziert, daß selbst die Spezialisten an ihnen scheitern. Das trifft z. B. auf die Brombeersträucher und die wilden Rosensträucher zu, Gattungen, die außergewöhnlich polymorph sind, ebenso wie das Habichtskraut, das zur Familie der Korbblütler gehört. Derjenige, der versucht, die einzelnen Arten zu klassifizieren, ist bald im wahrsten Sinne des Wortes mit seinem Latein am Ende, denn zu dieser Gattung gehören zahlreiche und sich verändernde Arten und Unterarten. Doch ein Botaniker, der mit seinem Latein am Ende ist, wäre kein Botaniker mehr; denn einer der großen Verdienste Linnés besteht darin, den Gebrauch der lateinischen Sprache, die zu seiner Zeit eine internationale Sprache sowie die Sprache der Wissenschaft war, für die Pflanzenbenennung systematisiert zu haben. Er schuf damit ein

Universalsystem, das heute in allen Ländern der Erde verwendet wird. Und so kommt es, daß die lateinischen Bezeichnungen, die hier und da auf den nicht zu entziffernden Seiten arabischer, runischer, japanischer oder chinesischer Botanikbücher auftauchen, unsere einzigen Anhaltspunkte sind.
Nachdem die Probleme der Pflanzenbezeichnung also geklärt sind, fällt die Bestimmung einer Heilpflanze mit Hilfe spezieller Bücher und durch den praktischen Umgang mit der jeweiligen Flora nicht schwer. Beobachtet der Leser die äußeren morphologischen Merkmale, wird er mit Hilfe dieser Bücher über ein verzweigtes Bestimmungssystem zum Artnamen geführt. Für den Laien sieht dieser Vorgang ein wenig nach einer Schnitzeljagd aus. Wer jedoch mit der Natur vertraut ist, wird das System schnell anwenden lernen. Es führt ihn z. B. geradewegs zum Namen der Familie, wenn er eine Pflanze an den zu dieser Familie gehörenden Merkmalen identifiziert. So muß es sich bei einer für gewöhnlich duftenden Pflanze mit einem vierkantigen Sproß, gegenständigen Blättern, Blüten, die vier (jeweils zwei große und zwei kleine) Staubblätter besitzen, und Früchten, die in vier Nüßchen zerfallen, um einen Lippenblütler handeln. Ebenso schnell können Gräser, Borretschgewächse, Korbblütler, Orchideengewächse, Hülsenfrüchtler, Doldengewächse und Kreuzblütler anhand einiger spezifischer Merkmale, die buchstäblich ins Auge fallen, bestimmt werden.
Nicht so einfach liegen die Dinge bei einem Rachenblütler oder einem Rosengewächs, denn diese Familien sind eindeutig vielgestaltiger, und ihre typischen Merkmale sind für ein ungeschultes Auge nicht so leicht erkennbar. Doch die aufmerksame Beobachtung der Natur und der sinnvolle Umgang mit den Bestimmungsbüchern bringt uns schrittweise dem Gesuchten immer näher, führt uns zu der Pflanzenfamilie und von da aus über die Gattung zur jeweiligen Art.

Der idyllische Reiz des Sammelns

Die meisten Pflanzenfreunde kennen die Pflanzenarten, die sie zu sammeln pflegen, und wissen, wo diese wachsen, sei es aus alter Familientradition oder weil sie ein für allemal ihren Standort ausfindig gemacht haben. Trotzdem ist es ratsam, einige Vor-

sichtsmaßnahmen zu treffen: Seit dem Beginn des Chemiezeitalters zwingt uns die stetig wachsende Umweltverschmutzung zur richtigen Auswahl der Sammelplätze. So ist strikt davon abzuraten, Pflanzen in unmittelbarer Nähe der großen Verkehrswege, insbesondere an Autobahnen, zu sammeln, wegen der nicht unerheblichen Bleiablagerungen aus den Autoabgasen. Das gilt auch für Felder, die mit Pestiziden behandelt worden sind, denn diese Pestizide verändern die Zusammensetzung der Pflanzenwelt grundlegend, indem sie die »Unkräuter« vernichten, von denen einige, unter anderem die Kornblumen, ausgesprochen heilkräftige Pflanzen sind. Es empfiehlt sich also, solche Standorte auszuwählen, die den menschlichen Eingriffen nicht so stark ausgesetzt sind, z.B. brachliegende Heidelandschaften, Waldränder, Böschungen, Bergweiden, Dickichte und Gebüsche usw.
Das Sammeln wilder Kräuter wird für den Naturfreund immer ein angenehmer Zeitvertreib bleiben, bei dem er eins sein kann mit der Natur und so zusammen mit dem Reiz des Kräutersammelns seine Kindheitserinnerungen auffrischen kann, die gleichermaßen auch die Kindheitstraditionen der Menschheit darstellen. Aber es ist klar, daß die ständig wachsende Nachfrage, in rein kommerzieller Hinsicht, nicht durch einfaches Sammeln befriedigt werden kann. Im übrigen sind die natürlichen Standorte für einige stark gefragte Arten nicht ausreichend. Selbst um eine so weit verbreitete Pflanze wie den Gelben Enzian aus den Bergen muß man sich ernstlich sorgen angesichts der beachtlichen Mengen, die jährlich für die Schnapsherstellung verbraucht werden. Deshalb sind zur Zeit auch hierfür schon Projekte zur Kultivierung in Vorbereitung.
Wenn also das Kräutersammeln auch die bevorzugte Erntemethode des Naturfreundes bleibt, so kommt es als Versorgungsquelle für Kräuterhandlungen nur für bestimmte Arten weiterhin in Frage. Es sind dies Arten, die entweder selten verwendet werden (z.B. Weiderich, Bittersüß, Wiesenkönigin), schwer kultivierbar (z.B. Mistel, Küchenschelle) oder weit verbreitet sind (z.B. roter Fingerhut, Besenginster, Esche). Doch die Lohnkosten in den Industrieländern machen das Sammeln immer mehr zum reinen Luxus. Die Selbstkostenpreise können nicht mehr mit denen der Pflanzen konkurrieren, die aus den weniger entwickelten Ländern importiert werden: Wegen des niedrigen Lohnniveaus können die gleichen Arten dort zu eindeutig günstigeren Preisen angebaut

werden. Deshalb ist seit einigen Jahrzehnten in etlichen Ländern eine beträchtliche Entwicklung im Heilpflanzenanbau zu verzeichnen; das gilt vor allem für Pflanzen, die stark gefragt sind.
Nur um ein paar tausend Jahre verschoben, setzt hier die gleiche Entwicklung ein, die auch seit alters zum Anbau von Nutzpflanzen für Nahrung, Textilien oder industrielle Zwecke geführt hat. Einige Heilpflanzen werden schon seit langem kultiviert: der Kokastrauch in Lateinamerika, der Schlafmohn in Mesopotamien und Ägypten, die Minze in England und der Lavendel im Mittelmeerraum. Die Kultivierung führt heute meist zu einem großflächigen Anbau, der es rechtfertigt, rationelle Bewirtschaftungs- und Erntemethoden einzusetzen, was natürlich bei wildwachsenden Pflanzen, die weiter verstreut sind und stets zusammen mit anderen Arten vorkommen, nicht möglich ist.

Die Vorteile des Anbaus

Der Anbau bietet noch eine Reihe anderer Vorteile. Es können ausgesuchte Rassen verwendet werden, die Pflanzen mit einem hohen Wirkstoffgehalt hervorbringen. Wenn auch die Erfolge der künstlichen Auslese auf dem Gebiet der Heilpflanzen nicht an die erstaunlichen Zuchterfolge bei Zierpflanzen oder Nutzpflanzen heranreichen, sind doch in einigen Fällen beeindruckende Ergebnisse zu verzeichnen, beispielsweise bei dem Fingerhut, dem Mohn, der Tollkirsche und dem Mutterkorn. So ist es gelungen, Tollkirschen mit einem 1%igen Alkaloidgehalt zu züchten, während dieser Gehalt in der Natur selten 0,6% übersteigt. Ähnliche Ergebnisse konnten beim Mutterkorn erzielt werden. Mit dem im großen Rahmen in Holland kultivierten Fingerhut wurde eine erfolgreiche Auslesezüchtung durchgeführt, um den Glykosidgehalt der A-Gruppe (Digitoxin) gegenüber der B-Gruppe (Gitoxin) zu steigern, weil die Glykoside der B-Gruppe in der Heilkunde nicht so bedeutend sind. Leider war es bisher nicht möglich, den Gesamtgehalt an Glykosiden wesentlich zu steigern.
Durch den Anbau kann schließlich das Angebot im Rahmen der unvermeidlichen Marktschwankungen an die Nachfrage angeglichen werden. Solche Schwankungen sind für alle Rohstoffmärkte, unter die auch die landwirtschaftlichen Erzeugnisse fallen, charakteristisch, und bis heute konnte keine Wirtschaftspolitik ihrer Herr

werden. Bei der Heilpflanzenproduktion fallen sie allerdings besonders ins Gewicht, da diese Pflanzen für die Herstellung wichtiger Medikamente benötigt werden, die wiederum unerläßlich für die Volksgesundheit sind. Da die kultivierten Heilpflanzen aber von allen Vorteilen des technologischen Fortschritts profitieren, müssen sie leider auch die Nachteile hinnehmen. Auch die in großem Umfang verwendeten Pflanzenschutzmittel machen nicht vor den Heilpflanzenkulturen halt. Man kann diesen Nachteil für unwesentlich halten bei Pflanzen, die zur Produktion bestimmter Wirkstoffe bestimmt sind, weil diese ja im weiteren Verlauf zahlreichen industriellen Verfahren unterzogen werden, aus denen eine oder mehrere Substanzen hervorgehen, deren Reinheit durch die vom Arzneibuch vorgeschriebenen exakten Untersuchungen gewährleistet ist. Um so schwerer aber wiegt er, wenn es sich um Pflanzen handelt, die unbehandelt verkauft und verwendet werden sollen. Hier existiert ein grundlegender Widerspruch zwischen dem Wunsch des Konsumenten, der sich gerade an die Heilpflanzen wendet, um sich so der Macht der herrschenden Chemie zu entziehen, und dem Interesse des Produzenten, der versucht, die Rentabilität seiner Kultur zu steigern, indem er zuweilen unmäßig Kunstdünger oder Pestizide einsetzt. Erst wenige Produzenten haben die Zeichen der Zeit erkannt und versuchen Produkte auf den Markt zu bringen, die angeblich frei von jeglichen chemischen Zusätzen oder Pestiziden sind.
Derartige Behauptungen müssen selbstverständlich mit größter Vorsicht behandelt werden. Wie kann man behaupten, eine Substanz sei ohne chemische Zusätze, wenn doch die gesamte Umwelt weltweit in zunehmendem Maße von diesen Zusätzen verseucht wird? Es ließe sich allenfalls behaupten, daß diese oder jene Pflanze nicht mit solchen Produkten behandelt worden ist. Immerhin werden auch jene Produzenten, die wenigstens beweisen können, daß ihre Ernte keiner derartigen Behandlung unterzogen wurde, sich ein größeres Marktpotential sicher. Zweifellos wird sich die Heilpflanzenproduktion in dieser Richtung orientieren müssen. Das gilt auch für die industriell ausgelegte Produktion und in besonderem Maße für die Pflanzenarten, die als Kräutertees verwendet werden.
Antoine Illes hat in seiner diesem Thema gewidmeten Dissertation 270 Proben von Drogen und Heilpflanzen, die 32 verschiedenen Arten aus vier Kontinenten entsprechen, untersucht.[31] Es gelang

ihm dabei, 840 Pestizidrückstände nachzuweisen und zu bestimmen. Das entspricht im Durchschnitt drei Rückständen pro Pflanzenprobe! An erster Stelle standen die chlorierten Kohlenwasserstoffe vom Typ Lindan, DDT sowie deren Abkömmlinge (in 800 Fällen), gefolgt von den Phosphorsäure- und Thiophosphorsäureestern wie Parathion, Dicthion oder Malathion (in vierzig Fällen). Diese Rückstände finden sich auch in Aufgüssen, und zwar zu 10 bis 30% des in der Pflanze festgestellten Gehaltes. Lindan und die Phosphorsäure- und Thiophosphorsäureester sind in dieser Hinsicht widerstandsfähiger als DDT und seine Abkömmlinge. A. Robin-Fayard bestätigt dies und kommt zu der Feststellung, daß die Verseuchung der Heilpflanzen durch chlorierte Kohlenwasserstoffe eine stark rückläufige Tendenz hat, seitdem diese Pestizide nicht mehr in der Landwirtschaft eingesetzt werden – immerhin ein erster Schritt zur Besserung.[32]
Bis heute enthält noch kein einziges Arzneibuch besondere Bestimmungen über die verträgliche Höchstmenge chemischer Zusätze. Dieser Frage wird man jedoch nicht mehr lange aus dem Weg gehen können, denn die Entwicklung im Heilpflanzenanbau läßt dieses Thema immer dringender erscheinen. Hier wie auch anderswo sind es die Effektivitäts- und Rentabilitätsgesetze, durch die sich immer mehr Produzenten und Großhändler gezwungen fühlen, chemische Zusätze zu verwenden.

Anbaugebiete und Umschlagplätze

In Europa werden Heilpflanzen im allgemeinen von mittleren Betrieben mit familiärem und handwerklichem Charakter angebaut. Die einzelnen Produzenten schließen sich oft zu Kooperativen zusammen. Auf diese Weise können sie sich besser mit Maschinen ausrüsten, können sich nach den Marktschwankungen richten und ihre Produktionen bestmöglich an die Nachfrage angleichen. Das deutsche Hauptanbaugebiet liegt im fränkischen Schwebheim in der Nähe von Schweinfurt. In Frankreich konzentriert sich die Produktion auf die Provence sowie auf die Gebiete um Chemille-Saint-Lambert in Westfrankreich und um Milly-la-Forêt in der Île de France. Die von Jean Cocteau künstlerisch ausgestattete Heilkräuterkapelle in Milly-la-Forêt ist typisch für die uralte Tradition des Heilpflanzenanbaus in diesem Bezirk.

Hier wird Wermut, Engelwurz, Melisse, wolliger Fingerhut und vor allem Minze angebaut, die von so ausgezeichneter Qualität ist, daß sie den Vergleich mit der bekannten englischen Minze, die in Mitcham in der Grafschaft Surrey nahe London angebaut wird, aushält. Berühmt ist auch die Carpentraslinde für ihre heilkräftigen Wirkstoffe. Der jährliche Lindenmarkt in Buis-les-Baronnies gehört seit jeher zur Tradition und zur einheimischen Folklore.
Auch die Ostblockstaaten sind wichtige Produzenten und Exporteure von Heilpflanzen. Insbesondere Jugoslawien, das nur in begrenztem Maße über industrielle Mittel und Bodenschätze verfügt, hat beachtliche Anstrengungen in der Heilpflanzenproduktion unternommen und nimmt heute einen wichtigen Platz auf dem internationalen Markt ein. Das Forschungsinstitut der Belgrader Universität hat diesen Teil des Wirtschaftslebens stark angekurbelt, und die Vorrangstellung, die dieses Land auf dem Markt innehat, läßt sich aus der Reichhaltigkeit der Flora in Verbindung mit den geringen Lohnkosten erklären.
Amsterdam, London und Hamburg sind die internationalen Zentren des Marktes für exotische Drogen. Die Bedeutung dieser Umschlagplätze geht zurück auf die alten Traditionen der allmächtigen Ostindischen Handelskompanien der Engländer und Holländer sowie auf die Zeit der großen Gewürz- und Chinarindenmonopole. Die landwirtschaftliche Forschungs- und Versuchsstation in dem niederländischen Ort Wageningen, übrigens eine der bedeutendsten in Europa, hat erheblich zum technologischen Fortschritt der Kulturen sowie zur Veredelung der Rassen beigetragen. Früher galt das gleiche für den Botanischen Garten und die berühmte Versuchsstation von Buitenzorg (heute Bogor) auf Java, wo unter dem Einfluß der Holländer zahlreiche tropische Pflanzenarten für Heilzwecke akklimatisiert wurden (Kokastrauch, Chinarindenbaum usw.). Heute betreiben die großen Firmen häufig ihre eigenen Kulturen, vor allem wenn es sich um Pflanzen tropischen Ursprungs handelt, die sie in ihrem Ursprungsland oder unter ähnlichen klimatischen Bedingungen anbauen. Derartige Produktionen geben den Herstellern eine gewisse Unabhängigkeit von den internationalen Märkten, denn sie können je nach Bedarf des Verbrauchers gesteigert oder gedrosselt werden. Ein solcher Fall ist beispielsweise die Mutterkornproduktion der Sandoz-Laboratorien in der Baseler Gegend.
Als zahlreiche Dritte-Welt-Länder nach dem Zweiten Weltkrieg

ihre Unabhängigkeit erlangten, führte diese zu ernstlichen Störungen auf dem Versorgungssektor. Viele dieser Länder versuchen seitdem, den internationalen Wirtschaftskreislauf zu durchbrechen, der sie dazu zwingen will, die unbehandelten Rohstoffe zu Schleuderpreisen zu verkaufen und die bearbeiteten Produkte, die aus eben diesen Rohstoffen entstehen, auf dem internationalen Markt teuer wieder einzukaufen. Bei den Heilpflanzen sind sie zum Teil dazu übergegangen, nicht mehr die selbstangebauten Pflanzen zu verkaufen, sondern vielmehr deren Rohextrakte oder gar deren Wirksubstanzen. So entsteht im Erzeugerland eine Extraktionsindustrie, die wiederum Arbeitsplätze schafft. Zahlreiche afrikanische und lateinamerikanische Länder haben deshalb über den Verkauf von Rohstoffen ein Embargo verhängt. Sie verkaufen statt dessen Rohextrakte *(crude drugs)* oder Wirkstoffe. Das ist z. B. der Fall bei einigen Yamswurzelarten in Mexiko, aber auch bei den alkaloidreichen Extrakten der Nachtschattengewächse in Ägypten, den Alkaloiden des Jaborandistrauches, dem Curare in Brasilien, dem Cocain in Peru usw. Als sehr geschickt auf diesem Gebiet hat sich Israel erwiesen. Dieses Land verstand es, dort riesige Kulturen tropischer Heilpflanzen anzulegen, und sicherte sich somit einen entscheidenden Platz auf dem Alkaloidmarkt. Dagegen mußten andere Länder als Folge ihrer Unabhängigkeitserklärung einen starken Rückgang ihrer von der ehemaligen Kolonialmacht geführten Heilpflanzenkulturen verzeichnen. So ging z. B. die Chinarindenproduktion in Indonesien und Zaire stark zurück und stieg erst wieder durch den vom Vietnamkrieg ausgelösten größeren Bedarf wieder an.

Wann und wie sollen Heilpflanzen gesammelt werden?

Die Qualität einer Heilpflanze und ihr Wirkstoffgehalt hängen von einer Vielzahl von Faktoren ab: Rasse, Umweltbedingungen, jeweiliger Pflanzenteil, Alter der Pflanze, Tag und Stunde der Ernte und vieles mehr.

Während der letzten zwanzig Jahre haben sich zahlreiche Werke damit beschäftigt, die Unterschiede im Wirkstoffgehalt unter Berücksichtigung des Erntezeitpunktes und des gesammelten Pflanzenteils zu untersuchen. Die beiden Faktoren stehen in einem engen Zusammenhang, denn die Wirkstoffe können von einem

Pflanzenteil in einen anderen übergehen, gespeichert werden, ja, sogar entweichen, je nach Entwicklungsstand und Alter der Pflanze. Jede Pflanze stellt deshalb etwas Besonderes dar, und die Arzneibücher bemühen sich, dies im Rahmen der verfügbaren Kenntnisse zu berücksichtigen, damit optimale Erntebedingungen vorgeschrieben werden. So enthalten beispielsweise die Blütenknospen des in Europa als Alleebaum akklimatisierten Japanischen Schnurbaums *(Sophora japonica)* ungefähr 20% Rutosid, ein Mittel, das den Blutkreislauf anregt. Dieser Wirkstoff verflüchtigt sich aber nahezu vollständig, sobald die Knospen aufblühen. Bei einer zweijährigen Pflanze wie dem Fingerhut weist die Blattrosette, die sich im ersten Jahr bildet, den größten Gehalt an Digitoxin auf. Deshalb ist sie es auch, die normalerweise geerntet wird.
In den meisten Fällen richten sich die Sammler dabei nach Erfahrungsregeln, die auf langen Traditionen beruhen. Es gibt jedoch einige Grundregeln, nach denen man sich richten kann, wenn Erfahrung und genaue wissenschaftliche Informationen fehlen. Am besten sammelt man bei trockenem Wetter, das erleichtert das Trocknen und Aufbewahren der Heilpflanzen. Andererseits wartet man lieber auf eine Regenperiode, wenn man Wurzeln herausziehen oder Rinden abschälen will. Pflanzen mit ätherischen Ölen werden frühmorgens vor Sonnenaufgang bei schönem Wetter gesammelt, um so die Periode der nächtlichen Speicherung weitestgehend auszunutzen.
Die unterirdischen Pflanzenteile werden entweder im Herbst oder im Frühling geerntet, d.h. außerhalb der Hauptwachstumsperiode. Bei den mehrjährigen Pflanzen wählt man jene aus, die schon etwas älter sind, denn ihre Pflanzenteile sind bedeutend größer.
Rinden werden zu Beginn des Frühlings geerntet, wenn der Saft in die Bäume steigt, auf jeden Fall aber vor der Blütezeit. Dazu wählt man mehrjährige, jedoch nicht zu alte Bäume aus, denn im Laufe der Jahre wächst die schützende Korkschicht aus abgestorbenen Zellen, die dann keine Wirkstoffe mehr enthält. Bei den meisten Pflanzen werden die Rinden vom Stamm oder den stärksten Ästen geschält, bei anderen von dünnen Zweigen wie beispielsweise bei Zimt und Faulbaum.
Knospen erntet man am besten kurz vor dem Aufbrechen (Kiefernknospen, Pappelblattknospen usw.).
Blätter, vor allem die der krautartigen Pflanzen, sammelt man am

besten, kurz bevor sich die Blüten entfalten. Die blühenden Sprosse, die das Endstück der Pflanze darstellen, werden zur Blütezeit geerntet, wenn der Wirkstoffgehalt am größten ist. Die Blüten sind der wichtigste Teil der klassischen »Kräutersträuße«, also der Pflanzen mit ätherischen Ölen wie z. B. Minze, Lavendel, Rosmarin, Majoran usw. In bestimmten Fällen verwendet man aber auch die ganze Pflanze samt Blüten und entfernt lediglich die Wurzel (Weiderich, Küchenschelle).
Manchmal werden die Blüten bereits als Knospen gepflückt, beispielsweise beim Gewürznelkenbaum, Schnurbaum und Orangenbaum, und auch die Blütenköpfchen der Dalmatinischen Insektenblume werden vor dem Aufblühen geerntet. Doch für gewöhnlich pflückt man die Blüten sowie die anderen Pflanzenteile, wenn die Pflanzen voll erblüht sind. Die Ernte ist oft mühselig, weil sie nur per Hand erfolgen kann. Das erklärt auch, warum selbst eine so gewöhnliche Pflanze wie die Weiße Taubnessel so teuer geworden ist. Die getrockneten Blüten oder anderen Pflanzenteile wiegen nämlich extrem wenig, und man benötigt schon eine beträchtliche Anzahl für ein paar Gramm.
Bei großen Anbauflächen werden die Pflanzen mit einem Kamm geerntet. Das ist zwar zeitsparend, erfordert aber den Einsatz von geeigneten Maschinen, die die Reste von Stengeln und Blättern aussortieren. Diese Methode läßt sich jedoch nicht anwenden, wenn man in der freien Natur erntet oder nur einen Teil der Blütenorgane verwenden will, beispielsweise die Blütenblätter des Klatschmohns, die Narben des Safrankrokus, die kelchlosen Blüten der kleinblütigen Königskerze oder der Taubnessel.
Die Früchte werden je nach Sorte in unterschiedlichen Reifegraden geerntet. Bei den Doldenblütlern werden die Dolden gepflückt, sobald sie sich gelb färben. Die Zapfen der Zypresse und die Vanilleschoten werden noch vor der Reife geerntet. Dagegen werden die Heidelbeeren erst bei vollständiger Reife und meistens mit dem Kamm geerntet.
Die Samenkörner werden in der Regel in den sie enthaltenden Früchten geerntet. Sobald die Früchte dann vertrocknen, öffnen sie sich und geben das Samenkorn frei, so z. B. bei der Herbstzeitlose, beim Mohn und beim Flachs. Im Gegensatz dazu werden die Früchte der Roßkastanie, erst wenn sie aufplatzen, vom Boden aufgelesen. Durch die in Frankreich besonders große industrielle Nachfrage (300 bis 400 Tonnen pro Jahr) ist man dort gezwungen,

die Erntezeiten auf mehrere Wochen zu verteilen, unter Berücksichtigung der unterschiedlichen Zeiten der Fruchtbildung im Süden und im Norden des Landes. Die Kastanien werden im Rohzustand für die Zubereitung von Roßkastanienextrakten verarbeitet. Mit Hilfe dieses abgestuften Ernteverfahrens kann die Industrie über mehrere Wochen hinweg den Extrakt aus frisch gesammelten Samen herstellen und ihre industriellen Anlagen optimal ausnutzen.
Schließlich erfolgt die Gewinnung der natürlichen Pflanzenabsonderungen wie Gummi, Latex, Säfte oder Harze durch Einritzen. Je nach Pflanze und regionaler Sitte werden dabei verschiedene Techniken angewandt. Aber stets werden die Absonderungen bei trockenem Wetter aufgefangen, um so einer Verfälschung oder Verdünnung durch Regenwasser vorzubeugen.
In all diesen Fällen enthalten die gesammelten Pflanzenteile immer einen gewissen Prozentsatz an Wasser, der bei den Samenkörnern zwischen 5 und 10% schwankt und bei den fleischigen Früchten bis zu 90% betragen kann. Da die Pflanzen aber selten in frischem Zustand verwendet werden, stellt sich das Problem ihrer Konservierung.

Der Tod der Pflanze und seine chemischen Auswirkungen

Der Tod der Pflanze zieht wesentliche chemische Veränderungen nach sich, bei denen die Enzyme eine große Rolle spielen. Diese Veränderungen führen dazu, daß eine getrocknete Pflanze stets eine andere Zusammensetzung aufweist als die entsprechende frische Pflanze. Häufig äußern sich die Veränderungen durch eine unterschiedliche Farbe, wie beispielsweise bei der Fruchtkapsel, die die Kastanie umschließt, deren rasche Bräunung das Ergebnis einer Oxydation und Polymerisation der Polyphenolsubstanzen ist. Ebenso kann sich der Duft einer Pflanze beträchtlich ändern, wie beispielsweise beim Waldmeister, der durch Hydrolyse beim Trocknen nach und nach das angenehm duftende Glykosid Cumarin freisetzt. Dagegen verströmen die Baldrianwurzeln, die im frischen Zustand nahezu geruchlos sind, während des Trocknens durch Freisetzen von Valeriansäure einen unangenehmen Geruch. Weil bei den Pflanzen jedoch eindeutig die »tertiären« Verbindungen (auf Kohlenstoff-, Sauerstoff- und Wasserstoffbasis, jedoch

ohne Stickstoff) gegenüber den »quartären« Verbindungen (stickstoffhaltig, eiweißartig, im Tierreich eindeutig vorherrschend) überwiegen, bleiben den Pflanzen Fäulnisprozesse unter Bildung unangenehm riechender Amine erspart, wie sie charakteristisch sind für die Veränderungen, die an Tierkadavern auftreten.
Diese chemischen Umwandlungen sind wie im Fall des Waldmeisters zuweilen erwünscht, denn sie ergeben brauchbare Wirksubstanzen. Wenn die Blätter des Teestrauchs nach der Ernte fermentiert werden, verwandeln sich die Gerbstoffe der Blätter und nehmen eine dunkelrote Farbe an. Gleichzeitig werden sie wasserlöslich. Deshalb ist der Aufguß mit schwarzem Tee rotbraun, während grüner Tee, d. h. ein Aufguß der gleichen Pflanze, die ohne vorherige Fermentierung getrocknet wurde, eine klare Farbe behält, weil sich das Tannin nicht auflöst.
Ebenso entwickelt sich das Vanillin der Vanille erst durch einen komplizierten Fermentationsprozeß, der in den Anbauländern durch eine Reihe geeigneter Maßnahmen erreicht wird. Gelegentlich bilden sich dann Vanillinkristalle an der Oberfläche der Schote: Sie sind ein Zeichen für die gute Qualität des Produktes.
In der Regel ist man jedoch bestrebt, die Wirkstoffe der frischen Pflanze unversehrt zu konservieren, und versucht zu verhindern, daß die pflanzeneigenen Enzyme Wirkstoffe umwandeln oder abbauen. Da die Enzyme sich nur in feuchtem Milieu entfalten können, ist das Trocknen natürlich die einfachste Methode der Konservierung. Die gesammelten Pflanzenteile werden normalerweise in warmer und trockener Luft, möglichst ohne direkte Sonnenbestrahlung, getrocknet. In der Regel genügt dafür ein gut gelüfteter Dachboden. Weiterhin sollte man darauf achten, daß das Sammelgut entweder auf einem Sieb ausgebreitet oder, wenn es sich um ganze Pflanzen handelt, gebündelt aufgehängt wird. Diese handwerklichen Methoden sind bei großen Ernten natürlich unzureichend. In solchen Fällen benutzt man deshalb gut belüftete Trockenanlagen, in denen die mit Feuchtigkeit aus der Pflanze angereicherte Luft abgeleitet und ständig durch trockene Luft erneuert werden kann.
In der Industrie werden verschiedene Typen von Trockenanlagen verwendet, am verbreitetsten ist das sogenannte »Tunnelsystem«: Dabei laufen mehrere Wagen mit übereinandergestapelten Trockengestellen durch eine Art Windtunnel, in dem ständig warme und trockene Luft zirkuliert. Eine gute Technologie kann eine

Droge liefern, die in ihrer Zusammensetzung so nahe wie möglich an die frische Pflanze herankommt. Die Pflanzen sollten so getrocknet werden, daß die fertige Droge nicht zu hart und zu brüchig ist. In einigen Fällen ist es angebracht, die getrockneten Pflanzenteile für einige Stunden an einem kühlen Ort zu lagern, damit sie durch die geringe Feuchtigkeit eine gewisse Geschmeidigkeit wiedererlangen. Diese Geschmeidigkeit erleichtert die Weiterverarbeitung, besonders dann, wenn pflanzliche Mischungen zubereitet werden sollen.

Ob nun die handwerkliche oder die industrielle Technik angewendet wird, in jedem Fall hemmen die jeweiligen Verfahren die pflanzeneigenen Enzyme, aber sie zerstören sie nicht. Dazu wären sehr hohe Temperaturen notwendig, die wiederum die Wirkstoffe der Droge verändern würden. Es versteht sich von selbst, daß eine richtig getrocknete Pflanze anschließend auch trocken aufbewahrt werden muß, möglichst in luftdicht schließenden Gefäßen oder Gläsern, denn bei zu hoher Feuchtigkeit könnten die Enzyme wieder aktiv werden. Der traditionelle Trocknungsvorgang, der darauf abzielt, die Enzyme in ihrer Tätigkeit zu hindern, läßt sich in etwa mit der Haltbarmachung von tierischen Substanzen durch Gefriertrocknen *(Lyophilisation)* vergleichen. Würde allerdings derselbe Trocknungsvorgang, wie er bei Pflanzen durchgeführt wird, auf tierische Substanzen angewendet, hätte das eine genau entgegengesetzte Wirkung, denn die einsetzende Verwesung würde dadurch nur beschleunigt. Pflanzenreich und Tierreich sind in bezug auf ihre chemischen Prozesse also grundverschieden, nicht nur zu Lebzeiten, sondern auch nach dem Tode.

Selbst während des Trocknens kommt es noch zu gewissen Umwandlungsprozessen bei den Pflanzen, und es wurden zahlreiche Verfahren entwickelt, um deren Auswirkungen möglichst gering zu halten. Das gilt zumindest für die Drogen, deren ursprüngliche chemische Zusammensetzung erhalten werden soll.

Die Mumifikation der Kolanüsse

Ende des vorigen Jahrhunderts erfand der französische Apotheker Bourquelot das in diesem Zusammenhang älteste Konservierungsverfahren. Es besteht darin, frische Pflanzenteile, beispielsweise die Kolanüsse, in siedenden Alkohol zu schütten. Die eiweißhalti-

gen Enzyme gerinnen sogleich und werden dadurch in ihrer Wirkung gehemmt. Doch währenddessen löst sich auch ein wesentlicher Teil der Wirkstoffe im Alkohol auf, und die Droge verliert mehr oder weniger an Wirkung. Statt zur »Stabilisierung« der Droge wendet man dieses Verfahren heute eher zur Herstellung der galenischen Präparate an, wie beispielsweise alkoholischer Pflanzenauszüge oder stabilisierter Extrakte, die das Ergebnis der Konzentration des siedenden Alkohols sind.
Es wurden jedoch auch andere Verfahren entwickelt, insbesondere arbeitete man mit Wasserdampf bei Überdruck in einem Autoklav oder, noch besser, mit Alkoholdampf bei 95° C. Diese Techniken wurden in der Regel an den Kolasamen getestet, die sich beim herkömmlichen Trocknen stark verändern. Das zeigt sich deutlich an den Farbumwandlungen von Mattrot oder Rot nach Dunkelbraun. Durch Einwirkung der Enzyme werden nämlich die Gerbstoffe während des Trocknens zu dunkelroten Pigmenten umgewandelt. Die Stabilisierungsmethode mit Alkoholdampf wurde schließlich vor dem Zweiten Weltkrieg in die Arzneibücher aufgenommen und für die Weiterverarbeitung verschiedener Drogen empfohlen.
Diese früher einmal sehr beliebten Methoden haben sich jedoch nicht durchgesetzt. Sie wurden mit stichhaltigen Argumenten heftig kritisiert. Wie wir bereits wissen, ist es notwendig, daß bestimmte Drogen, um wirksam zu sein, während des Trocknens normalen Umwandlungsprozessen unterliegen: So bilden der schwarze Tee, die Vanille, der Senf und viele andere Drogen ihre Wirkstoffe erst nach der Ernte unter der Einwirkung von Enzymen aus, entweder von selbst oder durch geeignete Aufbereitungsverfahren. Darüber hinaus besteht für einige Drogen die Gefahr, daß sie einen großen Teil, wenn nicht sogar sämtliche Wirkstoffe verlieren, wenn sie den Alkoholdämpfen ausgesetzt werden. Das gilt insbesondere für alle Pflanzen mit leichtflüchtigen ätherischen Ölen und Alkaloiden, wie z.B. Ginster oder Tabak. In vielen Fällen ist schließlich die primäre chemische Zusammensetzung gar nicht günstiger als die durch das Trocknen erzielte sekundäre Zusammensetzung. So sind beispielsweise die primären Glykoside des Fingerhutes nicht so wirksam wie die durch die Enzymwirkung beim Trocknen der Blätter entstandenen sekundären Glykoside. Die »Stabilisierung« der Pflanze, die eine Umwandlung verhindern soll, sozusagen eine Mumifikation nach ihrer Ernte, kann

deshalb nur bei ganz bestimmten Drogen angewendet werden, für die nach eingehenden wissenschaftlichen Untersuchungen ein Interesse besteht, sie in ihrem ursprünglichen Zustand zu belassen. Es gibt hierfür keine generelle Regel, denn jeder Fall muß gesondert behandelt werden. Doch bei den meisten Drogen und Heilpflanzen erzielt man immer noch die besten Ergebnisse, wenn die Pflanzen bei sonnigem Wetter gesammelt, dann sogleich ordnungsgemäß getrocknet und schließlich, gut vor Feuchtigkeit geschützt, aufbewahrt werden.

Eine leichtverderbliche Ware

Heilpflanzen lassen sich aber nicht unbegrenzt aufbewahren. Vor allem die Pflanzen mit ätherischen Ölen verlieren allmählich ihre Wirkstoffe, denn wenn sie ihren angenehmen Duft verbreiten, geht das auf Kosten der Qualität – die leichtflüchtigen ätherischen Öle »verflüchtigen« sich definitionsgemäß.
Generell verlieren die meisten Heilpflanzen im Laufe der Zeit ihre Wirkstoffe, und einer Grundregel zufolge müssen die Großhändler ihre Bestände in jedem Jahr erneuern. Auf jeden Fall sollte dieses Kriterium sorgfältig beachtet werden, wenn man sich eine Qualitätsdroge beschaffen will. Diese Regel gilt ebenso für den passionierten Kräutersammler, der seinen Vorrat jedes Jahr erneuern sollte, indem er die Pflanzen an den ihm bekannten Plätzen sammelt, wie für den Anbauer, den Großhändler und den Wiederverkäufer, die ihre Bestände laufend überprüfen und erneuern sollten.
Im übrigen haben sich die Apotheker ja daran gewöhnt, daß die Medikamente nur begrenzt haltbar sind und ihre therapeutische Wirkung mit der Zeit nachläßt, denn viele der angebotenen Medikamente tragen heute ein Haltbarkeitsdatum aufgestempelt. Das gilt gleichermaßen für Heilpflanzen, bei denen selbst nach dem Trocknen weiterhin, wenn auch nur langsam, chemische Reaktionen stattfinden, die den therapeutischen Wert mindern.
In wenigen Ausnahmefällen werden bestimmte Pflanzen erst lange nach der Ernte verwendet, beispielsweise die Faulbaum- und die Kaskarillrinde. Mit zunehmendem Alter verlieren diese Rinden den Reizstoff, der in der frischen Pflanze enthalten ist. In diesem speziellen Fall empfiehlt das Arzneibuch, die Rinden frühestens ein Jahr nach der Ernte zu verwenden.

Qualitätsnormen und Gütekriterien

Für die Herstellung wirksamer Drogen sind die genannten Vorsichtsmaßnahmen in bezug auf die Art und Weise des Anbaus, der Ernte, des Trocknens, der Lagerung und der Haltbarmachung von Heilpflanzen unbedingt notwendig. In dem Maße, wie sich die wissenschaftlichen Arbeiten über die verschiedenen Pflanzen häuften, haben diese qualitätsbezogenen Vorsichtsmaßnahmen zur Aufstellung von Qualitätsnormen geführt. Diese sind in den Arzneibüchern eines jeden Landes aufgeführt. Bei jeder neuen Ausgabe werden neue Erkenntnisse in diese Arzneibücher aufgenommen und die zu berücksichtigenden Gütekriterien genau formuliert. Diese Kriterien beziehen sich vor allem auf die botanische Identität der Droge. Normalerweise entspricht die Droge einer ganz bestimmten Pflanzenart, in einigen Fällen kann sie jedoch auch zu mehreren verwandten Arten gehören, wie beispielsweise bei den Linden, für die das Arzneibuch zwei verschiedene Arten zuläßt, *Tilia sylvestris* und *Tilia platyphyllos*, oder kann auch mehrere Varietäten der gleichen Art umfassen, wie beim Kokastrauch. Mit einer exakten Beschreibung der Droge ist ihre Bestimmung und zugleich die Feststellung eventueller Fälschungen möglich. Die Beschreibung umfaßt die gesamte Pflanze sowie die Pflanzenpräparate, bei denen sich die mikroskopischen Merkmale bestimmen lassen und gleichzeitig fremde Bestandteile festgestellt werden können. In den Einzeldarstellungen des Arzneibuches werden Qualitäts- und Quantitätsuntersuchungen angegeben. Erstere zeigen die Wirkstoffe an, und letztere bestimmen deren Menge. Die Normen sind von größter Bedeutung, denn mit ihnen kann, zumindest annähernd, die tatsächliche Wirksamkeit der Droge ermittelt werden. Der Wirkstoffgehalt selbst wird je nach Fall durch Methoden der physikalischen, chemischen oder pharmakologischen Analyse genau bestimmt.
Nach dem Ersten Weltkrieg erkannte man die Notwendigkeit, die Normen und Kriterien zur Güteprüfung der Heilpflanzen auf internationaler Ebene zu vereinheitlichen. Der 1931 gegründete Internationale Pharmazieverband setzte sich mit diesem Problem auseinander, und 1951 veröffentlichte die Weltgesundheitsorganisation (WHO) erstmalig ein internationales Arzneibuch. In Europa begann man sich erst später zusammenzuschließen. Aus diesem Zusammenschluß entstand das Europäische Arzneibuch. Der letz-

te der drei Bände erschien im Jahre 1976 auf Initiative des Europarates im Anschluß an ein von den Mitgliedstaaten unterzeichnetes Abkommen. Die gemeinsam verabschiedeten Normen wurden dann in die Arzneibücher der einzelnen Vertragsländer übernommen. Arzneibücher sind Verzeichnisse, die im wesentlichen für Apotheker, Fachleute und die großen Laboratorien von Interesse sind. Es gibt jedoch andere Einrichtungen, die sich mit der Normung von Heilpflanzen beschäftigen. In Frankreich veröffentlicht beispielsweise der »Französische Normenverband« (AFNOR = *Association française de normalisation*) Normen für Pflanzen mit ätherischen Ölen und für Gewürze.

Der Verkauf der Heilkräuter

Als sozusagen letzte Phase bleibt die Abgabe der Heilpflanzen übrig, und diese wirft größere Probleme auf, als man glaubt. Die Heilpflanzen unterliegen nämlich zum Teil, anders als die Medikamente, keinen besonderen rechtlichen Bestimmungen. Viele der Pflanzen vereinigen in sich nicht zu leugnende Qualitäten als Medikamente mit anderen Eigenschaften als Nahrungsmittel (Knoblauch, Artischocke), Aroma (die meisten Gewürze), Kosmetika und anderes. Deshalb ist es schwierig, den Begriff »Heilpflanze« überhaupt genau zu definieren. In vielen Ländern hat man sich dahingehend geeinigt, eine Pflanze nach ihrer Bestimmung, d. h. nach ihrem Verwendungszweck, als Heilpflanze zu bezeichnen. Das sind keine rein theoretischen Spekulationen, da der Verkauf von Heilpflanzen oft einem Handelsmonopol der Apotheker unterliegt.

In Deutschland unterscheidet man zwischen frei verkäuflichen, apothekenpflichtigen und rezeptpflichtigen Heilmitteln. Diese Unterscheidung wird durch das Deutsche Arzneimittelgesetz mit seinen zahlreichen Änderungen und Ergänzungen und das Deutsche (bzw. Europäische) Arzneibuch geregelt. Auch die von Apothekern geführten Kräuterhandlungen dürfen Heilkräuter verkaufen.

In Frankreich hingegen hatten sich die Apotheker bis vor kurzem den Alleinverkauf aller im Französischen Arzneibuch aufgeführten Heilpflanzen gesichert, bis auf zwei Einschränkungen. Die erste bezieht sich auf fünf gebräuchliche Heilpflanzen, die frei verkäuflich sind: Minze, Eisenkraut, Orangenblüten, Kamille und Lindenblüten. Das zweite gestattete den Inhabern des während der Französischen Revolution erstmalig ausgestellten und unter der Vichy-Regierung wieder abgeschafften Heilkräuterhandelsdiploms die Aufbewahrung und den Verkauf von einheimischen oder akklimatisierten Pflanzen. Ausgenommen waren davon jene Pflanzen, die im Arzneibuch in den Listen der giftigen Substanzen aufgeführt waren. Als 1941 ihr Status aufgehoben wurde, durften die noch praktizierenden Heilkräuterhändler auch weiterhin, und zwar auf Lebenszeit, im Rahmen der erworbenen Rechte ihr Gewerbe ausüben.

Doch allmählich werden ihre Reihen lichter, und der Berufszweig ist im Aussterben begriffen, vergleichbar mit einer Art, die sich nicht mehr fortpflanzen kann. Dennoch haben die Heilkräuterhändler in den letzten dreißig Jahren ständig versucht, ihre Rechte wieder geltend zu machen, indem sie von den Behörden die Wiederherstellung ihres beruflichen Status forderten, und das Problem spitzt sich heute durch den stark expandierenden Heilpflanzenmarkt wieder zu.

Doch die französischen Apotheker wissen ihr Territorium ausgezeichnet zu verteidigen, und sie haben auf dem Gebiet Erfahrungen und Fähigkeiten erworben, die ihresgleichen suchen. Schon im 16. Jahrhundert gab es eine Reihe spektakulärer Prozesse, in denen sich die Apotheker und die Kerzenmacher gegenüberstanden. 1626 ging es um den Verkauf von Pflanzentalg. 1627 stritten sich die Apotheker mit den Ölhändlern um den Verkauf von Olivenöl, 1662 mit den Destillateuren um den Verkauf von Branntwein. 1675 lagen sie sogar mit den Essigherstellern im Streit und beanspruchten das Alleinverkaufsrecht für Pfeffer, Gewürznelken und Muskat. Ja, selbst die Barbiere, die gleichzeitig Wundärzte waren und mit dem Rasieren, mit der Durchführung des Aderlasses und mit der Versorgung von Wunden betraut waren, gerieten mit den Apothekern aneinander. Auf diese Weise festigte sich das Monopol der Apotheker ganz allmählich und hat sich bis heute durch den schon immer empfindlich auf seine Rechte und Vorrechte reagierenden Berufsstand halten können.

Jedoch gingen die französischen Apotheker nicht immer siegreich aus diesen Schlachten hervor. 1777 haben sie das Eichrecht für Waagen und Gewichte verloren. Sie besaßen dieses sehr alte Privileg, weil sie die ersten gewesen waren, die nach Gewicht verkauften und genau mit dem Begriff »Dosis« umgingen, als die anderen Berufsstände ihre Waren noch mit den Händen auswogen oder prisenweise verkauften. Daraus entstand die Devise, die sich die Pariser Apotheker- und Krämervereinigung 1629 gegeben hatte: *Lances et pondera servant* (»Sie behüten die Waagschalen und Gewichte«).

Wenn es heute in Frankreich um das Für und Wider eines neuen Diploms für Heilkräuterhändler geht, d.h. für oder gegen die Rehabilitierung dieses Berufes, dann ist hierbei vor allem die geforderte Sachkenntnis zu berücksichtigen. Die frühere Ausbildung zum Heilkräuterhändler, die ausschließlich aus botanischen Studien bestand, ein Wissen, das übrigens auch an den pharmazeutischen Fakultäten gelehrt wird, wäre heutzutage völlig unzureichend. Sollte der Beruf des Heilkräuterhändlers jemals wieder eingeführt werden, dann müßte der gesamte Studieninhalt neu überprüft werden. Weiterhin wären solide Grundkenntnisse in Chemie und Pharmakologie unbedingt erforderlich. Doch dann muß man sich fragen, worin sich diese Ausbildung grundsätzlich vom Pharmaziestudium unterscheidet!

Objektiv betrachtet, muß man allerdings zugeben, daß sich dieses Problem nur stellt, weil viele Apotheker ganz allmählich den Verkauf von Heilpflanzen eingestellt haben, denn das setzt Lagerflächen voraus und bedeutet eine beträchtliche Belastung der laufenden Kosten in der Apotheke. Verständlicherweise kann man nun aber bestimmte Vorrechte nicht ohne die entsprechenden Pflichten haben, und auch das Handelsmonopol ist mit Pflichten verbunden, denen sich der von diesem Monopol profitierende Berufsstand nicht entziehen kann. Bleibt hinzuzufügen, daß die Lehre der Pharmakognosie, d.h. die Wissenschaft der Heilpflanzen, auch die gebräuchlichsten Pflanzen der Volksmedizin ausführlicher behandeln müßte. Welcher Pharmaziestudent weiß schon, daß ein Lindenblütenbad ein sicheres Mittel zum Einschlafen ist? Zwar ist es etwas mühsam, eine Badewanne mit einem Lindenblütenaufguß vollaufen zu lassen, aber vor dem bequemeren Griff zur Schlaftablette kann nicht eindringlich genug gewarnt werden. Seit 1979 sind in Frankreich die 29 gewöhnlichsten Heilkräuterarten wieder frei verkäuflich. Dadurch ist das pharmazeutische Monopol der Apotheker etwas beschnitten, gleichzeitig besteht für die Heilkräuterhändler nur noch eine geringe Hoffnung auf Wiedereinsetzung ihres Berufsstandes. Diese 29 Arten sowie die bereits erwähnten anderen fünf Arten dürfen seitdem unkontrolliert an jeder beliebigen Verkaufsstelle abgegeben werden, während alle anderen Pflanzen den Apothekern vorbehalten bleiben.

Um die sogenannten »freigestellten« Pflanzen hat sich zwischen Anbauern und zwischen eigens darauf spezialisierten Firmen ein harter Wettbewerb entfacht. Und hier wie auch anderswo spielt es eine Rolle, ob jemand berühmt ist und einen Namen hat. Auf diese Weise konnte ein französischer Heilkundiger, dessen Bücher ihn weit über die Landesgrenzen hinaus bekanntwerden ließen, eine industrielle Karriere machen, indem er unter seinem Namen tonnenweise Pflanzen verkaufte. Wie sollten auch die Heilpflanzen den Gesetzen der Profitgier unserer heutigen Zeit entkommen? Es gibt indessen noch bescheidene Sammler, anonym und namenlos, die nach jahrhundertealter Tradition mit Liebe und Sachkenntnis ihre Kräuter weitersammeln.

Wenn in Frankreich oder anderswo jemals wieder ein Heilkräuterhandelsdiplom eingeführt werden sollte, dann müßte in jedem Fall die entsprechende Ausbildung in den pharmazeutischen Fakultäten angeboten werden. Denn wer könnte über ein solches Thema sachkundig sprechen, wenn nicht die Pharmazeuten und Apotheker, die seit Jahrhunderten das Volkswissen mühsam zusammengetragen, aufgezeichnet, analysiert und wissenschaftlich genau geprüft haben?

7. KAPITEL

SYSTEMATISCHES FORSCHEN NACH NEUEN WIRKSAMEN PFLANZEN

Als die synthetischen Medikamente im Laufe der letzten Jahrzehnte stark überhandnahmen, schien es, zumindest zeitweilig, als würden die Medikamente auf pflanzlicher Basis abgelehnt. Doch seit den siebziger Jahren ist eine eindeutig rückläufige Tendenz spürbar geworden, und die pflanzlichen Heilmittel profitieren gleichzeitig von zwei günstigen Strömungen: einer wissenschaftlichen und einer volkstümlichen.

Einerseits hat die wissenschaftliche Erforschung der Heilpflanzen gewaltige Fortschritte gemacht. Neue Pflanzen sind in der Heilkunde eingeführt worden, von denen einige, darunter das Immergrün, sofort außerordentlich erfolgreich waren. Andere Arten lieferten Rohstoffe, so daß neue Medikamente synthetisiert werden konnten. Dadurch stiegen auch solche Pflanzen im Wert, die bis dahin nie für Heilpflanzen gehalten worden waren, wie beispielsweise die mexikanischen Yamswurzelarten. Schließlich können mit den perfektionierten Methoden zur Analyse, zur Extraktion und zur Einschätzung der physiologischen Auswirkungen bereits bekannter Pflanzen neue Wirksubstanzen isoliert oder neue therapeutische Eigenschaften entdeckt werden.

Andererseits haben die Schattenseiten und Fehlentwicklungen der industriellen Zivilisation dazu geführt, daß die Woge heute zurückrollt und eine Rückkehr zur Natur einsetzt, von der die Heilmittel auf pflanzlicher Basis nur profitieren können. Die Öffentlichkeit, die dieser Bewegung immer aufgeschlossener gegenübersteht, unterstützt die Thesen der Naturheilkundler und Ökologen, die die Rückkehr zu den sanften Heilmitteln und zur Phytotherapie befürworten. Aus der Verbindung dieser beiden Strömungen läßt sich das heute wieder aufgelebte Interesse für alles, was mit Pflanzenheilkunde zusammenhängt, erklären. Außerdem geben diese Strömungen den Ansporn zu einer weiteren Intensivierung der Forschungsarbeit auf diesem Gebiet.

Es gibt die verschiedensten Forschungswege: Die einen drängen sich durch praktische und logische Überlegungen auf, andere wiederum, häufig die interessanteren, stützen sich auf neuartige und oft sehr ungewöhnliche Methoden und Denkweisen.

Eine junge Wissenschaft: die chemische Taxonomie

Der einfachste und einleuchtendste Weg besteht darin, die Eigenschaften von Pflanzen zu erforschen, die in der botanischen Klassifikation den Pflanzen mit einer hohen Wirksamkeit sehr nahe kommen. Bei dieser Methode bedient man sich einer noch jungen, doch schon sehr vielversprechenden Wissenschaft: der chemischen Taxonomie oder »Chemotaxonomie«. Ziel dieser Wissenschaft ist es, wie schon der Name sagt, das enorm angestiegene Wissen über die chemischen Prozesse der Pflanzen mit dem zu vergleichen, was man über ihren Platz in der botanischen Klassifikation weiß. Die Chemotaxonomie nimmt eine regelrechte Zwitterstellung zwischen der Chemie der natürlichen Substanzen und der Botanik ein und steht deshalb erst am Anfang ihrer Entwicklung. Sie erfordert die Ausbildung von Spezialisten, die wenigstens zwei Disziplinen gleichzeitig beherrschen, nämlich sowohl die Biochemie und die Pflanzenchemie als auch die traditionelle Botanik. Doch leider sind solche Spezialisten sehr selten.
Das Prinzip der Chemotaxonomie beruht auf einer einfachen Überlegung: Bei Pflanzen, die sich gleichen und die deshalb von den Botanikern in Arten, Gattungen oder verwandte Familien eingeteilt worden sind, bestehen große Aussichten, daß sie sich auch in ihrer chemischen Zusammensetzung und folglich in ihren pharmakologischen Eigenschaften ähneln. Die Ähnlichkeit ist nämlich nur der sichtbare Ausdruck für das gemeinsame Erbgut. Es ist also eine logische Schlußfolgerung, daß eine solche Ähnlichkeit nicht auf die sichtbaren Merkmale beschränkt sein muß, wie beispielsweise auf den Aufbau der Blüten, worauf sich die gesamte botanische Klassifikation stützt, sondern sich auch in den biochemischen Merkmalen (Enzymgehalt sowie metabolische und biosynthetische Eigenschaften, die die chemische Zusammensetzung bestimmen) äußert und vielleicht sogar in den physiologischen Merkmalen (Widerstandsfähigkeit gegen Trockenheit, Parasiten usw.) eine Entsprechung findet. Die Überlegung der Wissen-

schaftler lautet also: Wenn eine bestimmte Art eine spezielle Wirksubstanz besitzt, dann ist es sehr wahrscheinlich, diese oder ähnliche Substanzen auch in den Arten zu finden, die unmittelbar mit ihr verwandt sind.

In der Tat lassen sich zwischen botanischen und chemischen Merkmalen klare Übereinstimmungen feststellen, denn jede Klassifikationseinheit (Art, Gattung, Familie, ja, selbst ganze Gruppen von Familien) hat gewissermaßen ihr eigenes chemisches Grundmuster. Ein Experte wird also wissen, daß er eine bestimmte Wirksubstanz eher in der einen als in der anderen botanischen Gruppe zu suchen hat. Er weiß, daß alle Lippenblütler ätherische Öle enthalten, daß die Wolfsmilchgewächse Latex produzieren, daß die Mohngewächse Alkaloide und die Rosengewächse vor allem in ihren Wurzeln Gerbstoffe enthalten, daß die Malvengewächse Pflanzenschleim enthalten, daß die Hundsgiftgewächse reich an hochwirksamen Alkaloiden oder Glykosiden sind, daß die Enziangewächse Bitterstoffdrogen sind usw. So sagte schon der große Schweizer Botaniker Augustin de Candolle Anfang des vorigen Jahrhunderts: »Bei den Enziangewächsen, mehr noch als bei vielen anderen Familien, fällt die Übereinstimmung der Formen und Eigenschaften sofort auf. Alle diese Pflanzen schmecken bitter, denn in ihrem Kraut und besonders in ihren Wurzeln sind Bitterstoffe enthalten.« Und Candolle erkannte schon damals die Möglichkeiten der Chemotaxonomie: »Ich wünsche mir sehr, daß meine Arbeit einem fähigen Chemiker in die Hände fällt und daß dieser dazu bewogen wird, eine Reihe von Experimenten durchzuführen und aus jeder Familie einige Pflanzen zu analysieren und so herauszufinden, ob die unmittelbaren pflanzlichen Stoffe auch im Saft oder in den entsprechenden Pflanzenteilen von Arten oder Gattungen aus der gleichen Ordnung mehr oder weniger enthalten sind.«

Dieser bedeutende Naturforscher ahnte bereits damals, daß es über das äußere Erscheinungsbild hinaus eine bestimmte Ordnung in der Natur gibt, und daß jede botanische Art auch immer etwas ganz Bestimmtes produziert. Die Pflanzen besitzen, wenn man so will, einen »Familiengeist«, danach spezialisiert sich jede Familie auf ihre eigene Chemie, ebenso wie sie ihre eigene Blütenform entwickelt.

Verschiedene Wege, die zu ein und derselben chemischen Verbindung führen...

Die Tendenz, von der äußeren auf eine innere Ähnlichkeit zu schließen, ist so alt wie der Mensch selbst. Alle von der modernen Ethnologie in den unterschiedlichsten menschlichen Kulturen beobachteten Klassifikationsvorgänge folgen einem ähnlichen Schema, das – bewußt oder unbewußt – die tiefere Ordnung hinter der Vielfalt der Lebewesen und Dinge zu entdecken versucht, eine Ordnung, die alles verbindet und durch die das Universum zusammengehalten wird. Doch auf dem Gebiet der Chemotaxonomie gibt es unzählige Fallen, und die botanischen oder chemischen Ähnlichkeiten können durch zufällige Konvergenzen entstanden sein, ohne daß sie einer wirklichen Erbverwandtschaft entsprechen. Es ist z.B. einleuchtend, daß zwischen einem kleinen Schmarotzerpilz wie dem Mutterkorn und den in tropischen Gärten wachsenden großen farbigen Prunkwinden *(Ipomoea)* keine direkte botanische Ähnlichkeit besteht. Dennoch gelingt beiden die komplizierte Synthese der Lysergsäure, eines Wirkstoffes, der in sämtlichen Mutterkornalkaloiden enthalten ist und aus dem das berühmt-berüchtigte LSD entstand. Es wäre absurd, so unterschiedliche Pflanzen wie einen Pilz und eine Winde in der gleichen Gattung oder Familie zusammenzufassen, nur weil sie beide den gleichen Wirkstoff entwickeln, der so spezifisch ist, daß er nirgendwo sonst in der Natur vorkommt.

Es gibt übrigens keinen Beweis dafür, daß die in den Pflanzen stattfindenden Wege der Synthese identisch sind. Viele Wege führen nach Rom, und die Ausgangspunkte müssen nicht unbedingt identisch sein. Auch der Stoffwechsel kennt viele Wege, um ein und dasselbe Ziel zu erreichen, Wege, die das Leben nimmt, um inmitten der lebenden Materie die empfindlichen chemischen Strukturen zu entwickeln, die ihm seine Eigenschaften verleihen. Am Anfang stehen zwei einfache Verbindungen: das Kohlendioxyd aus der Luft und das Wasser aus dem Boden. Diese werden von der Pflanze aufgenommen und in den chlorophyllhaltigen Blättern mit Hilfe der Sonnenenergie zu einfachen Kohlenhydraten umgewandelt. An diesem Punkt setzen die mannigfaltigen Wege der biochemischen Stoffwechselprozesse ein, vergleichbar mit den immer feiner werdenden Verästelungen eines hundertjährigen Baumes. An den äußeren Enden der Zweige dieses Baumes

befinden sich die spezifischen Verbindungen, von denen jede gewissermaßen ihren eigenen Stammbaum hat, ihren eigenen Entwicklungsweg, ihre »Biogenese«, wie der Wissenschaftler sagt. Sehr häufig laufen aber nun zwei oder sogar drei Wege am Ende wieder zusammen, um zu derselben Struktur zu führen.
So können beispielsweise die Indolderivate, die für die hochwirksamen Alkaloide der Hundsgiftgewächse so typisch sind, in der Pflanze aus zwei unterschiedlichen Verbindungen entstehen: aus dem Tryptophan oder aus dem Phenylalanin – es sind zwei völlig verschiedene Wege. Ebenso wird das in mehreren botanischen Familien vorkommende Alkaloid Anabasin von der Natur auf zwei unterschiedlichen Wegen synthetisiert: Beim Tabak entsteht Anabasin aus der Verbindung eines Lysinmoleküls mit einem Nikotinsäuremolekül, während es sich bei den Hülsenfrüchtlern lediglich aus einer Verbindung zweier Lysinmoleküle entwickelt. Es wäre natürlich völlig falsch, den Tabak bei den Hülsenfrüchtlern einzuordnen, nur weil er auch Anabasin enthält, während alle anderen botanischen Merkmale der Pflanze sie als typisches Nachtschattengewächs kennzeichnen. Wie in den vorangegangenen Fällen ergibt sich die chemische Analogie aus einer zufälligen Konvergenz: Es besteht zwar eine Analogie, jedoch keine Homologie, genauso wie ein braungebrannter Mensch noch lange kein Mischling ist, selbst wenn beide eine braune Hautfarbe haben – ein identisches Ergebnis, das durch völlig unterschiedliche Vorgänge eintreten kann, von denen der eine genetisch bedingt und der andere auf Umwelteinflüsse zurückzuführen ist.

...und identische Wege, die zu unterschiedlichen Verbindungen führen

Doch auch das umgekehrte Phänomen ist möglich: Scheinbar sehr unterschiedliche Substanzen können durch die Art und Weise, wie sie in der Pflanze gebildet werden, d. h. durch ihre Biogenese, eng miteinander verwandt sein. So bestehen z. B. enge Beziehungen zwischen dem Chinin und dem Yohimbin, obwohl die Strukturen dieser beiden Alkaloide auf den ersten Blick sehr verschieden erscheinen. Beide treten in der Familie der Röte- oder Krappgewächse *(Rubiaceae)* auf. Das verstärkt die These der Verwandtschaft von Chinin und Yohimbin, und diese ist, wie mit Hilfe gekennzeichneter Moleküle bewiesen werden konnte, auf identische chemische Prozesse während der Molekülbildung zurückzuführen. Ein noch überzeugenderes Beispiel finden wir im Mädchenauge *(Coreopsis)*: Bei den Arten dieser Gattung hat man zwei Substanzen entdeckt, die sich ganz unterschiedlich verhalten. Die erste besteht aus einer langen Kohlenstoffkette mit Doppelbindung (Äthyl) oder Dreifachbindung (Acetyl), während die zweite von ähnlicher Struktur ist, aber die Kette mittels einer aromatischen Bindung schließt. Zwischen den beiden Substanzen gibt es, was die chemischen Eigenschaften betrifft, keine Gemeinsamkeiten. Aber tatsächlich können so unterschiedlich erscheinende Substanzen in bezug auf ihre Biogenese von absolut identischen enzymatischen Prozessen herrühren, mit Ausnahme des letzten Stoffwechselschrittes, der zur Schließung der Kette führt und den die Organiker »Aromatisierung« nennen.

Die Chemotaxonomie ist also eine Wissenschaft mit vielen Feinheiten, an die sich nur erfahrene Spezialisten heranwagen können. Schon jetzt hat sie sowohl den Botanikern als auch den Pharmakologen große Dienste erwiesen.

Die Botaniker bringen sie nutzbringend an, um innerhalb des Klassifikationssystems die Position bestimmter Familien zu klären. Dazu einige Beispiele: Rote Rüben oder Rote Beete fallen durch ihre Pigmentbildung auf und durch ihre veränderlichen Farben, die unvermittelt von Rot in Blau übergehen. Diese Färbung wird durch bestimmte Farbstoffe hervorgerufen, die nach der Rübe *(Beta)* genannt sind: die Betacyanine, die im Unterschied zu allen ähnlichen Strukturen ein Stickstoffatom besitzen. Diese Farbstoffe wurden ausschließlich in Familien gefunden, die sich ähneln und zur gleichen botanischen Ordnung gehören: den Zentrospermen oder Achsensamern. Ihr Vorhandensein ist ein typisches Merkmal dieser Ordnung. Die Botaniker waren sich lange Zeit nicht einig, welche Position die Familie der Kaktusgewächse innerhalb der botanischen Klassifikation einnimmt. Die überwiegende Zahl der Botaniker ordnete sie den Eukalyptusgewächsen zu, denn in der Tat unterscheidet sich eine Kaktusblüte mit ihren unzähligen Staubgefäßen nur unwesentlich von einer Eukalyptusblüte. Andere reihten sie aus ihren eigenen Gründen bei den Zentrospermen ein. Es gab jedoch kein ausschlaggebendes Argument für das eine oder andere Lager, und der Zweifel blieb. Erst durch die Entdeckung der Betacyanine in den Kaktus-

gewächsen gelangte man zu einer eindeutigen Aussage, und es bestand kein Zweifel mehr an der Zugehörigkeit zu den Zentrospermen.
Ebenso verhielt es sich mit der kleinen Familie der Didiereazeen, bizarr geformter Bäume, die nur auf Madagaskar wachsen. Ihr Platz innerhalb des Klassifikationssystems blieb so lange rätselhaft, bis man auch bei ihnen Betacyanine fand. Mit Hilfe des chemischen Faktors kann man sich hier eindeutig zugunsten einer der bestehenden Thesen entscheiden, und zwar immer dann, wenn dieser Faktor vermutete Verwandtschaften oder bereits festgestellte Ähnlichkeiten bestätigt, die jedoch noch unzureichend waren, um einstimmig und klar überzeugen zu können. Tatsächlich treten bei sehr vielen Familien solche Ähnlichkeiten mit anderen botanischen Gruppen zutage, die die Botaniker in die Irre führen. Die Position einer Familie innerhalb der Klassifikation wird allein von der Gesamtheit der richtig ausgewählten gemeinsamen Merkmale bestimmt, und hierbei sollten die chemischen Merkmale nicht außer acht gelassen werden.
Hier stoßen wir auf die Grundregel über die Merkmalbewertung, die schon von Jussieu aufgestellt worden ist und die besagt, daß eine Ähnlichkeit nur dann in Betracht gezogen werden kann, wenn sie sich auf eine ganze Reihe von Merkmalen bezieht. In unseren zwei Beispielen ist es die Entdeckung der Betacyanine, die den Ausschlag gibt, weil dieser Ähnlichkeitsfaktor noch zu anderen bereits festgestellten Ähnlichkeiten zwischen diesen zwei Familien und den Zentrospermen hinzukommt. Doch alleine reicht er nicht aus. Es wäre z. B. absurd, die Bevölkerung aufgrund eines zufällig gewählten Faktors, beispielsweise der Schuhgröße, in zwei Gruppen einzuteilen...
Ein weiteres Beispiel sind die *Alangiaceae*, deren botanische Zuordnung lange sehr umstritten war. Als im *Alangium lamarckii* eine Reihe besonderer Alkaloide, die Emetine, entdeckt wurden, bestätigte sich, daß diese kleine Familie der Ordnung der Rötepflanzen nahekommt, was bereits von einigen Botanikern vermutet worden war. Emetin ist tatsächlich das spezifische Alkaloid der Brechwurzarten, jener Rötegewächse, die in den Urwäldern des Amazonas wachsen und sowohl einen starken Brechreiz verursachen als auch ein wirksames Mittel gegen Ruhr darstellen. Das Vorhandensein von Emetin und seinen Nebenalkaloiden läßt, wie wir gesehen haben, auf identische biosynthetische Prozesse schlie-

ßen und ist daher ein wichtiger Hinweis darauf, daß ein Zusammenhang zwischen diesen Gruppen besteht. Er ist um so stichhaltiger, als er andere, bereits festgestellte Übereinstimmungen der morphologischen, anatomischen und sonstigen Merkmale verstärkt.

Forschungen ohne Ergebnis

Ebenso wie die Chemotaxonomie einem ratlosen Botaniker zu Hilfe kommen kann, so kann sie auch dem Pharmakologen bei der Suche nach neuen wirksamen Pflanzen nützen. Doch dazu ein konkreter Fall: Vor einigen Jahren untersuchte ein großes pharmazeutisches Laboratorium eine Reihe von Drogen, die in der traditionellen Heilkunde Westafrikas als wirksam gelten. Bei einer dieser Drogen wurden in den pharmakologischen Tests eine starke psychotonische Wirkung festgestellt, die in einer Anregung der Großhirnrinde bestand und die Versuchstiere lange wachhielt. Die Untersuchungen wurden daraufhin vorangetrieben, denn man wollte den eigentlichen Wirkstoff isolieren. Er hätte für den großen Markt jener Medikamente gebraucht werden können, die die psychische Spannkraft älterer Menschen steigern. Zusammen mit den Mitteln zur Erweiterung der Blutgefäße und zur Anregung des Kreislaufs stellen diese eine nahezu unbegrenzte Palette von Medikamenten. Doch seltsamerweise schlugen alle Extraktionsversuche fehl, denn die als Alkaloid identifizierte Wirksubstanz schien sich während des Vorgangs zu verflüchtigen. Nach jahrelangen Bemühungen gelang es schließlich, die Substanz zu identifizieren: Zur großen Enttäuschung handelte es sich nur um das Ephedrin, ein ganz gewöhnliches Alkaloid in der Heilkunde. Der in China seit 5000 Jahren bekannte Wirkstoff der Ephedraarten ist tatsächlich eine sehr unbeständige Verbindung, und daraus lassen sich die Schwierigkeiten erklären, die man mit der Extraktion hatte.
Natürlich wurden die Untersuchungen von einem Team fachkundiger Chemiker durchgeführt, doch leider besaßen sie nicht die geringsten Botanikkenntnisse. Nicht einer von ihnen war auf die Idee gekommen, nach der Position der Familie zu fragen, der diese Pflanze innerhalb der botanischen Klassifikation angehörte. Nun ist diese Familie aber unmittelbar mit der der Spindelbaumgewächse *(Celastraceae)* verwandt, und es ist bekannt, daß mehrere

Arten ephedrinähnliche Alkaloide enthalten. Fest steht, daß die Untersuchungen wesentlich früher zu einem Ergebnis geführt hätten und auch nicht so kostenaufwendig gewesen wären, hätte man diesen Zusammenhang schon vor den mühsamen Extraktionsversuchen erkannt, denn dann wäre es von vornherein möglich gewesen, eine Hypothese über das Vorhandensein von Ephedrin aufzustellen. Allerdings hätte es eines sachkundigen Botanikers bedurft, der mit den Feinheiten der Chemotaxonomie vertraut gewesen wäre, um so dem Team der Organiker mit nützlichen Ratschlägen zur Seite zu stehen. Derartige Enttäuschungen sind in der Pharmaindustrie gang und gäbe, und sie sind ein Grund dafür, warum sich die Industrie so oft weigert, mit Drogen pflanzlichen Ursprungs zu arbeiten. Da das Studium nicht gleichermaßen für eine botanische und eine chemische Sachkenntnis sorgt, lassen sich Mißerfolge nicht vermeiden, und mancher Pharmakologe bleibt lieber dabei, die Entwicklung gesuchter Substanzen mit den klassischen Methoden der synthetischen Chemie zu versuchen.
Bei der ephedrinhaltigen Pflanze handelt es sich jedoch um einen Einzelfall. Meistens ist der Umgang mit der chemischen Taxonomie wesentlich einfacher und ergibt sich aus einer rein instinktiven Überlegung, nach der die Wirkstoffe in den Pflanzen gesucht werden, die unmittelbar mit einer bedeutenden Heilpflanze verwandt sind. Diese steht gewissermaßen am Anfang einer Versuchsreihe. Man erforscht jetzt nach und nach die anderen zu dieser Gattung zählenden Arten und allmählich dann die verwandten Gattungen, bis man die gesamte Familie erfaßt hat. Auf diese Weise fand beispielsweise der Wollige Fingerhut Eingang in die Heilkunde, nachdem man die gesamte Gattung Fingerhut systematisch auf ihre biochemischen und pharmakodynamischen Eigenschaften durchforscht hatte.

Systematische Analogieforschung

Diese Methode der analogen Forschung ist das exakte Pendant zu dem, was die Chemiker durchführen, wenn sie, ausgehend von einem natürlichen Modell, analoge Molekülstrukturen synthetisieren und auf diese Weise den Weg für eine große Medikamentenreihe ebnen. Nur bezieht sich die Analogie hier nicht mehr auf die Moleküle, sondern auf die Pflanzenarten, die diese hervorbringen. Beim Fingerhut ist natürlich der Rote Fingerhut der »Stammvater«. Die Eigenschaften dieses ehrwürdigen Vorfahren wurden 1775 zufällig von dem englischen Arzt William Withering entdeckt. Auch der artverwandte Wollige Fingerhut – kleiner im Wuchs und nicht so auffällig in der Farbe – liefert wichtige Medikamente, die sich in ihrer Wirkung auf den Herzmuskel etwas von denen des Roten Fingerhutes unterscheiden: Die Wirkung tritt schneller ein, hält aber nicht so lange an; die Wirkstoffe werden frühzeitig wieder ausgeschieden, und es kommt zu keinem Kumulationseffekt. Diese Medikamente sind deshalb in Langzeitbehandlungen, wie sie bei Herzkrankheiten oft nötig sind, besser verträglich. Andererseits hemmt der Wollige Fingerhut den Rhythmus des Herzschlages nicht so stark, wie er den Blutumlauf im Körper beschleunigt, wie dies beim Strophantin der Strophanthusarten der Fall ist. Diese Besonderheiten beim Wolligen Fingerhut sind auf eine Reihe von Glykosiden zurückzuführen (Lanatoside C und deren Abkömmlinge), die der Rote Fingerhut nicht besitzt.

In anderen Reihen lassen sich durch die systematische Erforschung der mit der »Stammpflanze« verwandten Pflanzen die gleichen Wirkstoffe finden. So enthalten alle Arten des Stechapfels, des Bilsenkrautes und der Duboisia die in der Tollkirsche vorkommenden Basisalkaloide Hyoscyamin und Skopolamin, wenn auch in unterschiedlichen Mengen. Zur Extraktion dieser Alkaloide wählt man deshalb als Rohstoff die Pflanzen mit dem höchsten Alkaloidgehalt aus, was in diesem Fall die australischen Duboisiaarten sind. Diese Nachtschattengewächse ähneln sich in Zusammensetzung und Eigenschaften, und sie wurden praktisch von sämtlichen Kulturgemeinschaften und Zivilisationen in der ganzen Welt verwendet, sei es als schwache oder starke Gifte von den Zauberern, als Halluzinogene oder schließlich als Hypnotikum und Schlafmittel, je nach Dosis und Anwendungsart. Sie sind ein schönes Beispiel dafür, wie ein pharmakologischer und ethnopharmakologischer Konsens entsteht, der auf dem Vorhandensein gleicher Wirkstoffe in verwandten Pflanzen beruht, die sich rein äußerlich stark voneinander unterscheiden. Dieser Konsens entstand in grauer Vorzeit, als der Mensch noch nichts über Wirkstoffe wußte und sein Wissen allein auf die Erfahrung gründete.

Die Suche nach Übereinstimmungen oder Ähnlichkeiten ist natürlich um so interessanter, wenn sie spezifische und besonders seltene Substanzen betrifft und nicht die Stoffe des Primärstoffwechsels, die in allen Arten vorkommen und die sozusagen deren Grundstock darstellen. In der chemischen Taxonomie ist man daher bestrebt, sich auf ganz bestimmte Arten zu konzentrieren und auch die feineren Verästelungen der chemischen Biogenese zu erforschen. Aber vergessen wir nicht: Auch diese Verästelungen gehen vom gleichen Stamm aus oder sind im gleichen Humus verwurzelt: in den wenigen chemischen Grundstoffen des Lebens. Diese Grundstoffe sind allen Lebewesen gemein, nur können die Pflanzen daraus, besser noch als die Tiere, so komplexe und eigentümliche Substanzen synthetisieren. Hier bietet sich ein Vergleich der synthetischen Fähigkeiten von Pflanzen und Tieren an: Weil die Tiere nicht in der Lage sind, die Photosynthese durchzuführen, mußten sie es den Pflanzen überlassen, Kohlenstoff und Stickstoff zu binden, Farbstoffe, Vitamine, Antibiotika, Glykoside, Alkaloide, Terpene usw. zu produzieren – all jene Substanzen, die sie selbst praktisch nicht herstellen können, zumindest nicht in großen Mengen. Sie können nicht einmal den Benzolring und die Terpenstrukturen synthetisieren, ein Vorgang, der bei den Pflanzen häufig zu beobachten ist. Die chemischen Leistungen der Tiere sind also mehr als bescheiden, abgesehen von der Hormonbildung, denn auf diesem Gebiet sind sie Meister... Und wozu mit großer Mühe etwas produzieren, wenn es in der Nahrung enthalten ist?

Pflanzen als Hormonlieferanten

Die Tiere haben große Mühe in Syntheseleistungen gesteckt, bei denen die Pflanzen im allgemeinen versagen, weil sie dafür auch keine Verwendung haben; gemeint sind die Hormone sowie die chemischen Substanzen und die chemischen Überträgerstoffe des Nervensystems. Doch seltsamerweise und aus noch immer rätselhaften Gründen sind auch bestimmte Pflanzen in der Lage, hormonähnliche Substanzen zu synthetisieren, die, sobald sie in den Organismus gelangt sind, das Nervensystem beeinflussen: Es sind dies die Verbindungen, die Halluzinationen hervorrufen, weil sie eine verblüffende Ähnlichkeit mit den chemischen Überträgerstoffen des Gehirns besitzen und an deren Stelle treten können. Sogar in der Hormonchemie selbst haben die Pflanzen, obwohl sie sich sonst so gut wie gar nicht auf diesem Gebiet hervortun, der Heilkunde große Dienste erwiesen. So bei der Synthese der Steroidhormone, die aus ungewöhnlichen Forschungen hervorgingen, an denen so unterschiedliche Fachrichtungen wie die organische Chemie, die Mikrobiologie, die Botanik und die Agrarwissenschaft beteiligt waren und bei denen den Forschern schließlich die Pflanzen als letzter Ausweg erschienen. Diese Hormone besitzen alle dieselbe Grundstruktur, d.h. als Grundkörper ein 4-Ringe-System (Cyclopentanoperhydrophenanthren, oft einfach als »Steroid« bezeichnet). Ihre Geschichte beginnt mit der Entdeckung der weiblichen Sexualhormone (1929 das Follikelhormon, 1934 das Gelbkörperhormon) und der männlichen Sexualhormone (1931 das Androsteron, 1935 das Testosteron). Leider stieß die Einführung dieser Hormone in der Heilkunde gleich auf ein unüberwindbares Hindernis, denn die extrem geringe Ausbeute aus tierischen Organen erschwerte die Extraktion und ließ die Preise der Produkte ins Unermeßliche steigen. Auch synthetisch konnte man diesen berühmten Kern mit dem 4-Ringe-System nicht herstellen.

Die Hoffnung, den therapeutischen Bedarf allein aus den Extraktionsprodukten decken zu können, mußte bald aufgegeben werden, denn A. Butenandt benötigte schon 25000 Liter männlichen Urin für die Gewinnung von 15 mg Androsteron, und die Eierstökke von 50000 Säuen hatten auch nur 20 mg Progesteron (Gelbkörperhormon) ergeben. Ebenso hatte Laqueur 100 kg Stierhoden gebraucht, um 10 mg Testosteron zu extrahieren.

1936 fanden Kendall und Reichstein eine neue Hormonreihe. Diese Hormone waren zwar auch nach demselben Molekularmodell aufgebaut, doch wurden sie diesmal in der Nebennierenrinde lokalisiert. Sie erregten großes Interesse, nachdem die amerikanischen Forscher 1949 die antirheumatischen Eigenschaften des Cortisons, das zu den wichtigsten Hormonen innerhalb dieser Reihe zählt, aufgezeigt hatten. Die Nachricht dieser Entdeckung, die Millionen von unheilbaren Rheumakranken auf der ganzen Welt neue Hoffnung geben sollte, erfuhr jedoch sofort eine ernsthafte Einschränkung: Um einen einzigen Rheumakranken einen Tag lang zu behandeln, benötigte man sämtliches Cortison, das aus der Galle von vierzig Tieren extrahiert worden war. Und der Hersteller des getesteten Präparates mußte 18000 Dollar für die dreiwöchige Behandlung eines einzigen Kranken aufwenden.

Angesichts des großen zu erwartenden Bedarfs stand es daher außer Frage, sich für die Herstellung dieser Hormone der Extraktionsverfahren zu bedienen. Der Großviehbestand auf der ganzen Welt hätte nicht ausgereicht, um allein die Rheumakranken in den USA ein Jahr lang zu behandeln. Aber es war auch kein Syntheseweg bekannt, um diesen wertvollen Steroidkern herzustellen. Deshalb machte man schleunigst eine Aufstellung über die natürlichen Substanzen, in denen diese Struktur möglicherweise enthalten war. In dieser Zeit spielte auch William Lawrence, ein Mitarbeiter der *New York Times*, über den Margaret Kreig in ihrem Buch *La Médecine verte* ausführlich berichtet, eine bemerkenswerte Rolle.[33] Nachdem dieser Journalist erfahren hatte, daß es in Afrika eine Pflanze gab, die in ihrem Samen eine Verbindung von cortisonähnlicher Struktur enthielt, löste er eine regelrechte Jagd nach der Pflanze aus. Diese Verbindung, das Sarmentogenin, bot in der Tat gegenüber anderen, auch für die Hormonsynthese geeigneten Ausgangssubstanzen den beträchtlichen Vorteil, daß sie am elften Kohlenstoffatom ein Sauerstoffatom aufwies. Dieses Atom sollte die Synthetisierung von Cortison wesentlich erleichtern, denn es wäre ein schwieriges Unternehmen gewesen, das Atom auf dem Weg der klassischen Chemie an diesen Platz zu bringen. Diese wertvolle chemische Besonderheit trat bei anderen Rohstoffen nicht auf, auch nicht bei der Desoxycholsäure der Galle, aus der die Synthese anfangs ebenfalls möglich erschien, jedoch nur mittels 36 verschiedener chemischer Reaktionsschritte und nur mit einem kläglichen Ertrag. Darüber hinaus kam man mit der Galle wieder auf das Problem zurück, daß es sich um einen tierischen Rohstoff handelte, der zwar reichlicher vorhanden war als die Hormone selbst, aber dennoch in seiner Verwendung begrenzt war. Sofern die Stammpflanze gefunden und in großem Stil angebaut würde, müßte Sarmentogenin als Rohstoff eine ausreichende Versorgung sichern und eine rentable Synthese des Cortisons ermöglichen.

Die Jagd nach den Strophanthusarten

Das 1915 in den Samen des *Strophanthus hispidus* entdeckte und in Afrika als starkes Pfeilgift verwendete Sarmentogenin konnte später in den Samen derselben Pflanzen nicht mehr gefunden werden.

Die Forscher interessierten sich inzwischen aus ganz anderen Gründen für die Strophanthusarten: Sie suchten die Glykoside. Drei dieser Glykoside besitzen herzwirksame Eigenschaften, die denen des Fingerhutes vergleichbar sind und die sie zu wertvollen Medikamenten bei Herzinsuffizienz machen. Wegen ihrer starken und raschen Wirkung werden sie bei Notfällen eingesetzt, und die Herzmedizin könnte ohne das berühmteste dieser Mittel, das aus dem *Strophanthus gratus* extrahierte Strophanthin, heute nicht mehr auskommen. Was das Sarmentogenin anbelangt, so einigte man sich schließlich darauf, daß es sich bei der ursprünglichen Pflanzenprobe wohl um eine Verwechslung oder einen Bestimmungsfehler gehandelt haben mußte, denn diese Substanz ließ sich in den Samen des *Strophanthus hispidus* nicht mehr nachweisen. In der Tat gelang es erst sehr viel später, diese wertvolle Substanz in einer als *Strophanthus sarmentosus* bezeichneten Pflanzenprobe wiederzufinden und erneut zu extrahieren. Damals bekam sie auch ihren Namen »Sarmentogenin« nach der Art, der sie entstammte. Diese afrikanische Strophanthusart mußte allerdings noch gefunden werden, um sie dann in ausreichenden Mengen anzubauen.
Der Berichterstatter der *New York Times*, der sehr darauf bedacht war, seinem Land die Kontrolle über diesen kostbaren Rohstoff zu sichern, schaltete sogar Präsident Truman ein und setzte durch, daß eine geheime Forschungsmission in Afrika durchgeführt werden konnte. Doch die mächtige Baseler Pharmaindustrie war auch schon mit der Angelegenheit beschäftigt und hatte ihrerseits eine Expedition zu demselben Zweck entsandt. Das Geheimnis war bald kein Geheimnis mehr, und am 16. August 1949 schrieb der Journalist folgendes in der Kolumne seiner Zeitung: »Der Strophanthussamen bietet diverse Vorteile: Chemisch gesehen, steht er dem Cortison siebzehnmal näher als jede andere tierische Substanz, und 1 Tonne Samen ergibt ebensoviel Cortison wie 12500 Tonnen Rinder. Aus diesem Grunde wird der Strophanthus sicherlich eine der bedeutendsten Pflanzen der Welt werden, erweist sie sich doch als wahres Lebenselixier für Millionen von Menschen.« Die damals bekannten 45 Arten wurden daraufhin systematisch nach allen Regeln der chemischen Taxonomie untersucht, in der Hoffnung, das Sarmentogenin wiederfinden und extrahieren zu können. Die von den pharmazeutischen Laboratorien Upjohn und von der Firma Penick, einem der weltgrößten

Hersteller von Drogen und heilkräftigen Pflanzen, organisierte Expedition sammelte neun Monate lang Pflanzen in Afrika, wo es inzwischen nur so wimmelte von Forschern. Im Laufe dieser Expedition wurden acht afrikanische Länder durchkämmt, 20000 Kilometer zurückgelegt und 23 Strophanthusarten gefunden, dennoch waren die Ergebnisse am Ende enttäuschend. Jeder mit der afrikanischen Flora halbwegs vertraute Botaniker weiß heute, daß diese buschartigen Kletterpflanzen wild wachsen und nur vereinzelt auftreten. Ihre riesigen Früchte erinnern an lange Zigarren und enthalten nur winzige Samen, so daß sie für große Erntemengen nicht geeignet sind. Weiterhin wiesen die Samen einen sehr unterschiedlichen Gehalt an Sarmentogenin auf, der von Art zu Art, ja, sogar von Pflanze zu Pflanze schwankte. Auch waren die sich aus dem Anbau ergebenden Probleme außerordentlich kompliziert, denn die kultivierte Pflanze wollte einfach nicht blühen, und das lag wahrscheinlich an der mangelnden Bestäubung. Der Strophanthus wurde daraufhin zugunsten eines anderen, leichter zugänglichen pflanzlichen Rohstoffs, der mexikanischen Yamswurzel (oder Igname), aufgegeben.

Der Sieg der Yamswurzel über den Strophanthus

Diese Pflanzen mit den eßbaren, knolligen Wurzelstöcken, die ein wenig an unsere Rübe erinnern, sind wildwachsend und enthalten in großen Mengen das Steroidglykosid Diosgenin. Die Yamswurzeln waren bereits im *Codex Basianus*, der größten Sammlung von Arzneimitteln des vorkolumbischen Amerika, verzeichnet. Aber wenn auch der Rohstoff in reichlichen Mengen vorhanden und der Diosgeningehalt sehr hoch war, so war doch die Umwandlung dieses Rohstoffes zu Hormonen wesentlich komplizierter als beim Sarmentogenin, denn die Substanz besaß nicht das wertvolle Sauerstoffatom am elften Kohlenstoffatom des Steroidskelettes. Also bedienten sich die Upjohn-Laboratorien eines Tricks, der heute in der synthetischen Chemie gang und gäbe ist und von dem wir bereits gehört haben, der jedoch damals eine entscheidende Neuerung für die Chemie der Steroidhormone bedeutete. Dieser Trick bestand ganz einfach darin, Mikroorganismen, die speziell im Hinblick auf ihre biosynthetischen Fähigkeiten ausgewählt wurden, jene Arbeitsvorgänge ausführen zu lassen, die mit den klassischen Methoden der organischen Chemie nicht durchführbar waren. Die Forscher der Firma Upjohn entdeckten, daß der Pilz *Rhizopus nigricans* diesen Vorgang mit Leichtigkeit schaffen konnte. Man brauchte lediglich das zu oxydierende Steroid in die Kultur einzusetzen, in der dieser Pilz wuchs, und in dem Maße, wie sich die Kultur durch Einwirkung des Pilzes entwickelte, wandelte sich auch das Steroid um. Dann brauchte es nur noch aus der Kultur extrahiert und isoliert zu werden. Nachdem dieser schwierige Reaktionsschritt vollzogen war, konnte die Synthese mit den normalen Methoden der organischen Chemie zu Ende geführt werden. Von dem Augenblick an stand der Herstellung der wertvollen antirheumatischen Medikamente auf Diosgeninbasis nichts mehr im Wege.

Diosgenin wurde zum ersten Mal 1936 von den Chemikern Tsukamoto und Ueno aus den Knollen japanischer Yamswurzeln extrahiert. Es sollten aber noch viele Jahre vergehen, in denen sämtliche bis dahin bekannten *Dioscorea*arten systematisch untersucht wurden, bis schließlich die interessantesten Arten gefunden waren: *Dioscorea composita* und *Dioscorea floribunda*, beide aus Mexiko, deren Knollen bis zu 4, ja, sogar 5% Diosgenin enthalten.

Inzwischen waren überall in der Welt neue interessante Arten entdeckt worden, von denen man übrigens einige, vor allem die *Dioscorea batatas*, als Stärkelieferanten kultivierte. Aber es waren schließlich die Mexikaner, die sich das Monopol auf das wertvolle Diosgenin mehr oder weniger sicherten. Die Yamswurzel wächst in Mexiko wild; sie ist so stark verbreitet, weil sie sich für die dort angewendeten, altertümlichen Anbaumethoden gut eignet. Wenn man nämlich zur Anlegung kleiner Anbauflächen die Vegetation ausrodet oder abbrennt, übersteht die wilde Yamswurzel dank ihrer Wurzeln diese Prozedur und ist auf diese Weise alle Konkurrenzgewächse los. Weiterhin können sich bei diesen Anbaupraktiken die Keime der Yamswurzel, die eine gewisse Ähnlichkeit mit den Augen der Kartoffeln haben, leicht vermehren. Es ist daher sehr einfach, Yams mit einem guten Ertrag zu ernten, ohne sich über Aussaat oder Anbau Gedanken machen zu müssen.

In Mexico City sowie in verschiedenen anderen Zentren werden die Yamswurzeln weiterverarbeitet zwecks Extraktion des Diosgenins und dessen Umwandlung zu 16-Dehydropregnenolon, einem wichtigen Zwischenprodukt, mit dem sich sowohl Sexualhormone und deren sämtliche Derivate, Empfängnisverhütungsmittel eingeschlossen, als auch Substanzen mit cortisonähnlichen Eigenschaften – heute als Corticoide bezeichnet – synthetisieren lassen.

Das weite Feld der Nebennierenrinden-Hormone

Dieses große wissenschaftliche Abenteuer ist das Ergebnis einer beispielhaften Zusammenarbeit zwischen Wirtschaftsunternehmen und Hochschulprofessoren. Zu Beginn schloß sich der amerikanische Hochschulprofessor Marker mit einem kleinen mexikanischen Laboratorium zur Firma Syntex zusammen und begann, systematisch die Dioscoreaarten zu analysieren. Später kam der junge und brillante Chemiker Carl Djerassi dazu. Er entwickelte die erste Antibabypille, deren Eigenschaften 1956 durch den Arzt Gregory Pincus nachgewiesen wurden. Damit war der Erfolg der Syntex gesichert, und 1975 sollte sich der Gewinn auf fast 100 Millionen DM belaufen.
Obwohl die englische Firma Glaxo eine ähnliche Substanz entwikkelte – das Hecogenin, ein Abfallprodukt aus der Weiterverarbeitung der Sisalagave –, gelang es ihr nicht, das Diosgenin aus seiner Vorrangstellung bei der Steroidsynthese zu verdrängen. Auch die 1962 von den Wissenschaftlern der französischen Roussel-Laboratorien unter der Leitung von Professor Velluz entwickelten Methoden zur Vollsynthese der Steroidhormone konnten das Monopol nicht erschüttern. Es ist jedoch sehr gut möglich, daß die Methoden zur Vollsynthese in Zukunft weiterentwickelt werden, und zwar aufgrund der sprunghaft ansteigenden Nachfrage nach Steroidhormonen. Bekanntlich bilden sie die Grundlage für alle kontrazeptiven Mittel, die heute in immer noch steigendem Maße in der ganzen Welt Verbreitung finden und für die ständig mehr pflanzliche Rohstoffe bereitgestellt werden müssen.
Es ist unmöglich, sämtliche Indikationen der Steroidhormone hier aufzuzählen, selbst wenn dies nur in Kurzform geschähe. Sie finden vor allem in der Gynäkologie Verwendung, denn sie regeln die Empfängnis, die Schwangerschaft und den Menstruationszyklus. Weiterhin werden sie zur Behandlung von Krebs an den Geschlechtsorganen eingesetzt: Prostatakrebs kann durch weibliche

Hormone und Brustkrebs durch männliche Hormone zum Stillstand gebracht werden. Die männlichen Hormone regen unter anderem die Knochenbildung an und begünstigen eine Gewichtszunahme, sie werden als Anabolika bezeichnet. Der Indikationsbereich der Corticosteroide ist so groß, daß er in alle Fachgebiete der Medizin hineinreicht; wegen ihrer entzündungshemmenden Wirkung können sie auf alle Organe und bei allen Krankheiten angewendet werden, wenn sie sich auch vorrangig zur Behandlung von Asthma und Rheumaleiden bewährt haben. Yamswurzel und Agave sind also die pflanzliche Ausgangsbasis für eine der umfangreichsten Medikamentengruppen in der modernen Heilkunde.

Wenn die Chemotaxonomie mittels einer systematischen Erforschung der Gattungen Strophanthus und Dioscorea auch zur Entdeckung der wertvollen Rohstoffe beigetragen und somit die Herstellung dieser Medikamente ermöglicht hat, so haben wir es doch vor allem den Erkenntnissen der Volksmedizin zu verdanken, daß die Jagd auf diese Pflanzen überhaupt in Gang kam und sich so überaus erfolgreich entwickelt hat.

8. KAPITEL

DER VERSINKENDE SCHATZ DER VOLKSMEDIZIN

Mit der Erforschung der empirischen Heilverfahren (Ethnopharmakognosie) eröffnen sich uns nahezu unbegrenzte Möglichkeiten für die Suche nach neuen Heilpflanzen. Wenn man an die wenigen hundert Arten denkt, deren chemische Zusammensetzung und heilende Eigenschaften mehr oder weniger genau bekannt sind, und dann an die 250000 bekannten höheren Pflanzenarten, dann läßt sich ermessen, wie unendlich groß die noch zu bewältigende Arbeit ist...

Ein schwieriger Dialog

Seit einigen Jahren bemüht man sich weltweit, im Rahmen der neuen Wissenschaft der Ethnopharmakognosie, in jedem Land eine Liste der von den Heilkundigen oder der Volksmedizin verwendeten Pflanzen aufzustellen. Angesichts der Reichhaltigkeit dieser Listen und der Vielfalt der festgestellten Indikationen muß man sich fragen, ob nicht alles im Pflanzenreich irgendeine Wirkung magischer oder therapeutischer Art hat oder zumindest haben kann. Es ist sehr schwierig, die Vorarbeit auf diesem riesigen Gebiet zu leisten, denn es steckt voller Fußangeln, und man muß vielen Fallen aus dem Wege gehen. Zwischen den gesammelten Informationen und der objektiven Richtigkeit – sofern sie existiert – in bezug auf die Wirksamkeit eines bestimmten Mittels steht immer die Sprach- und Kulturbarriere. Die Geheimnisträger hüten sich, ihr Wissen unmittelbar preiszugeben, und häufig führen sie die neugierigen Forscher auf falsche Fährten. Da Forscher und Heiler in mehrerer Beziehung nicht dieselbe Sprache sprechen, reden sie meist aneinander vorbei. Diese Hürde kann nur mit einem großen Maß an Vertrauen, das man sich mit der Zeit erwerben muß, genommen werden. Doch die so zusammengetragenen Informationen sind keineswegs immer eine Garantie für die Heilwirkung dieser oder jener Pflanze: Nur mit genauen pharmakodynamischen und chemischen Experimenten ist eine klare Aussage möglich. Denn gerade in der Volksmedizin mischen sich Erkenntnisse und Irrtümer, Wahrheit und krasser Aberglauben. In jedem Fall wird die Arbeit eines Forschers durch einen Vermittler wesentlich erleichtert. Deshalb arbeiten die großen amerikanischen Laboratorien bei ihren Untersuchungen normalerweise mit den Krankenstationen der christlichen Missionen zusammen, weil dort die Sprache der Eingeborenen gesprochen wird. Zumindest begehen die Missionare nicht den Fehler, den Forschern gegenüber den einheimischen Namen einer Pflanze mit »Ich weiß nicht« wiederzugeben. Denn so antwortet der Heilkundige in seiner Sprache meist auf eine an ihn gestellte Frage.

Trotz der vielen Mißerfolge, Irrtümer und unwiederbringlichen Verluste bietet die Erforschung der traditionellen Heilverfahren und der empirischen Quellen des Wissens eine reichhaltige Informationsquelle und eröffnet viele neue Möglichkeiten für Entdekkungen. Zum Vergleich muß man sich nur vor Augen halten, wie unergiebig die systematische Erforschung von Heilwirkungen neuer chemischer Verbindungen ist: Nur jede 6000. Verbindung, nach Ansicht einiger Forscher nur jede 10000., hat die Chance, am Ende zu einem Medikament entwickelt zu werden. Die Erforschung der Kenntnisse von Heilkundigen läßt auf bessere Ergebnisse hoffen, weil sie nicht mehr ganz und gar dem Zufall überlassen bleibt. Wäre es nicht abwegig, auf diese Quelle des Wissens völlig zu verzichten und zu glauben, daß die Chancen, auf diesem Wege neue Pflanzen zu entdecken, doch nur zufallsbedingt seien? Dennoch meinen einige kluge Köpfe, diesen Standpunkt vehement verteidigen zu müssen. In der Vergangenheit hat eine bestimmte wissenschaftliche Richtung die Erforschung der Volksmedizin weit von sich gewiesen, so als müßte sämtliches Wissen, das von den traditionellen Kulturen auf der ganzen Welt in Tausenden von Jahren zusammengetragen worden ist, für null und nichtig erklärt werden. Für diese Männer hat die Welt erst mit dem 19. Jahrhundert begonnen.

Es ist noch gar nicht so lange her, daß die Vollsynthese von vielen für den einzig erstrebenswerten Weg auf der Suche nach neuen Medikamenten gehalten wurde. Doch die Zeiten haben sich geändert, und kein Pharmakologe würde eine solche Meinung heute noch teilen. Denn wir sind uns inzwischen dessen bewußt, daß die gesamte moderne Heilkunde auf das empirische Wissen zurückgreift, mit Ausnahme der wenigen synthetischen Verbindungen, die in der Natur keine Entsprechung finden. Und auch in Zukunft wird die moderne Heilkunde von den Extrakten und Wirkstoffen der Pflanzen profitieren, die seit jeher von den Heilkundigen verwendet worden sind: Das Weißholz der wildwachsenden Linde ist wiederentdeckt worden als erfolgreiches Medikament bei Leber- und Gallenleiden, Efeu dient neuerdings wieder als Basis für Hustensaft. Kohlauszüge werden wieder bei Magengeschwüren und Magenschleimhautentzündungen verabreicht, um nur einige Beispiele der gewöhnlichsten Pflanzen in Europa zu nennen, die im Laufe der letzten Jahre zu Medikamenten geworden sind.

Handeln, bevor es zu spät ist

Die systematische Erforschung traditioneller Heilverfahren wird heute immer dringlicher, einmal deshalb, weil die Medizin von den Ergebnissen dieser Forschungen nur profitieren kann, vor allem jedoch deshalb, weil die industrielle Zivilisation auf alle Kontinente übergreift und die Traditionen somit immer schneller verdrängt werden. Die Geheimnisse der Heilkundigen werden nicht mehr an die jüngeren Generationen weitergegeben, da sie durch die moderne Erziehung von den kulturellen Quellen ihrer Vorfahren ferngehalten werden. Mit den Heilkundigen, die heute sterben, verschwinden oft auch die Geheimnisse ihrer Vorfahren, die von Generation zu Generation durch mündliche Überlieferung unverändert weitergegeben worden sind und deren Stichhaltigkeit jeden Beobachter verblüfft. So könnte man sagen: »Wann immer in Afrika ein Greis stirbt, geht eine Bibliothek verloren.«
Schon bei Aristoteles heißt es: »Afrika hat immer etwas Neues zu bieten!« Das trifft auch noch auf unsere Zeit zu, und dieser riesige Kontinent hat uns noch längst nicht alle seine Geheimnisse offenbart. Tauchte in den Apotheken nicht erst kürzlich die Teufelskralle *(Harpagophytum procumbens)* auf? Sie stammt aus der Kalahariwüste, wo die Eingeborenen sie schon seit jeher als wundheilendes und antirheumatisches Mittel benutzen. Heute wird der aus der Teufelskralle zubereitete, sehr bitter schmeckende Tee zu den gleichen Zwecken, besonders in den Vereinigten Staaten und in der Bundesrepublik, viel getrunken. Eingehende Studien haben

gezeigt, daß der Wirkstoff dieser Pflanze, das Harpagosid, entzündungshemmende Eigenschaften besitzt, die denen des Phenylbutazons sehr ähnlich sind. Harpagosid ist übrigens auch in zwei ganz gewöhnlichen Pflanzen der europäischen Flora entdeckt worden, und zwar im Knotigen Braunwurz und in der Kleinblütigen Königskerze. Beide gehören zur Familie der Braunwurzgewächse, die wieder direkt mit den Sesamgewächsen verwandt ist, zu denen auch die Teufelskralle zählt. Anhand dieses schönen Beispiels wird deutlich, daß die Erforschung traditioneller Heilverfahren die Ausgangsbasis für neue Medikamente bilden kann, denn vielleicht läßt sich schon bald das Harpagosid mit Hilfe der Chemotaxonomie auch aus europäischen, für uns leichter zugänglichen Pflanzen extrahieren.

Trotzdem steckt die methodische Erforschung der traditionellen Heilverfahren noch in den Kinderschuhen. Es gibt nur wenige Länder wie beispielsweise Senegal, die bereits über ein vollständiges und detailliertes Verzeichnis ihrer traditionellen Heilmittel verfügen,[34] während einige Länder überhaupt noch keine derartige Aufstellung in Angriff genommen haben. In wieder anderen Ländern liegen bruchstückhafte Angaben vor, die hier und dort von vereinzelten Forschern durch Befragung von Heilkundigen und Fetischzauberern gesammelt worden sind. Im allgemeinen zeigen die in Europa oder den USA ausgebildeten afrikanischen Wissenschaftler wenig Interesse, eine Heilkunde zu studieren, die sie gelernt haben, als minderwertig anzusehen. Oft beschäftigen sich die Politiker mehr mit diesem Problem als die Wissenschaftler. Bestrebt, den Wert ihres kulturellen Erbes zu steigern, wollen sie ihre Traditionen wiederentdecken und richtig bewerten lernen. Aus diesem Grund fand unter der Schirmherrschaft des wissenschaftlichen Rates der Organisation für die Einheit Afrikas 1968 in Dakar das erste Symposium über die traditionellen Heilverfahren und Heilpflanzen in Afrika statt.[35] Seitdem sind zu diesem Problem zahlreiche Symposien, Kolloquien und internationale Konferenzen abgehalten worden, die von Organisationen wie der UNESCO oder der WHO (Weltgesundheitsorganisation) gefördert wurden. In ihren letzten Veröffentlichungen ist eine deutliche Entwicklung in den Vorstellungen und Absichten dieser bedeutenden Organisationen zu beobachten.

So erklärte der Sekretär der Weltgesundheitsorganisation in einem Leitartikel der *Santé du Monde* vom November 1977:

Schon viel zu lange sind die traditionelle Medizin und die sogenannte »moderne« Medizin ihre eigenen Wege gegangen, ohne einander kennen zu wollen. Verfolgen sie nicht beide dasselbe Ziel, wenn sie versuchen, die Gesundheit des Menschen und damit die Lebensqualität zu verbessern? Nur engstirnige Leute können der Ansicht sein, daß die eine medizinische Richtung nichts von der anderen zu lernen hat... Die Weltgesundheitsorganisation hat deshalb angeregt, die zahlreichen traditionellen Heilkundigen, die heutzutage in fast allen Ländern der Erde praktizieren, in die Gesundheitsprogramme miteinzubeziehen... Die überlieferte Kunst der Kräuterkundigen sollte nutzbringend angewendet werden. Ein Großteil der den heilkundigen Zauberern und Hexen bekannten Pflanzen besitzen tatsächlich die heilenden Eigenschaften, die ihnen vom Volksglauben zugeschrieben werden, und das Arzneibuch der modernen Medizin wäre wirklich arm ohne all die Zubereitungen, chemischen Produkte und Verbindungen, deren Ausgangsbasis Pflanzen, Pilze, Blüten, Früchte und Wurzeln sind.
Es kann keinen Zweifel darüber geben, daß die moderne Medizin noch viel von den Kräuterkundigen zu lernen hat. Eine Reihe von Gesundheitsministerien, insbesondere die der Entwicklungsländer, haben damit begonnen, die von den traditionellen Heilkundigen verabreichten Arzneien und Absude sorgfältig zu untersuchen, um festzustellen, ob ihre wirksamen Bestandteile Heilkräfte besitzen, die der »Wissenschaft« noch nicht bekannt sind. Wie auch immer die Ergebnisse dieser wissenschaftlichen Untersuchungen ausfallen werden, eines ist gewiß: Die vernünftige Anwendung von Pflanzen, Pilzen, Blüten, Früchten und Wurzeln in der primären Gesundheitspflege kann in großem Maße dazu beitragen, die hohen Kosten zu senken, die dem Gesundheitswesen durch die Medikamente entstehen.[36]

Erstaunliche Worte aus dem Munde eines Verantwortlichen dieses Ranges, und das schon vor zehn Jahren! Im Juni 1979 erschien sogar eine Sonderausgabe des UNESCO-Kuriers, die ausschließlich den Heilpflanzen gewidmet war.
Die Sowjetunion und China haben ihrerseits umfangreiche Forschungen zur Inventarisierung der Methoden und Mittel ihrer jeweiligen Volksmedizin unternommen. Scheinbar hat diese Volksmedizin nicht so sehr unter der Geringschätzung der Schulmedizin gelitten, wie das in Europa und in den Vereinigten Staaten der Fall war. Die Sowjetunion und China haben auf diesem Gebiet daher einen gewissen Vorsprung, denn die zwei medizinischen Richtungen – die Schulmedizin und die Volksmedizin – existieren dort friedlich nebeneinander. Das der traditionellen russischen Medizin gewidmete Buch von Paul Kourennoff und Georges Saint-Georges zeigt deutlich, wie viele der verzeichneten Rezepte denen in unserer eigenen Volksmedizin ähneln.[37] Das ist nicht

weiter verwunderlich, denn diese Heilmittel basieren auf der gleichen Flora des eurosibirischen Waldgürtels. Die Reichhaltigkeit der traditionellen Heilverfahren hängt natürlich mit der Reichhaltigkeit der Pflanzenwelt zusammen, d. h., eine mannigfaltige Flora hält für die Volksmedizin umfangreiche natürliche Ressourcen bereit. Daher sollten bei jeder wissenschaftlichen Untersuchung zuallererst die Ressourcen der einheimischen Pflanzenwelt geprüft werden, zugleich mit den ökologischen Verhältnissen, unter denen die jeweilige Bevölkerung lebt, deren Traditionen erforscht werden sollen.

Die auf diesem Gebiet insgesamt vorhandenen Ressourcen sind um so reichhaltiger, als jede Kulturgemeinschaft ihre eigenen Heilverfahren besitzt. Allein in den Gebieten mit Stammestraditionen (Schwarzafrika, Lateinamerika) werden unzählige Pflanzenarten zu therapeutischen Zwecken verwendet.

Auf der Suche nach einem gemeinsamen Nenner

Die vorhandenen Verzeichnisse liegen im allgemeinen als Pflanzenlisten vor. In diesen Listen ist der regionale Name jeder Pflanzenart entsprechend den verschiedenen Kulturgemeinschaften genau aufgeführt, dazu die Art der Zubereitung und der therapeutische Zweck der Droge. Leider sind diese Informationen noch sehr unvollständig und weit verstreut, und soweit mir bekannt ist, existiert kein grundlegendes Werk in Form einer Kartei oder eines Verzeichnisses, das laufend ergänzt wird, worin alle verwendeten Arten mit ihren regionalen Bezeichnungen, ihren Anwendungsbereichen, den botanischen und chemischen Beschreibungen sowie der dazugehörigen Bibliographie vollständig erfaßt sind. Die Dringlichkeit einer solchen zusammenfassenden Arbeit steht außer Frage. Mit den Mitteln der modernen Datenverarbeitung lassen sich dann interessante Wechselbeziehungen und Überschneidungen aufdecken, vor allem was die Arten und Gattungen betrifft, die von zahlreichen, oft über mehrere Kontinente verstreuten Kulturgemeinschaften zu ähnlichen therapeutischen Zwecken verwendet worden sind. In der Folge könnte man neue Forschungsprogramme mit genau formulierten Zielen aufstellen.

Es ist beispielsweise bekannt, daß die Samenöle der Flacourtiengewächse von der Bevölkerung in Fernost, jedoch auch von den

Afrikanern und den Südamerikanern, zur Behandlung der Lepra angewendet worden sind. In der Tat sind die antileprösen Eigenschaften dieser Öle, der sogenannten »Chaulmoograöle«, heute nachgewiesen. Ein weiteres Beispiel: Seit jeher werden auf Madagaskar bittere Getränke eingenommen, von denen man glaubt, daß sie die Manneskraft und den Kampfgeist der Männer steigern. Zur Herstellung dieser Getränke werden die Rinden verschiedener Arten der Rautengewächse (die Gattungen *Vepris* und *Evodia*) ausgewählt. Inzwischen konnte bewiesen werden, daß diese tatsächlich euphorisierende oder halluzinogene Eigenschaften besitzen. In Polynesien benutzte man ein ähnliches Rautengewächs (*Acronychia laevis*), um die in den Kampf ziehenden Krieger aufzuputschen.

Die Indianer wie auch die Europäer setzten Weidenrinden bei Fieberzuständen ein. Nach langen Forschungen entwickelte sich bei uns daraus das Aspirin, von dem die Afrikaner, so scheint es, ihre eigene Version haben: So kann man in Lomé (Togo) an bestimmten Abenden beobachten, wie Männer oder Frauen die Rinden von den großen Bäumen am Straßenrand (*Khaya senegalensis*) abschälen, um daraus fiebersenkende Tees zuzubereiten.

Die Inkas heilten die Lepra und andere Hautkrankheiten mit den Blättern eines Doldengewächses der Gattung Nabelkraut (*Hydrocotyle*), wie dies auch die Inder und Madagassen taten. Nach diesen Angaben wurden Untersuchungen durchgeführt, die die Eigenschaften der am weitesten verbreiteten Art, der *Hydrocotyle asiatica*, als Wundheilmittel bestätigten, worauf diese in der Heilkunde nutzbringend eingesetzt werden konnte.

Bei den der Lotusblume zugeschriebenen Eigenschaften gibt es ebenfalls erstaunliche Übereinstimmungen, die von der Mythologie symbolisch dargestellt werden: Im alten Ägypten wie in Indien zeugt die Lotusblume, die fest im Schlamm verwurzelt ist, jedoch aus dem Wasser herausragt, von der Vorrangstellung des Geistes über die Materie, von der Souveränität der Intelligenz. Die Christen erhoben sie zu einem Keuschheitssymbol, und die Chinesen benutzten sie seit alters gegen Liebeskummer, unruhige Träume und Schlaflosigkeit. Sämtliche Anwendungsformen stimmen mit der heutigen Verwendung dieser Pflanze und ihrer Verwandten, der Seerose, überein. Beide sind für ihre beruhigende und den Geschlechtstrieb dämpfende Wirkung bekannt.

Doch das spektakulärste Beispiel in diesem Zusammenhang stellen zweifelsohne die koffeinhaltigen Drogen dar. Jeder Kontinent leistet dazu seinen Beitrag: Amerika verwendete den Kakao, den Guarana (*Paullinia cupana*) und den Mate; Afrika hatte die Kolanuß und den Kaffee; Asien den Tee, und das wohl schon seit frühester Zeit. Die genannten Drogen dienen allesamt als Stärkungsmittel. Neue Forschungen haben bisher keine weiteren koffeinhaltigen Pflanzen mehr finden können. Doch leider sind solche offensichtlichen Übereinstimmungen eher eine Seltenheit. Meistens ergibt sich für die Drogen der Volksmedizin eine Vielzahl von Indikationen, die sich von einem Gebiet zum anderen oder sogar von einem Benutzer zum nächsten stark unterscheiden. Es ließen sich unzählige Fälle von Drogen mit den unterschiedlichsten Heilanzeigen nennen, von denen nur die eine oder andere durch Experimente bestätigt werden konnte. In der chinesischen Medizin beispielsweise war Asthma nur ein Anwendungsgebiet unter vielen anderen, für das die Ephedra eingesetzt wurde. Es ist jedoch das einzige, das die moderne Medizin beibehalten hat.

Die Geschichte des Fingerhutes

Die Giftigkeit des Roten Fingerhutes (*Digitalis purpurea*) war schon lange bekannt, auch wenn diese Pflanze nicht in den Werken der Antike verzeichnet ist. Im Mittelalter taucht sie in verschiedenen Allheilmitteln auf und wird für die unterschiedlichsten Zwekke verwendet. Genauer beschrieben wurde sie erstmals von dem berühmten bayrischen Arzt Leonhard Fuchs in dessen Werk *De Historia Stirpium*. Diese 1542 veröffentliche Abhandlung über Heilkräuter enthielt auch eine erste exakte Beschreibung der Tollkirsche, obwohl man diese ebenfalls schon wesentlich früher gekannt haben muß.
Die Entdeckung der spezifischen Wirkung des Fingerhutes bei der Wassersucht (*Hydrops*) verdanken wir jedoch dem englischen Arzt W. Withering. Unter Wassersucht verstand man damals eine Blutstauung, die infolge einer Schwächung des kardiovaskulären Systems auftrat und sich als starkes Ödem in den unteren Gliedmaßen äußerte. Sie ist charakteristisch für Herzkrankheiten. Witherings Neugier wurde geweckt, als er von einer alten englischen Kräuterfrau hörte, die ausgezeichnete Heilerfolge mit einer Mischung aus mehreren Pflanzen erzielte. Bei dieser Mischung, das

konnte er alsbald nachweisen, spielte der Fingerhut eine wesentliche Rolle. Withering war Arzt, aber er hatte die Neugier des Forschers. Er sagte beispielsweise: »Wer dem Wissen gegenüber aufgeschlossen ist, dem können die Bräuche und die empirische Erfahrung nicht gleichgültig sein.« Der Fingerhut war seit 1750 im Londoner Arzneibuch verzeichnet, und Withering führte seine Versuchsreihe zwischen 1776 und 1779 durch, wobei er nacheinander die verschiedenen Pflanzenteile an Dutzenden von Kranken ausprobierte.
Das Hantieren mit der Pflanze war wegen ihrer hohen Toxizität und ihrer Kumulationskraft, die langfristig zu Vergiftungserscheinungen führte, schwierig. Aus diesem Grunde hatte Withering mit zahlreichen Schwierigkeiten zu kämpfen, solange er mit seinen Forschungen noch im dunkeln tappte. Zuletzt wurde ihm seine Entdeckung noch von einem seiner Kollegen gestohlen, den er zur Beratung hinzugezogen hatte. Es handelte sich um einen gewissen Doktor Darwin, einen Vorfahren von Charles Darwin. Witherings 1785 veröffentlichte Aufzeichnungen, die auch heute noch zu den großen Werken dieser Art zählen, bestätigten definitiv die spezifische Herzwirksamkeit der Digitalis, die seitdem das wichtigste Medikament bei Erkrankungen des Herzens ist. Der Zeit entsprechend bemühte man sich damals, den Fingerhut noch mit einer Signatur zu versehen und in der Tatsache, daß er in höheren Lagen wächst, einen Hinweis für die Herzkranken zu erkennen: Er gab ihnen das kräftige Herz wieder, das man braucht, um ihn sich zu beschaffen, d.h., auf die Berge zu klettern, wo er wild wächst. Diese an den Haaren herbeigezogene Erklärung ist ganz im Sinne der altertümlichen Signaturenlehre, die dennoch erst kürzlich einen großartigen Erfolg verbuchen konnte, als durch die Forschungsergebnisse von H. Pourrat die Scharbockskrautglykoside Eingang in die Heilkunde fanden.

Die Kunst, die Signaturen richtig zu lesen

Der Ausgangspunkt dieser Arbeiten war die seit langem bekannte Verwendung dieser Pflanze als Mittel gegen Hämorrhoiden, die sie ihrer sehr genauen und einprägsamen Signatur verdankte. Weil die Knollenwurzeln des Scharbockskrautes den krampfadrigen Geschwülsten am After so verblüffend ähnlich sehen, wurden

diese Wurzeln schon im 16. Jahrhundert zur Behandlung dieser Geschwülste eingesetzt. 1672 wies Thomas Burney auf ihre Wirksamkeit bei Hämorrhoiden hin, die im vergangenen Jahrhundert durch verschiedene Ärzte bestätigt worden ist. Anfang dieses Jahrhunderts empfahl ein englischer Arzt des Birminghamer Krankenhauses Zäpfchen auf Scharbockskrautbasis zur Behandlung von Hämorrhoiden. Unlängst riet Leclerc zu einer innerlichen und äußerlichen Anwendung des Scharbockskrautes bei den gleichen Beschwerden. In bestimmten Regionen Frankreichs, insbesondere in der Bretagne und in der Normandie, aber auch in Deutschland, Jugoslawien und Österreich werden Breiumschläge aufgelegt, die aus frisch zerstampften Wurzelknollen dieser Pflanze zubereitet werden, oder auch Salben, die aus dem Auszug oder zerstampften Wurzeln gewonnen werden.
Die übereinstimmenden Indikationen in so weit voneinander entfernten Gebieten rechtfertigten eine genaue Untersuchung. Diese führte schließlich zur Isolierung der Wirksubstanzen und zum Nachweis der pharmakologischen Wirksamkeit von Scharbockskrautglykosiden bei Hämorrhoidalleiden.
Es ist jedoch wesentlich einfacher, eine eindeutig vorherrschende Verwendungsweise zu bestätigen oder zu entkräften, als aus zahlreichen angeblichen Indikationen jene auszuwählen, die es wert sind, eingehend erforscht zu werden. Das mag auch der Grund dafür sein, daß sämtliche Allheilmittel in Mißkredit gerieten, nach dem Motto: »Ein Mittel, das alles heilt, heilt gar nichts.« Die Passionsblume aus Amerika und der Salbei der Antike nehmen heute einen relativ bescheidenen Platz in der Medizin ein; und die europäische Mandragora oder der Tabak, das Allheilmittel der vorkolumbischen Zivilisationen, haben es nicht geschafft, auch nur ein einziges Medikament hervorzubringen.
Wenn die von den Heilkundigen angegebenen Indikationen überprüft werden, kann das in bestimmten Fällen dazu führen, daß dabei völlig unerwartete Fakten zutage treten. Ein solches Beispiel ist die berühmte Geschichte des Immergrüns aus Madagaskar, jenes Antikrebsmittels, dessen Alkaloide vor etwa zwanzig Jahren in die Heilkunde eingeführt worden sind.

Eine große Entdeckung im Kampf gegen den Krebs

Das kleine Immergrün (*Vinca rosea*) ist ein Kraut, das wahrscheinlich auf Madagaskar beheimatet ist, sich jedoch über alle tropischen Gebiete verbreitet hat. Mit seinen weißen oder rosafarbenen Blüten stellt es eine Zierpflanze dar, deren Verbreitung allmählich zunimmt und die im Mittelmeerraum immer häufiger anzutreffen ist. Seit einigen Jahren wird das Immergrün in gemäßigten Klimazonen sogar als einjährige Pflanze kultiviert.

Die Forscher waren durch die angeblich blutzuckersenkenden Eigenschaften auf das Immergrün aus Madagaskar aufmerksam geworden. Diese Eigenschaften waren ihm schon in der Volksmedizin der Philippinen, Indiens, Australiens, Südafrikas und der Antillen zugesprochen worden. Die Madagassen kauten es, um damit Hunger-, Durst- oder Müdigkeitsgefühle zu betäuben. Und natürlich machten die stets hungrigen und durstigen Diabetiker reichlich davon Gebrauch. Der kanadische Endokrinologe Dr. Noble setzte sich 1949 zum Ziel, diese Eigenschaft zu überprüfen. Er ging dabei von einer Meldung aus Jamaika aus, wonach ein Zuckerkranker mit den Blättern der Pflanze geheilt worden war. Doch seine Tierexperimente verliefen enttäuschend: Obwohl er wiederholt Extrakte aus Immergrünblättern verabreichte, blieb der Blutzuckerspiegel konstant. Einige Tage später starb dann sogar eine ganze Reihe von Versuchstieren. Diese hohe Sterbeziffer wurde der hohen Giftigkeit der Pflanze zugeschrieben, doch bei näherer Betrachtung mußte man feststellen, daß die Tiere an einer Infektion eingegangen waren. Sie waren mit ganz gewöhnlichen Keimen infiziert worden, Keimen, die bei diesen Tieren immer vorkommen. Neugierig geworden, suchte Dr. Nobles Forschungsteam nach den verdächtigen Bakterien in den injizierten Pflanzenextrakten, fand jedoch nicht die geringste Spur. Als daraufhin das Blut der behandelten Tiere untersucht wurde, entdeckte man, daß sich die Anzahl der weißen Blutkörperchen – der natürliche Schutz des Organismus gegen bakterielle Angriffe – erheblich verringert hatte. Scheinbar hatten also die Immergrünextrakte den normalen Aufbau der wichtigen weißen Blutkörperchen gehemmt. Von da bis zur logischen Schlußfolgerung, daß die Immergrünextrakte die Zellteilung hemmen und sich zur Behandlung von Leukämie gut eignen, war es nur noch ein kleiner Schritt. Die Erforschung eines blutzuckersenkenden Mittels zur Diabetes-

behandlung hatte schließlich zur Entdeckung eines Antikrebsmittels geführt. So verläuft die Entwicklung der Forschung oft wie im Zickzack.
Nach dieser Entdeckung kamen sogleich einige großangelegte Forschungsprojekte zur Erforschung der Chemie des Immergrüns in Gang. Durch Zufall waren auch die Chemiker der Lilly-Laboratorien, die ihrerseits an diesem Projekt arbeiteten und nichts von Nobles Forschungen wußten, zu ähnlichen Feststellungen gelangt. Von da an arbeiteten die beiden zusammen, und es gelang ihnen schließlich, zwei tumorabbauende Substanzen zu isolieren: das Vinkaleukoblastin, in der Kurzform als VLB bezeichnet, und das Vinkristin. Vinkaleukoblastin ist heute ein ausgezeichnetes Medikament gegen die Hodgkin-Krankheit (Lymphknotenkrebs), die früher im allgemeinen tödlich endete, und hat die Prognose dieser Krankheit grundlegend verändert. Vinkristin wird mit einer gewissen Erfolgsrate bei verschiedenen Leukämieformen angewendet. Die Entwicklung dieser beiden Medikamente war langwierig und mühsam, und das Verdienst dafür gebührt vor allem Dr. Svoboda aus den Lilly-Laboratorien, dem es gelang, diese Wirkstoffe zu trennen.
Von den siebzig bereits isolierten Alkaloiden dieser Art haben sich seltsamerweise die zwei zuerst entdeckten Alkaloide als die einzig wirksamen erwiesen. Auch deren Gewinnung ist sehr problematisch, denn sie kommen nur in sehr geringen Mengen in der Pflanze vor; der Anteil beträgt noch nicht einmal ein Zehntausendstel, wobei der gesamte Alkaloidgehalt der Pflanze zwischen 0,5 und 1% liegt. Es sind deshalb sehr feine Extraktions- und Separationsmethoden erforderlich.
Die aus dem Madagaskar-Immergrün gewonnenen Alkaloide sind einer der spektakulärsten Beiträge zur Krebsbehandlung der letzten zwanzig Jahre. Die Analyse dieser Pflanze war der Ausgangspunkt für die Erforschung vieler unterschiedlicher pflanzlicher Substanzen, die bei Experimenten mehr oder weniger ausgeprägte krebshemmende Eigenschaften gezeigt haben. Viele dieser Substanzen wurden aus Pflanzen isoliert, die man nach den Traditionen der Volksmedizin ausgewählt hatte, denn pflanzliche Heilmittel zur Behandlung von Tumoren wurden schon in grauer Vorzeit verwendet. Schon Dioskurides empfahl die Verwendung der Herbstzeitlose, und der *Papyrus Ebers* riet zur Hefe, die wegen ihres Reichtums an Folsäure ebenfalls in der modernen Krebsthe-

rapie eingesetzt wird. Aus der Herbstzeitlose wird heute das Kolchizin gewonnen, ein Alkaloid, mit dem man die normalen Mechanismen der Zellteilung blockieren und künstliche Varietäten von Zierpflanzen züchten kann, sogenannte Polyploide, die in der Regel über einen doppelten Chromosomensatz verfügen.
Plinius der Ältere empfahl in seinem Sammelwerk *Naturalis historia* die Verwendung der Mistel. Tatsächlich haben Mistelextrakte bei Mäusen eine Rückbildung von künstlich herbeigeführten Tumoren bewirkt. Zur Behandlung von Tumoren verwendeten die Römer Osterluzeiextrakte, ja, selbst Gurken und Melonen. Schon lange setzte man den Sadebaum und den Lebensbaum zur Behandlung von Kondylomen (Hautknötchen) und das Harz des Fußblatts (*Podophyllinum*) bei Hautkrebs ein. Das aus Amerika stammende Fußblatt (*Podophyllum*) wurde über lange Zeit erforscht, mit dem Ergebnis, daß zwei halbsynthetische Derivate in die Krebsheilkunde aufgenommen wurden. Diese Substanzen werden vornehmlich bei Tumoren der Harnwege und bei der Hodgkin-Krankheit verwendet.
All diese Pflanzen und Substanzen haben sich bei den an Labormäusen experimentell hervorgerufenen Krebsgeschwülsten als wirksam erwiesen. Leider ist Krebs keine Krankheit im eigentlichen Sinne des Wortes, vielmehr umfaßt er eine riesige und komplexe Gruppe verschiedenster Krankheiten, die sich in vielerlei Formen äußern können. Eine bestimmte Substanz spricht nur in den seltensten Fällen alle Formen gleichzeitig an, und somit müssen zahlreiche experimentelle Tumorarten getestet werden.

Die systematische Erforschung krebshemmender Pflanzen

Die Höhe der zur Erforschung neuartiger krebshemmender Substanzen eingesetzten Mittel steht in keinem Verhältnis zu den Forschungen auf anderen Gebieten der Heilkunde. 1955 gründete das *National Cancer Institute* in den USA das *Cancer Chemotherapy National Service Center* (CCNSC). Dieses übernahm die Koordinierung aller Programme zur Erforschung und zur systematischen Untersuchung von krebshemmenden Substanzen. Heute ist die internationale Forschung auf diesem Gebiet weltweit hervorragend organisiert, und zahllose Länder sind aktiv an der Krebsbekämpfung beteiligt.

Zehntausende von Pflanzenextrakten sind getestet worden, und Schätzungen zufolge sind zwischen 1965 und 1977 circa 20000 Pflanzenarten an einigen experimentellen Tumorarten auf mögliche krebshemmende Eigenschaften hin geprüft worden. Circa 5% der untersuchten Extrakte zeigten bei einer oder mehreren Tumorarten eine Wirkung. In diesem Rhythmus werden die anticancerogenen Tests in den Forschungszentren von Bethesda (Maryland) fortgesetzt, aber was am Ende von den 3000 pro Jahr getesteten Pflanzenextrakten übrigbleibt, ist minimal und läßt deutlich die Grenzen erkennen, die für diese Methoden der systematischen Auswertung bestehen... Hier könnten die von der Chemotaxonomie und der Ethnopharmakognosie (Erforschung der Volksmedizin) gesammelten Informationen eine wertvolle Hilfe sein: So hat man erst vor kurzem die krebshemmenden Eigenschaften der Elliptizine wissenschaftlich entdeckt, während die Molukker schon seit jeher zur Behandlung von Gesichtstumoren den Milchsaft der *Ochrosia* verwenden – eben jener Ochrosia, aus deren Saft Elliptizine isoliert werden konnten. Ebenso hat man vor kurzem festgestellt, daß Jakarandaextrakte wirksam sind gegen bestimmte Leukämieformen, während in der Volksmedizin der Bahamas seit langem bestimmte Arten von Hautkrebs mit Jakaranda behandelt werden.
Auch Bodenproben werden systematisch untersucht, in der Hoffnung, Substanzen mit krebshemmenden Eigenschaft zu finden, die möglicherweise ebenso wie die Antibiotika von Mikroorganismen in der Natur synthetisiert werden. Und tatsächlich wurden etliche Streptomycinarten entdeckt, die zellwachstumshemmende Substanzen (Zytostatika) hervorbringen (Rubidomyzin, Mitomyzin, Rufochromomyzin, Bleomyzin, Aktinomyzin usw.).
Bei ungefähr 6000 Arten höherer Pflanzen konnte die Krebsforschung bis heute nennenswerte Ergebnisse verzeichnen. Doch nur rund fünfzig von diesen werden zur Zeit eingehenden chemischen Prüfungen unterzogen, um eines Tages das Medikamentenarsenal zu vergrößern. Erstaunlich ist, daß diese Substanzen sehr unterschiedliche chemische Strukturen besitzen: Das potentielle Arsenal der Medikamente ist offensichtlich ebenso vielgesichtig wie die Krankheit selbst.

9. KAPITEL

AN DEN GRENZEN DER WISSENSCHAFT

Zwei »Antikrebspflanzen«, der *Rumex hymenosepalus* (eine Ampferart) und die *Abies concolor* (Gleichfarbige Tanne) waren der Ausgangspunkt für eine Reihe weiterer Forschungsprojekte, die dazu dienen sollen, bei den bekannten Pflanzen neue therapeutische Eigenschaften aufzudecken oder ihre pharmakologische Wirkungsweise zu erklären. Bei Laboruntersuchungen zeigten Wirkstoffe dieser beiden Arten ausgeprägte krebshemmende Eigenschaften, die auf das Vorhandensein von Leukoanthocyanen zurückzuführen sind.

In langwierigen chemischen Versuchsreihen hatten die beteiligten Wissenschaftler mit Hilfe verschiedener Lösungsmittel schließlich zwei Extrakte hergestellt, die beide Leukoanthocyane enthielten. Der erste war in Äthylacetat löslich und enthielt die gesuchten Substanzen als Monomere (selbständige Moleküle), während der zweite im gleichen Lösungsmittel nicht löslich war und die Leukoanthocyane als Polymere enthielt, d. h. in Form von Riesenmolekülen, die aus der Verbindung mehrerer monomerer Basisstrukturen entstehen. Doch nur die polymeren Leukoanthocyane haben sich als krebshemmend erwiesen. J. Masquelier, dem es gelang, die monomeren Leukoanthocyane zu synthetisieren, konnte bestätigen, daß sie keinerlei Wirkung auf Krebszellen haben.[38]

Die Ökologie als Hilfswissenschaft der Pharmaforschung

Masquelier entdeckte die wachstumshemmenden Substanzen durch folgende einfache Überlegung:

Erfahrungsgemäß kommt man immer wieder zu der Feststellung, daß es in Nadelwäldern nur wenige oder gar keine Gräser und andere niedrigwachsende Pflanzen gibt. Der erste Gedanke, der einem dazu einfällt, ist, daß es am Licht liegt, welches für das Wachstum der Pflanzen unbedingt notwendig ist, an der geringen

Lichteinwirkung in diesen Tannen- und Fichtenwäldern, wo die Bäume oft sehr dicht stehen und wo der Erdboden praktisch kahl ist. Denn es ist bekannt, daß die Pflanzen ein Minimum an Helligkeit für die Kohlenstoffassimilation benötigen. Diese Überlegung trifft jedoch nicht auf die Kiefernwälder der *Landes* zu, jener riesigen Aufforstungsgebiete im Südwesten Frankreichs, in denen die Lichtverhältnisse am Boden relativ gut sind und trotzdem nur wenige niedrige Pflanzen wachsen.

Ausgehend von dieser Feststellung, fragte sich Masquelier, ob der vegetationshemmende Faktor nicht in bestimmten Substanzen zu suchen sei, die in der Streu der vertrockneten Nadeln am Waldboden enthalten sind. Durch Laborversuche mit dem Absud von Kiefernnadeln gelang es ihm, zu beweisen, daß es sich bei dem Hemmprinzip um ebendiese Leukoanthocyane handelte. Sie hemmten nicht nur bei zahlreichen Arten, besonders beim Weizen, die Keimung der Samen, sondern verhinderten auch die Wurzelbildung von Pappelstecklingen. Der aus Kiefernnadeln isolierte Leukoanthocyanextrakt enthält einen Stoff, bei dem das Basismolekül – ein Leukocyanidol – leicht polymerisiert ist. Masquelier hat bewiesen, daß diese Substanz den Wirkungsmechanismus der Wachstumshormone stört, jener Hormone, die für die Zellteilung und das Zellwachstum der Pflanze nötig sind. Man kann sich vorstellen, daß solche Substanzen, die in der Lage sind, das Wachstum pflanzlicher Gewebe anzuhalten, ebenso die Wucherung von Krebszellen hemmen können.

Auch das synthetisch hergestellte monomere Leukocyanidol ist nicht uninteressant, selbst wenn es keine krebshemmenden Eigenschaften aufweist. Wie zahlreiche Substanzen ähnlicher Struktur besitzt auch dieser Stoff Vitamin-P-Wirksamkeit, d.h., er stärkt die Abwehrkräfte und verringert die Permeabilität der kleinen Blutgefäße im Körper. Somit ist er ein ideales Medikament für Herz und Gefäße, der Störungen vorbeugt und Fehlfunktionen ausgleicht. Masquelier hat für die Kiefernnadeln ein Extraktionsverfahren entwickelt, mit dem es möglich ist, monomeres und dimeres Leukocyanidol zu gewinnen. Im Versuch zeigte sich dieses Leukocyanidol den meisten ähnlichen Substanzen und Präparaten überlegen. Allerdings ist es bis jetzt nicht gelungen, das eigentliche Vitamin P im Reinzustand zu isolieren. Die meisten Stoffe, die unter der Bezeichnung »Vitamin-P-Wirkstoff« verwendet werden, sind sicherlich nur Vorstufen, mit denen im Körper durch Umwandlung mehr oder weniger große Mengen der eigentlich wirksamen Substanz freigesetzt werden können. Das Vitamin selbst wird wahrscheinlich im Anschluß an eine Nahrungs- oder Medikamentenzufuhr in der Leber gebildet oder zumindest dort gespeichert. Wie neuere Untersuchungen bestätigt haben, steht die Funktion dieses Vitamins auf die Gefäße außer Frage. Wenn man arterielles Gewebe eines Hühnerembryos in einem künstlichen Milieu kultiviert, so degeneriert die Kultur innerhalb weniger Stunden. Setzt man jedoch den Faktor P in die Kultur ein, dann überlebt das gleiche Gewebe und wächst weiter ohne die geringsten Degenerationsanzeichen.

Dieses Vitamin P hatte schon eine bewegte Vorgeschichte. 1936 isolierte der ungarische Biochemiker A. Szent-Györgyi aus der Zitronenschale eine Mischung aus Flavonoidbestandteilen, die er Citrin nannte. Die Wirksamkeit dieses Stoffes besteht in der Eindämmung von Skorbutblutungen, die durch reines Vitamin C, das eigentlich gegen Skorbut eingesetzt wird, nicht aufgehoben werden. Daraus entsprang der Gedanke, daß die Zitrone nicht nur Vitamin C enthält, welches einige Jahre zuvor isoliert worden war, sondern noch ein anderes Vitamin, das die Durchlässigkeit der Blutgefäße hemmt und deshalb als Permeabilitätsvitamin oder Vitamin P bezeichnet wird.

Szent-Györgyi erhielt 1937 den Nobelpreis, und in der Folge wurden zahlreiche dem Citrin gleichkommende Medikamente zum Schutz der Gefäßwände in die Heilkunde eingeführt, die sich noch heute großer Beliebtheit erfreuen (Citroflavonoide, Bioflavonoide usw.). Da aber weder ihre Wirksamkeit eindeutig bewiesen werden konnte noch die genaue chemische Zusammensetzung der Vitamin P genannten Substanz bekannt war, entwickelte sich besonders in den USA eine starke Opposition gegen diese Medikamente. Daraufhin empfahl die sehr strenge *Food and Drug Administration*, alle Mittel auf Flavonoidbasis aus dem Handel zu nehmen.

Erst Masquelier griff das Problem von neuem auf. Ausgangspunkt waren wieder die Nadelbäume. Doch dieses Mal richtete er sein Augenmerk auf eine bestimmte Art amerikanischer Nadelbäume.[39] Die Anregung fand er in alten Texten über die Entdeckung Kanadas: Im Dezember 1534 wurden die Begleiter von Jacques Cartier auf ihrer Erkundungsreise im Sankt-Lorenz-Golf vom Skorbut heimgesucht. Die Expedition wird dezimiert, von 110

Mann Besatzung bleiben nur drei verschont, und 25 sind bereits verstorben. Da erfährt Cartier von einem Indianer, daß es im Wald ein sehr wirksames Mittel gegen diese unheilbare Krankheit gibt: Es handelt sich um einen Baum namens *Anneda*, von dem man lediglich einen Aufguß der Blätter und Rinden trinken muß... Die Seeleute fanden den Baum und wurden gesund. Und so suchte auch Masquelier die Anneda, jenen Baum, der in der Lage ist, den Skorbut zu heilen, was mit dem Citrin, von dem Szent-Györgyi sagte, daß »es unter einem schlechten Stern geboren sei«, nicht möglich war. Leider lag nur eine kurze Beschreibung der Anneda vor, und somit war eine Identifizierung schwierig. Man wußte lediglich, daß es sich um einen Nadelbaum handelte. Masquelier untersuchte daraufhin die Nadeln und Rinden sämtlicher Nadelbäume im Waldgebiet von Quebec, unter denen sich zwangsläufig auch die Anneda befinden mußte. In allen Nadeln und Rinden entdeckte er Vitamin C, jedoch nichts, was dem Citrin entspricht. Allerdings synthetisieren diese Bäume in ihren Rinden auch wasserstoffhaltige Flavonole, die wiederum den Flavonoiden der Zitrone entsprechen.
Nach dem Beispiel der ebenfalls zur Gruppe der Flavonole gehörenden Leukocyanidole kommt es bei diesen Verbindungen leicht zu einer Polymerisation. Das Ergebnis sind die in den Rinden häufig vorkommenden Tannine. Wie wir gesehen haben, wird durch diese Polymerisation die Vitamin-P-Wirksamkeit herabgesetzt, die im Gegensatz dazu bei den monomeren und dimeren Flavonolen stark ausgeprägt ist. Laborversuche haben ergeben, daß sich die Dimere optimal auf die Stabilität des Kollagens, jenes Grundbestandteiles der Gefäßwände, auswirken. Die Kapillarresistenz ist nämlich um so größer, je höher die Verknüpfung der langen Polypeptidketten ist, die das Kollagen bilden.
Es gibt eine Reihe von Beobachtungen zur Untermauerung der These, daß die Flavonole die Stoffe mit der höchsten Vitamin-P-Wirksamkeit sind. Zunächst wurde bewiesen, daß die Cholesterinausscheidung im Blut durch den Zerfall des Cholesterins in Gallensäuren erfolgt und daß diese Umwandlung durch das Vitamin C und die Flavonole verstärkt wird. Als nächstes fand man heraus, daß die Flavonole ein in den Gefäßwänden wirkendes Enzym (dekarboxyliertes Histidin) hemmen und damit die Freisetzung von Histamin verringern, jener Substanz, die für eine gesteigerte Kapillardurchlässigkeit verantwortlich gemacht wird. Genau diese

erhöhte Durchlässigkeit begünstigt die Cholesterinbindung und die Cholesterinablagerung an den Gefäßwänden. Indem sie die Cholesterinbindung verhindern und den Cholesterinabbau in Form von Gallensäure begünstigen, verringern die Flavonole die Risikofaktoren der Arteriosklerose und erweisen sich als ausgezeichneter Schutz für die Gefäßwände.
Eine verblüffende Bestätigung fand die Theorie der Flavonole kürzlich durch einen Artikel, der von *The Lancet*, einer der ältesten und berühmtesten medizinischen Zeitschriften Englands, veröffentlicht wurde.[40] Die Autoren untersuchen darin die verschiedenen Faktoren, die in achtzehn westlichen Ländern die Sterblichkeitsrate durch Herztod beeinflussen könnten, und kommen zu dem Ergebnis, daß ein hoher Weinverbrauch der einzige Faktor ist, den die Länder mit der geringsten Herztodrate gemeinsam haben. Allerdings meinen die Autoren, daß es jammerschade wäre, den für diese Schutzwirkung verantwortlichen Faktor aus dem Wein zu isolieren, denn »das Medikament liegt schon als angenehme Gaumenfreude vor«. Sie übersahen dabei wohl, daß schon 1957 die schützenden Eigenschaften des Rotweins unter Beweis gestellt worden waren, und zwar an Tieren, denen man cholesterinreiche Nahrung gegeben hatte. Man hatte gleichzeitig festgestellt, daß mit verdünntem Alkohol keine entsprechende Schutzwirkung erzielt werden konnte. Schon damals wurde die Hypothese aufgestellt, daß dieses Phänomen auf die Flavonole zurückzuführen sei, die so zahlreich im Rotwein vorhanden sind, ebenso wie auch die Tannine, das Resultat ihrer Polymerisierung. Womit der Rotwein zum Beschützer der Gesundheit avanciert wäre, während der Whisky das glorreiche Ansehen, das seine stürmische Eroberung des europäischen Marktes begleitete, verloren hat, stand er doch in dem Ruf, die Herzkranzarterien zu erweitern und somit dem Infarkt vorzubeugen. Allein dem Wein fällt, gestützt auf chemische, physiologische und epidemiologische Beweise, dieses beachtliche Privileg zu. Man glaubt zu träumen, aber es ist wahr. Wie sonst läßt es sich erklären, daß in Frankreich die Sterblichkeit durch Alkoholmißbrauch in der Bretagne und im nördlichen Elsaß so hoch ist, während die Menschen in den großen Weinanbaugebieten, besonders im Süden Frankreichs, davon verschont bleiben. Es hat den Anschein, als würden sie auf mysteriöse Weise beschützt und als richtete Rotwein wirklich weniger Schaden an als andere alkoholische Getränke.

Sicher ist, daß die statistische Krankheitsforschung durch gut geleitete Untersuchungen, wie sie die Engländer beherrschen, eine neue Quelle für therapeutische Entdeckungen sein kann. Wie wir anhand dieses Beispiels sehen, führt sie uns zu wahrlich wohltuenden Medikamenten.

Technologische Raffinessen und die Qualität der Medikamente

In der Reihe glänzender Untersuchungen, die Masquelier zur Erforschung der Leukoanthocyane und der Flavonole durchgeführt hat, ist die maßgebliche Wirkung der eingesetzten Technologie nicht zu übersehen. Je nach Extraktionsmethode und Auswahl des Lösungsmittels erhält man mehr oder weniger polymerisierte Abkömmlinge, die in ihrer physiologischen Wirkung sehr unterschiedlich sein können. Denn in dem Maße, wie der Polymerisationsgrad steigt, nehmen auch die krebshemmenden Eigenschaften zu, und die Vitamin-P-Wirksamkeit nimmt ab. Daraus haben die Pflanzenchemiker gelernt, daß Fehler in der Behandlung oder Verwendung der Heilpflanzen schwerwiegende Konsequenzen haben können und daß man die größte Sorgfalt auf die richtige Auswahl der geeigneten Methoden richten muß.
So hat Masquelier durch seine Experimente mit Präparaten aus dem Sennesstrauch, einer Pflanze mit stark abführender Wirkung, bewiesen, wie mit einer unzureichenden Technik durch kombinierte Spaltungs- und Oxydationsprozesse der Ausgangsmoleküle aus einer heilkräftigen Pflanze Präparate entstehen, die nicht nur schwach wirksam sind, sondern bei denen auch unangenehme Nebenwirkungen wie Koliken, Übelkeit usw. auftreten. Andererseits können mit Hilfe sanfter Extraktionsverfahren und einer angepaßten Technologie Sennesblätterpräparate von hoher Qualität gewonnen und in der Heilkunde verwendet werden.
Auch Lemli hat mit den Wirkstoffen der getrockneten Sennesblätter experimentiert und festgestellt, daß diese durch die Darmbakterien in stark abführende Moleküle, die »Anthrone«, umgewandelt werden.[41] Seltsamerweise sind dieselben Moleküle auch in der frischen Pflanze enthalten, und erst durch das Trocknen werden sie in schwachwirksame Moleküle (»Dianthrone«) oder nahezu wirkungslose (»Anthrachinone«) umgewandelt. Die Darmbakterien bringen die Situation jedoch wieder in Ordnung, indem sie vor

allem aus den Dianthronen wieder wirksame Anthrone bilden, wie sie in der frischen Pflanze vorhanden sind. Der Darm bringt die Wirkstoffe der getrockneten Pflanze gewissermaßen in den ursprünglichen Zustand zurück. Es ließen sich noch zahlreiche Beispiele dieser Art anführen, aber wir wollen uns auf eins beschränken, und zwar auf die Lebermedikamente, insbesondere auf solche, die aus Lippenblütlern mit ätherischen Ölen und Artischocken gewonnen werden. In der Pharmaindustrie ist die Artischocke heute zweifelsohne die gefragteste Heilpflanze. Allein in Frankreich werden jährlich über 1000 Tonnen frischer Blätter zur Herstellung von Extrakten benötigt, die bei zahlreichen Leberpräparaten eine Rolle spielen. Doch erst 1954 konnte eine Substanz mit gallentreibenden Eigenschaften aus der Artischocke isoliert werden. Es handelte sich um den Bitterstoff Cynarin, der von da an als Wirkstoff der Droge galt. Nun haben Masquelier und Michaud aber bewiesen, daß der alkoholische Auszug aus frischen Artischockenblättern kein Cynarin enthält. Dieser Wirkstoff, der die Gallenbildung erheblich fördert, taucht erst dann auf, wenn man die Blätter einer langfristigen Behandlung mit siedendem Wasser unterzieht. Durch eine sinnvolle Extraktionsart gelang es ihnen, Artischockenextrakte herzustellen, die in ihrer Zusammensetzung mit den Blättern nahezu identisch waren und die die gleiche Wirkung aufwiesen. In unserem eigenen Laboratorium für pharmakologische Forschungen haben wir den Wirkungsmechanismus der pflanzlichen Phenolverbindungen auf die Leberfunktion untersucht. Ich hoffe, durch die etwas detailliertere Darstellung dieser Versuchsreihe die Geduld meiner Leser nicht allzusehr zu strapazieren. – Wir wollten dabei die Eigenschaften verschiedener Lippenblütler mit ätherischen Ölen überprüfen, denn diese Pflanzen gelten traditionsgemäß als Lebermedikamente, ohne daß jemals auch nur ein wissenschaftlicher Beweis für diese Wirkung erbracht worden wäre. Neben anderen Ergebnissen stellte sich schon bald durch Versuche an Ratten heraus, daß die phenolhaltigen Bestandteile der ätherischen Öle ausgeprägte gallentreibende Eigenschaften haben, wobei die gallentreibende Wirkung der Phenole in der Regel dem Toxizitätsgrad entspricht. So besitzt beispielsweise das in den ätherischen Ölen bestimmter Majoranarten enthaltene Carvacrol eine stärkere gallentreibende Wirkung als das Thymol aus den ätherischen Ölen des Thymians, jedoch ist es auch eindeutig giftiger.

Es ist bekannt, daß der Abbau von Giften eine der wesentlichen

Aufgaben der Leber ist: Sie ist sozusagen die »chemische Reinigung« des Körpers. Die Ausscheidung der Gifte erfolgt über die Galle, und diese vermehrte Absonderung der Galle läßt sich leicht messen; sie stellt die gallentreibende Wirkung dar. In gewisser Weise wirken die gallentreibenden Medikamente, zumindest die, von denen hier die Rede ist, in etwa wie ein Frachter, vor dem sich automatisch die Schleuse öffnet, sobald er sich nähert: Die größere Durchflußmenge wird zum Signal für die Galle, eine körperfremde Substanz abzubauen. Man muß sich aber nach dem therapeutischen Wert dieses Wirkungsmechanismus fragen, da der gesamte Vorgang so abläuft, als ob die Gallenabsonderung in der Leber um so stärker wird, je mehr die Leber versucht, eine giftige Verbindung im Körper abzubauen. Unter diesen Bedingungen kommt einem die erhöhte Gallenproduktion nicht mehr wie eine erwünschte therapeutische Wirkung vor, sondern eher wie ein Signal für eine einsetzende Abwehrreaktion der Leber infolge eines den Körper angreifenden giftigen Stoffes. Und es ist nicht so schwer, den experimentellen Beweis dafür zu erbringen: Denn die an leberkranken Ratten vorgenommenen Versuche mit verschiedenen ätherischen Ölen, die schädliche Substanzen dieser Art enthielten, haben gezeigt, daß die Gallenfunktion durch die Wirkung der ätherischen Öle nicht wiederhergestellt wird. Ganz im Gegenteil, denn die Toxizität der getesteten Phenolderivate ist stärker als ihre gallentreibende Wirkung und hat in zahlreichen Experimenten zum Tod der Versuchstiere geführt: Die Leber besaß nicht mehr genügend Abwehrkräfte, um das Gift abzubauen, und das geschwächte Tier ging ein.
An diesem Beispiel wird deutlich, wie zufallsbedingt es doch ist, eine pharmakologische Wirkung nach einem einzigen Testfaktor, in diesem Fall nach dem Gallendurchfluß, zu beurteilen. Natürlich steht es außer Frage, daß sich der erhöhte Durchfluß im allgemeinen günstig auswirkt. Denn so, als würde man einen Schwamm ausdrücken, werden die angelagerten Giftstoffe mit der Galle aus der Leber herausgeschwemmt. Verhängnisvoll ist dieser Prozeß erst dann, wenn er durch eine Substanz hervorgerufen wird, die in sich selbst giftig ist. Für die Leber bedeutet es eine große Anstrengung, diese Substanz auszuschwemmen, und eine schon geschwächte Leber wird dadurch noch mehr angegriffen. Im äußersten Fall ließe sich das gleiche Ergebnis auch erzielen, wenn man die Leber wie einen Schwamm ausdrückt: Es käme zu einer star-

ken Gallensekretion, die Leberzellen wären jedoch schwer geschädigt oder gar zerstört!
Unsere Forschungsstrategie in Sachen gallentreibender Medikamente zielte also darauf hin, Substanzen zu finden, bei denen die verstärkte Gallenabsonderung nicht unmittelbar vom Toxizitätsgrad abhängt. Einige ätherische Öle besitzen solche Eigenschaften: beispielsweise auch ein schöner Lippenblütler namens *Perowskia abrotanoides*, dessen Heimat die großen Wüstengebiete im Iran und in Afghanistan sind und der mit dem Lavendel in der Provence vergleichbar ist. Sein ätherisches Öl, das keine Phenole enthält, ist völlig ungiftig, obwohl es eine starke gallentreibende Wirkung aufweist. Wahrscheinlich spielt hier ein völlig anderer Wirkungsmechanismus eine Rolle, der jedenfalls für die Leberzellen weniger schädlich ist. Zweckmäßigerweise sollte man in diesem Zusammenhang zwischen zwei Arten von heilenden Substanzen unterscheiden: Substanzen, deren gallentreibende Wirkung, auch wenn sie sehr stark ist, in einem unmittelbaren Zusammenhang mit der Giftigkeit steht und die deshalb meist nicht in Frage kommen, während es bei anderen Verbindungen zu einer gallentreibenden Wirkung kommt, ohne daß schädliche Nebenwirkungen auftreten.
Aus diesen Beispielen läßt sich erkennen, wie schwierig es ist, die tatsächlichen therapeutischen Eigenschaften einer pflanzlichen Droge einzuschätzen, wenn sie reich an Wirkstoffen ist und wenn darüber hinaus diese Wirkstoffe noch wenig erforscht oder unbekannt sind. Die Artischocke, von der schon die Rede war, wird uns dazu einen weiteren Beweis liefern.

Die Artischocke wird chemisch entblättert

Wie bei so vielen bedeutenden Heilpflanzen stützte sich die therapeutische Verwendung der Artischocke zunächst auf die Signaturenlehre. Die Artischocke war schon für Galen ein Begriff; im Mittelalter geriet sie allerdings mehr oder weniger in Vergessenheit und kam erst im 18. Jahrhundert wieder zu Ehren, als Chaumel sie zur Behandlung von Gelbsucht und Wassersucht empfahl. Schon damals wurde zwischen den Wirkungen der Pflanze auf die Leber einerseits und auf die Nieren andererseits unterschieden: Man hielt sie für fähig, die Gallensekretion durch die Leber und

die Urinabsonderung durch die Nieren zu fördern. Und dieser Glaube wurde durch den überaus bitteren Geschmack der Droge noch verstärkt, in dem die Anhänger der Signaturenlehre ihre Affinität zur Galle und letztlich zur Leber begründet sahen. Tatsächlich schmecken frische Artischockenblätter sehr bitter, und wenn dieser bittere Geschmack beim gekochten Gemüse nicht mehr vorhanden ist, so liegt das an der langen Kochzeit, in der die Bitterstoffe ins Kochwasser übergehen.
Der bittere Geschmack der Artischocke rührt von einer Cynaropikrin genannten Substanz her, deren Struktur erst 1960 geklärt werden konnte. Um die Stichhaltigkeit der Artischockensignatur zu überprüfen, war es natürlich verlockend, die pharmakologischen Eigenschaften dieser Substanz zu überprüfen. Die Untersuchungen brachten nicht das gewünschte Ergebnis, denn das Cynaropikrin zeigte nicht die geringste Eigenschaft, die sich hätte günstig auf den Leberstoffwechsel auswirken können.
Doch die begonnenen Untersuchungen über die Artischocke sollten uns schon bald zu einer neuen und bis dahin noch unerforschten Spur führen. Es hatte sich nämlich gezeigt, daß eines der gebräuchlichsten Medikamente auf Artischockenbasis, über dessen Wirksamkeit es keinen Zweifel geben konnte, durch die Art und Weise seiner Zubereitung kein Cynarin mehr enthielt. Darüber hinaus enthielt es auch keine Dicaffeylchina-Ester, die als weitere Hauptwirkstoffe der Droge angesehen werden. Nun konnte aber durch klinische Tests bewiesen werden, daß dieses Medikament unbestreitbar eine deutliche Wirkung auf den Leber-Nieren-Bereich hatte, die sich in einer erhöhten Galle- und Urinabsonderung äußerte. Das gab Anlaß zu der Vermutung, daß es noch andere unbekannte Wirkstoffe geben mußte.
Als der industrielle Gewinnungsprozeß dieser Artischockenextrakte von Pflanzenchemikern untersucht wurde, stellte sich heraus, daß die Droge während der Verarbeitung extrem stark durch Alkalien angegriffen wurde, was auf den ersten Blick wie ein unzulässiger Eingriff in ihre biologische Unversehrtheit erschien. Eine solche Art der Behandlung fällt tatsächlich eher in den Bereich der in der klassischen Toxikologie verwendeten Techniken als in den Bereich der Pharmakognosie. Denn während in der Toxikologie der organische Stoff in den meisten Fällen zerstört werden muß, beispielsweise um ein giftiges Mineral zu isolieren, muß in der Pharmakognosie darauf geachtet werden, daß die

ursprünglichen Wirkstoffe der lebenden Materie erhalten bleiben. Untersuchungen über derart »mißhandelte« Extrakte haben gezeigt, daß das Cynaropikrin durch diese grobe Behandlung völlig zerstört wurde und nur noch Teile seiner Molekularstruktur vorhanden waren, unter anderem eine Säure mit dem wissenschaftlichen Namen *Hydroxymethylacrylsäure* (HMA). Und genau diese Säure kann mehrere Wirkungen auf die Leber haben.
Als man die Ausgangsdroge dann erneut analysierte, diesmal mit sanfteren Methoden, stellte sich heraus, daß diese Säure, Grundbestandteil des Cynaropikrins, auch ungebunden in der Pflanze vorhanden war und dort als Wirkstoff fungierte. Bei dieser Entdeckung sollte es nicht bleiben. Durch sie fand man eine Erklärung für die in der traditionellen Heilkunde häufig vorkommende Verwendung von Klette und Wasserdost als Lebermittel. Bei der Analyse dieser beiden Pflanzenauszüge konnte eine eindeutige Heilwirkung festgestellt werden, die sich mühelos mit den in diesen Pflanzen vorkommenden cynaropikrinähnlichen Substanzen in Verbindung bringen ließ. In beiden Fällen handelt es sich um Arten aus der Familie der Korbblütler, zu der auch die Artischokke gehört. Die Beiträge, die die chemische Taxonomie zur Pharmakognosie bringen kann, werden hier wieder einmal besonders deutlich. Da die Klette, der Wasserdost und die Artischocke der gleichen Familie, den Korbblütlern, angehören und das empirische Wissen gelehrt hat, diese Pflanzen zu den gleichen Heilzwekken einzusetzen, konnte man also davon ausgehen, bei ihnen ähnliche oder identische Stoffe zu finden, die für diese Wirkungen verantwortlich waren. Die Untersuchungen führten dann auch prompt zum erwarteten Ergebnis.
Doch kommen wir wieder auf die Artischocke zurück. Bei der Analyse des industriell (mittels einer anfänglich für zu brutal gehaltenen Methode) gewonnenen Extraktes war es möglich, eine ganze Reihe gewöhnlicher Carbonsäuren mit geringem Molekulargewicht zu isolieren, die bei den traditionellen Extraktionsmethoden nicht auftraten. Jede dieser Säuren wurde einzeln mit den herkömmlichen Methoden an Versuchstieren getestet, aber nicht eine einzige ließ besondere Eigenschaften erkennen. Als Mischung verwendet, zeigten sie allerdings eine sofortige Wirkung auf die Leber- und Nierenfunktion, die noch stärker in Verbindung mit HMA-Säure auftrat. Wir konnten schließlich künstlich eine Mischung zusammenstellen, die zu gleichen Teilen aus Bern-

steinsäure, Zitronensäure, Apfelsäure und HMA-Säure bestand und die sich in unseren Tests ebenso günstig auf die Leber- und Nierentätigkeit auswirkte wie der Artischockenextrakt; d.h., die Leber reagierte merklich unempfindlicher auf die Schadstoffe im Alkohol, die Harnausscheidung sowie der Abbau von Giften wie beispielsweise Narkotika wurde erheblich gesteigert, kurzum, diese Mischung veränderte eindeutig den Stoffwechsel der Leberzellen und die Nierenfunktion, und zwar in positiver Richtung.
Es zeigte sich schließlich, daß die Struktur der in der Artischocke neu entdeckten HMA-Säure eine große Ähnlichkeit mit der Struktur zweier chemischer Substanzen aufwies, die bereits länger bekannt und wegen ihrer leberstärkenden und harntreibenden Eigenschaften verwendet wurden. Das ist ein ganz und gar außergewöhnliches Phänomen, denn während die synthetischen Verbindungen oft Anlehnungen an Modelle aus der Natur sind, ist es sehr merkwürdig, im nachhinein in der Natur Verbindungen zu finden, die synthetischen Medikamenten gleichen, die ohne ein entsprechendes natürliches Modell hergestellt worden sind.
Das Beispiel der Artischocke ist besonders in der Hinsicht anschaulich, als es den in der Pflanzenheilkunde sehr geläufigen Begriff der Synergie klarlegt. Die Eigenschaften eines pflanzlichen Extraktes mit zahlreichen Wirkstoffen unterscheiden sich oft sehr von den typischen Eigenschaften, wie sie jeder dieser Wirkstoffe für sich allein besitzt. Das gilt also nicht für Pflanzen, deren Wirkung durch einen eindeutig vorherrschenden Wirkstoff zustande kommt, wie dies beispielsweise beim Fingerhut, bei der Tollkirsche und überhaupt bei den meisten der stark wirksamen, jedoch toxischen Pflanzen der Fall ist. Bei der Artischocke hingegen kommt eine ganze Reihe von Substanzen zum Tragen, von denen einige nur in Verbindung mit anderen wirken und im Reinzustand völlig wirkungslos sind. Das trifft hier zu auf die Bernsteinsäure, die Zitronensäure und die Apfelsäure, einfache Verbindungen, wie sie in jeder lebenden Materie vorkommen, die erst gemeinsam die gewünschte Wirkung haben, wobei diese durch das gleichzeitige Vorhandensein von HMA-Säure und anderen Artischockenbestandteilen noch verstärkt wird. Offenbar ergeben diese Substanzen erst in ihrer Gesamtheit die typischen Eigenschaften der Droge, indem sie sich gegenseitig ergänzen, verstärken und potenzieren.

Stark wirksame Pflanzen und sanfte Drogen

Demnach lassen sich zwei Arten von Heilpflanzen unterscheiden. Die eine Art zeichnet sich durch die vorherrschende Wirkung eines oder mehrerer Wirkstoffe mit ausgeprägten pharmakologischen Eigenschaften aus. Es sind dies die Pflanzen mit herzwirksamen Glykosiden, die als Herzmittel auch weiterhin von Bedeutung sind: Fingerhutarten, Blaustern, Strophanthusarten, Ouabaiobaum usw. Weiterhin zählen dazu die alkaloidhaltigen Pflanzen wie Ephedraarten, Tollkirsche, Bilsenkraut, Stechapfel, Herbstzeitlose, Eisenhut, Rauwolfia und Mutterkorn. Da diese Wirkstoffe in der Regel giftig sind, ist es besser, wenn sie in der Heilkunde isoliert verwendet werden. Denn der isolierte Wirkstoff läßt sich genau dosieren, während in der Pflanze selbst der Wirkstoffgehalt schwankt und je nach ökologischen oder genetischen Gegebenheiten (Rassen, Varietäten) das eine oder andere Alkaloid bzw. Glykosid vorherrscht. Gerade die spezifische Eigenart der pharmakologischen Wirkungen jedes isolierten Wirkstoffes läßt es geraten erscheinen, dieser Verwendungsform den Vorzug zu geben, statt die gesamte Pflanze zu verwenden.

Doch das Problem stellt sich ganz anders bei ungiftigen Drogen, deren Wirksamkeit auf dem Zusammenwirken einer ganzen Reihe von Wirkstoffen beruht. Diese Wirkstoffe gehören unterschiedlichen chemischen Gruppen an, und allein kann keiner dieser Wirkstoffe für die Gesamtheit oder einen Teil der pharmakologischen Eigenschaften der Pflanzen verantwortlich gemacht werden. Als typisches Beispiel dafür haben wir die Artischocke kennengelernt, bei der neben der starken gallentreibenden Wirkung der Phenolderivate und der starken entgiftenden und harntreibenden Wirkung der Carbonsäuren auch die ebenfalls harntreibenden Flavonoide eine Rolle spielen und an der Gesamtwirkung aktiv beteiligt sind. Dies trifft auch für zahlreiche andere Heilpflanzen zu und in der Regel für die meisten Arzneipflanzen, die von der Volksmedizin empfohlen werden. Für diese Pflanzen bietet sich eine Verwendung als Galenika (Tee, Absud, Tinktur, Extrakt) förmlich an, denn sie sind nur schwach giftig oder ungiftig, und ihre Wirksamkeit beruht auf einer großen Zahl von Wirkstoffen, von denen viele noch nicht bekannt sind und deren synergetische Wirkung sich nur schwer einschätzen läßt.

So zeichnet sich eine neue therapeutische Richtung ab: Sie basiert

auf unbestreitbaren wissenschaftlichen Fakten, wie es das Beispiel der Artischocke beweist, und begünstigt die Verwendung von Gesamtauszügen gegenüber isolierten Wirkstoffen. Doch die weitere Erforschung dieser Verwendungsform von Heilpflanzen stößt auf große Schwierigkeiten. Denn die Pharmaindustrie spezialisiert sich lieber auf die Isolierung einer oder mehrerer Wirksubstanzen, die chemisch genau definiert sind, um anschließend die pharmakologische Wirkung und die therapeutische Verwendung genau festlegen zu können. Fast die gesamte pharmazeutische Erforschung der Pflanzen hat sich in den letzten Jahrzehnten in ebendiese Richtung entwickelt und ist dabei, das muß hier deutlich gesagt werden, zu oft enttäuschenden Ergebnissen gekommen. Die Vielfalt der Forschungsprogramme und die eingesetzten finanziellen Mittel machen sich nicht bezahlt. In den USA kommt nur alle zwei Jahre eine neue pflanzliche Verbindung zur »Serienreife«, während auf synthetischem Weg jährlich ungefähr zwanzig neue Verbindungen entstehen und den Weg in die Apotheken finden.
Weshalb ist die Ausbeute so gering? Diese Frage drängt sich förmlich auf. Antworten gibt es viele, doch letzten Endes laufen sie hauptsächlich darauf hinaus, daß eine Pflanze in ihrer Zusammensetzung unendlich viel komplexer ist als ein chemisches Produkt. Will man ihr wirklich näherkommen, so müssen Vorsichtsmaßnahmen, ja, selbst Kunstgriffe angewendet werden, mit denen die Forscher in den seltensten Fällen vertraut sind. Denn die meisten Wissenschaftler haben keine spezielle Ausbildung erhalten, die auf die Lösung der zahlreichen Probleme auf diesem Gebiet zugeschnitten ist. Aus den Erfahrungen des großen amerikanischen Pharmakologen Farnworth ließen sich hierzu viele Beispiele anführen.[42]

Glück und Pech in der Forschung

So werden in vielen pharmazeutischen Firmen die von einem Pflanzensammler entsprechend ihrer Verwendung in der Volksmedizin gesammelten Pflanzenauszüge einer pharmakologischen Testreihe unterzogen, ohne daß man dabei Erfahrungen und Indikationen der Heilkundigen berücksichtigt. Man testet die Extrakte ebenso wie die synthetischen Verbindungen nach den klassischen Methoden, die den Pharmalaboratorien zur Verfügung ste-

hen, und die Testergebnisse sind demzufolge enttäuschend. Schließlich wird das Programm nach einigen Jahren beendet, und die Analysen von einigen hundert Extrakten kommen zur Veröffentlichung. Bei der Überprüfung der Versuchsreihen zeigt sich oft, daß die botanische Identität der Versuchspflanzen gar nicht eindeutig festgestellt worden ist, wodurch auch die Veröffentlichung der Analysen wertlos wird, denn zwischen den beschriebenen Wirkungen und den bekannten botanischen Arten läßt sich kein sicherer Zusammenhang herstellen. Es kann daher gar nicht genug auf die Notwendigkeit hingewiesen werden, Pflanzenproben zu sammeln und sorgfältig im Herbarium aufzubewahren, die den Testsubstanzen genau entsprechen. Wird diese Vorsichtsmaßnahme nicht getroffen, besteht die Gefahr, daß man immer wieder andere Ergebnisse bekommt. So kann es vorkommen, daß eine neue Sendung Pflanzen geringere oder andere Wirkungen zeigt als die erste und daß nicht mehr bewiesen werden kann, ob es sich überhaupt um die gleiche Art handelt.
Dieses Mißgeschick ereignete sich, als eine große amerikanische Firma von einem Pflanzensammler 1 kg einer Rinde erhielt, die in der Volksmedizin unter einer mundartlichen Bezeichnung bekannt war. Da die Ergebnisse erfolgversprechend waren, wurde eine weitere Lieferung bestellt. Diese enthielt jedoch keinerlei wirksame Substanzen, und inzwischen war es nicht mehr möglich, die erste Pflanzenlieferung, deren pharmakologische Wirkung zufriedenstellend war und als Grundlage für das begonnene Forschungsprogramm galt, genau zu identifizieren. Aber selbst wenn die nötigen Vorsichtsmaßnahmen getroffen werden, ist der Erfolg noch keineswegs garantiert. Dazu kann man das Beispiel eines anderen amerikanischen Laboratoriums anführen, welches mit einer Pflanze, die von einem ausländischen Wissenschaftler empfohlen worden war, keinerlei Resultate erzielte. Die Enttäuschung in dieser Firma war um so größer, als man erfuhr, daß ein Konkurrenzunternehmen vierzig Forscher auf die gleiche Pflanze angesetzt hatte, denen es gelang, hochwirksame Substanzen daraus zu isolieren. Wie man sieht, tragen also der Optimismus der Forscher, ihr Eifer, ihre Erfahrung und ihre Sachkenntnis wesentlich zum Erfolg der Forschung bei.
Einige enttäuschende Resultate können jedoch die Bedeutung der Forschung, die sich mit der Förderung neuer Pflanzen und neuer pflanzlicher Wirkstoffe beschäftigt, nicht schmälern. Hier ein paar

Zahlen dazu: In den 10000 wissenschaftlichen Artikeln, die 1975 weltweit zu solchen Forschungen erschienen sind, wurden 1650 neue, aus höheren Pflanzen extrahierte chemische Verbindungen beschrieben. Dazu kommen noch weitere 749 chemische Verbindungen aus Farnen, Moosen, Flechten, Pilzen, Algen und Bakterien. Insgesamt sind das 2399 neue Verbindungen, die innerhalb eines Jahres in der Weltliteratur erschienen sind und die bis dahin in der Wissenschaft unbekannt waren. Während des gleichen Jahres konnten etwa tausend natürliche Verbindungen vollsynthetisch hergestellt werden. Schließlich haben 325 bereits bekannte Verbindungen interessante neue pharmakologische Eigenschaften an den Tag gebracht. In erster Linie zählen dazu antibiotische oder fungistatische Wirkungen, gefolgt von krebs- und entzündungshemmenden, von krebserregenden, cholesterinsenkenden, blutzuckersenkenden und toxischen Wirkungen. Nur 10% dieser Arbeiten sind von pharmazeutischen Firmen veröffentlicht worden. Normalerweise zögern diese Firmen die Bekanntgabe ihrer Ergebnisse heraus, aus Angst, sie könnten der Konkurrenz weiterhelfen. Das führt dann häufig dazu, daß in verschiedenen Firmen mit gleichen Pflanzen die gleichen Versuche wiederholt werden, und so steigen letztlich die Gesamtkosten der pharmazeutischen Forschung. Von der Vielzahl der beschriebenen neuen Substanzen werden durchschnittlich nur 5% pharmakologisch getestet.

Nach welchen Kriterien soll die Forschung ausgerichtet werden?

Die Ausbeute dieser Forschungen ist um so geringer, je mehr ihre Methode auf dem Zufall basiert. Die Erforschung der Antikrebsmittel ist ein Beispiel dafür: Wie wir bereits gesehen haben, wird jede verfügbare Pflanzenart auf mehrere Tumore hin getestet. In einem dem *National Cancer Institute* angeschlossenen Laboratorium hat nur eine von 405 Pflanzen interessante Wirkungen gezeigt. Diese extrem geringe Ausbeute ist nicht weiter verwunderlich, wenn man sich daran erinnert, daß eine Auswahl synthetisch hergestellter Verbindungen, die nach den gleichen Kriterien vorgenommen wird, d. h. dem Zufall überlassen bleibt, noch wesentlich schlechtere Resultate hervorbringt. Aus diesem Grund wenden die Forscher in den Laboratorien normalerweise

Auswahlmethoden an, durch die der Zufall eingeschränkt wird, d. h., sie legen von Anfang an Kriterien fest.
So untersucht ein Laboratorium z. B. ausschließlich alkaloidhaltige Pflanzen, denn Alkaloide sind biologisch hochwirksam und lassen sich als wasserlösliche Salze leicht extrahieren und untersuchen. Svobodas Erfolge bei der Erforschung des Madagaskar-Immergrüns sind die logische Konsequenz seiner Methode, bei der er Pflanzen nach drei Kriterien auswählte: Alle Pflanzen enthalten Alkaloide; sie werden von Heilkundigen verwendet; und schließlich wirken sie alle krebshemmend oder antibakteriell. Das Madagaskar-Immergrün war die vierzigste Art von insgesamt 400 Arten, die zwischen 1956 und 1976 untersucht worden sind. Es wurde erstmalig am 23. Dezember 1957 getestet, im März 1961 kam sein Alkaloid Vinkaleukoblastin (»Vinblastin«) und im Juli 1963 das chemisch verwandte Vinkristin in den USA auf den Markt. Die *Ochrosia maculata*, die Nr. 175 aus der gleichen Reihe, zeigt bei Tieren auch eine starke antileukämische Wirkung, die auf das 9-Methoxy-Elliptizin zurückzuführen ist, das aus dieser Art extrahiert werden konnte. Ebenso gibt die Nr. 250, die aus Neukaledonien und Australien stammende *Acronychia baueri*, Anlaß zur Hoffnung.
Die letzte Schwierigkeit besteht darin, die pharmakologischen Wirkungen eines Extraktes von derart komplexer Zusammensetzung genau zu berechnen. Beispielsweise stellt sich das Problem, daß die verschiedenartigen Bestandteile eine unterschiedliche Löslichkeit besitzen. Dadurch wird das Verhältnis von Dosis und Wirkung gestört und die Lösungen, die den Versuchstieren injiziert werden, müssen ständig geschüttelt werden, um sie zu homogenisieren. Außerdem ist es schwierig, Proben zu bekommen, die unter exakt den gleichen Bedingungen zubereitet worden sind und deren Wirkungen deshalb vergleichbar wären. Schließlich kommt es häufig vor, daß ein Extrakt überhaupt kein Ergebnis bringt, aus dem einfachen Grund, daß zwei oder mehrere Wirkstoffe sich gegenseitig aufheben. So haben die Extrakte der tropischen Immergrünart *Catharantus lanceus* keinerlei geschwulstabbauende Wirkung gezeigt, obwohl später größere Mengen des stark wirksamen Alkaloides Leurosin daraus extrahiert werden konnten. Das Alkaloid ist zwar reichlich vorhanden, doch seine Wirkung wird durch antagonistische Substanzen verschleiert.
Letztlich erweist sich also die Erforschung neuer wirksamer Stoffe

auf Pflanzenbasis als außerordentlich schwierig und stößt auf eine Vielzahl von Problemen, von denen einige noch weit von einer Lösung entfernt sind. Man kann sich deshalb vorstellen, warum die spezialisierten Laboratorien sich nur mit Vorsicht auf dieses Gebiet wagen.

Die Medikamente aus dem Meer

Aber es gibt noch eine weitere Forschungsrichtung, die sich mit der Zeit als äußerst fruchtbar erweisen könnte. Es handelt sich um die Erforschung der natürlichen Ressourcen der Pflanzen- und Tierwelt in den Ozeanen. Im Gegensatz zu dem, was auf dem Festland geschieht, wenden sich die Forscher auf diesem Gebiet mehr der chemischen Struktur der Meerestiere zu als der der Algen, die noch wesentlich unbekannter ist. In den letzten zehn Jahren war das Meer Gegenstand ausgedehnter Forschungsprojekte, von denen einige anfangen, Früchte zu tragen. In der Pharmazie verfügt man bereits über die aus Algen extrahierte Alginsäure, die blutgerinnungshemmend und blutstillend wirkt, und gewissermaßen kommt auch das Cytarabin, das zur Behandlung von Leukämien verwendet wird, aus dem Meer, denn für diese synthetische Verbindung stand ein Naturstoff Modell, der in einem Schwamm aus Jamaika gefunden wurde. Zu nennen wären weiterhin die Prostaglandine, Hormone mit einer Vielzahl von Wirkungen, die bei den Säugetieren nur als Spuren vorhanden sind, von bestimmten Korallen jedoch reichlich produziert werden, wenn auch mit leicht unterschiedlicher Struktur und Wirkung. Eine Schwammart hat sogar ein ganz seltsames Produkt hervorgebracht; es steht sozusagen zwischen dem Adrenalin und dem Acetylcholin, jenen zwei humoralen Überträgerstoffen des autonomen Nervensystems, die sowohl gegensätzliche als auch sich ergänzende Wirkungen aufweisen. Diese Verbindung wird erprobt, und man hofft, sie eines Tages gegen die vegetative Dystonie einsetzen zu können. Erwähnenswert sind auch die laufenden Studien über die gefährlichen Toxine, die von Fischen, besonders von den japanischen Kugelfischen (Fugu), gebildet werden. Durch den Verzehr dieser Fische kommt es im Jahr zu durchschnittlich hundert Todesfällen durch Ersticken, weil die giftigen Eingeweide des ansonsten sehr schmackhaften Fisches vor dem Kochen nicht gründlich genug entfernt worden sind.

In Neukaledonien arbeiten die Franzosen zur Zeit an einem Projekt zur chemischen Erforschung der Tierwelt an der Küste dieser Insel. Insbesondere wird nach tumorabbauenden und antibiotischen Substanzen geforscht, und dank der systematisch durchgeführten Tests an Naturstoffen im CNRS-Forschungslaboratorium in Gif-sur-Yvette, einem der bestausgerüsteten Laboratorien der Welt, hat man mit den Extrakten einiger Arten bereits vielversprechende Resultate erzielt.

Gewiß handelt es sich hier um Forschungen, die stärker auf Tiere als »Arzneilieferanten« als auf Heilpflanzen ausgerichtet sind. Aber sie haben wenig zu tun mit den herkömmlichen Medikamenten auf tierischer Basis, die kaum noch in der modernen Heilkunde zu finden sind, und erinnern uns zum rechten Zeitpunkt daran, daß weder das Tier- noch das Pflanzenreich von den Bemühungen, neue Wirksubstanzen zu entdecken, ausgeschlossen werden sollte.

Es ist damit zu rechnen, daß die Erforschung neuer Wirksubstanzen tierischen Ursprungs durch die Fortschritte in der Biochemie und insbesondere in der Neurochemie weiter vorangetrieben wird. Diese Entwicklung zeichnet sich bereits ab, und zum gegebenen Zeitpunkt wird die Biochemie sicherlich die synthetische Chemie ablösen, deren Niedergang bereits abzusehen ist. Durch Nachahmung oder gar Nachbildung von Naturstoffen des Organismus (Hormone, chemische Überträgerstoffe, Biokatalysatoren, Enzyme usw.) geht die Entwicklung hin zu weitaus spezifischeren Medikamenten, deren Wirkungen sich wesentlich genauer berechnen lassen, da ihr Wirkungsort und ihre Wirkungsweise besser bekannt sind.

10. KAPITEL

NEUE RICHTUNGEN IN DER PFLANZENHEILKUNDE

Wäre dieses Buch in den sechziger Jahren geschrieben worden, dann hätte man es an dieser Stelle beenden können. Die Pflanzen hatten einen gewissen Platz in der Hausapotheke und in Kräutertees, obwohl böse Zungen behaupteten, ein Kräutertee wäre nichts anderes als heißes Wasser, das überflüssigerweise durch den Staub in den Schubladen der Apotheken verunreinigt worden war. Im übrigen hatte die Pflanzenmedizin nur das eine Ziel: Im Pflanzenreich nach neuen wirksamen Verbindungen zu forschen. Diese Stoffe fanden dann ihren Platz in der sich ständig erweiternden Palette neuer Medikamente, die zum reichhaltigen therapeutischen Repertoire der Medizin beitrugen.

Das Pionierzeitalter

In den letzten zehn Jahren zeichnete sich jedoch nach und nach eine starke Tendenzwende ab. Auffallend ist die große Zahl von Untersuchungen, die der Pflanzenheilkunde gewidmet sind und die sowohl in den großen Verlagen als auch in den Medien der Fachwelt erschienen sind. Diese plötzlich einsetzende Entwicklung hat sehr wohl etwas mit dem großen Thema unserer Zeit, dem »Zurück zur Natur« und dem neuen ökologischen Bewußtsein zu tun. Es ist eine späte, doch glänzende Vergeltung für die wenigen Überzeugten, die trotz des »Imperialismus« der chemischen Medikamente die einfache Pflanzenheilkunde konsequent weiter praktizieren. Einigen bedeutenden Medizinern haben wir es zu verdanken, daß die alten Traditionen am Leben gehalten wurden und heute in den sich rasch entwickelnden neuen therapeutischen Richtungen wieder aufgegriffen werden.
Verweisen sollte man beispielsweise auf den Mediziner Henri Leclerc. 1870 in Paris geboren, zu einer Zeit, in der jährlich neue isolierte Pflanzenwirkstoffe auf den Arzneimittelmarkt kamen,

setzte er sich hartnäckig für eine Pflanzenheilkunde auf der Basis von Gesamtauszügen ein, wie er sie selbst praktizierte. Seiner Ansicht nach entsprach sie eher den Bedürfnissen des Organismus als die isolierten Wirkstoffe. Als anspruchsvoller Forscher führte Leclerc minuziös Buch über seine Erfahrungen. Seine Aufzeichnungen sind eine wahre Fundgrube für Informationen über die pharmakodynamische und therapeutische Wirkung von Pflanzen, deren Ruf bis dahin doch zumindest zweifelhaft war. Seine Bücher gelten noch immer als Standardwerke der Phytotherapie und werden in Frankreich regelmäßig neu aufgelegt.[43] Zwar hatte er als praktizierender Arzt nicht die Mittel, die wissenschaftlichen Versuche mit den verwendeten Drogen und Pflanzen sehr viel weiter voranzutreiben, doch konnte er sich auf die Arbeiten anderer Phytotherapeuten stützen, die, wie er, die summarische Alternative zwischen synthetischer Verbindung und pflanzlichem Extrakt abgelehnt hatten. Auf diese Weise hielt sich am Rande des täglich anwachsenden Stroms natürlicher und synthetischer Verbindungen das feine Rinnsal einer Pflanzenmedizin, das niemals ganz versiegen sollte.

Diese Richtung wurde wesentlich gestärkt durch den Beitrag der praktizierenden Ärzte unter der Leitung von Dr. Valnet, dessen Werke in den letzten zwanzig Jahren ebenfalls eine starke Verbreitung fanden.[44] Diese sehr pragmatisch veranlagten Ärzte, die heute in der »Französischen Gesellschaft für Phytotherapie und Aromatherapie« zusammengeschlossen sind, entwickeln eine Therapie mit Medikamenten, die aus ganzen Pflanzen hergestellt worden sind: Extrakte und Urtinkturen, aus denen die Homöopathen ihre Verdünnungen (Dilutionen) und Essenzen zubereiten. Es ist bedauernswert, daß diese Therapien zur Zeit nur von einer relativ kleinen Gruppe praktizierender Ärzte angewendet werden, die wiederum nur eine begrenzte Anzahl von meist wohlhabenden Patienten erreichen. Man könnte meinen, daß es sich hierbei um eine Medizin »der Reichen« handelte. Das wäre jedoch paradox, denn bekanntlich basiert diese medizinische Richtung auf den traditionellsten Medikamenten wie Pflanzen, Tinkturen, Extrakten und ätherischen Ölen. Es wäre zu wünschen, daß sie allen Bevölkerungsschichten zugänglich wird und in den nächsten Jahren überall neue Anhänger findet.

Wenn die Phytotherapie auch noch keinen festen Platz im Lehrangebot der medizinischen Fakultäten eingenommen hat, so gewinnt sie doch durch das tatkräftige Handeln ihrer Befürworter bei den praktischen Ärzten und in der Öffentlichkeit rasch an Boden. In Frankreich gibt es seit einiger Zeit ein »Nationales Institut für Pflanzenheilkunde« (*Institut nationale de phytothérapie*), an dem Mediziner in drei Jahren zum Phytotherapeuten ausgebildet werden. Die Phytotherapie ist besonders auf die Behandlung der stoffwechselbedingten Krankheiten zugeschnitten, wie Arthrosen, Spasmophilie und andere pathologische Syndrome, die mit den verschlechterten Bedingungen des modernen Lebens zusammenhängen.

Bei den modernen synthetisch hergestellten Medikamenten handelt es sich häufig um Verbindungen, die mit der Natur absolut nichts gemein haben und dazu beträchtliche Nebenwirkungen hervorrufen können. Das trifft vor allem auf die zahllosen neuen Medikamente zu, die auf das Nervensystem wirken (Tranquilizer, Sedativa, Antidepressiva usw.). Die Phytotherapeuten ziehen es deshalb vor, Pflanzen zu verwenden, die seit langem bekannt sind und über deren Ungiftigkeit kein Zweifel besteht.

Das Wesen der Phytotherapie

Die aus Erfahrung, Überlegung und Forschung entstandenen Prinzipien der Pflanzenmedizin stützen sich sowohl auf die Methoden der Allopathie als auch auf die der Homöopathie. Wie in der Allopathie wird mit Gegensätzlichem behandelt, d.h., man bemüht sich um die Wiederherstellung des gestörten Gleichgewichtes durch Verabreichung geeigneter Medikamente mit kompensatorischer Wirkung. Doch wie in der Homöopathie studiert der Phytotherapeut besonders sorgfältig jeden einzelnen Krankheitsfall und versucht, weniger die Krankheit zu heilen als den kranken Menschen. Mit anderen Worten, das Gesamtbild des Kranken ist für ihn ausschlaggebend, und darauf zielen seine therapeutischen Bemühungen ab. Er versucht einerseits, die körperlichen Abwehrkräfte zu aktivieren, und andererseits, dem Stoffwechsel die nötigen Aufbaustoffe zur Wiederherstellung der Gesundheit zuzuführen. Zu diesen Aufbaustoffen, die eine Art »Dünger« für den angegriffenen Stoffwechsel darstellen, gehören Vitamine, Spurenelemente, Mineralstoffe oder mineralienzuführende Stoffe wie Schachtelhalm oder Algenextrakte, alles in allem Stoffe, die eine

Drainage (Entwässerung) der erkrankten Organe begünstigen. Ebenso gehören aber auch dazu die unterstützenden Mittel wie Pollen, Gelée royale, Getreidekörner, Bierhefe, Frischzellen sowie die diätetischen, physiologischen und psychologischen Gesundheitsregeln, die für eine ganzheitliche Pflege und Behandlung des Kranken unbedingt erforderlich sind.

Die Phytotherapeuten lassen sich nicht durch vorgefaßte Meinungen abhalten und verschreiben, ohne zu zögern, auch sehr einfache Medikamente, wenn sie glauben, aus diesen einen therapeutischen Nutzen ziehen zu können. Schon Henri Leclerc riet bei Rheumatismus und Gicht zu einer wiederholten Verabreichung von Apfelschalen in Pulverform. Das Pulver trug allerdings einen langen lateinischen Namen, damit das Medikament mit der nötigen Aura von Wissenschaftlichkeit und Geheimnis umgeben war und die Heilwirkung entsprechend verstärkt wurde.

Hier sind ein paar dieser einfachen, aber wirksamen Therapien: Nimmt man über zwei oder drei Monate allmorgendlich einige Wacholderbeeren ein, so hat dies eine günstige Wirkung auf bestimmte Hyperglykämien. Zwiebeln in Milch lindern akute Gichtanfälle. Der Saft von Kohl oder rohen Kartoffeln wirkt sich günstig auf Magenkatarrhe und Geschwüre aus. Nach alter Tradition, wie sie schon den Römern bekannt war – obwohl sie sonst miserable Ärzte waren –, gilt ein Pflaster aus Kohlblättern als Rheumamittel, und der schwarze Rettich wird bei Gallenblasenbeschwerden oder als Sirup gegen Husten sowie bei allen Lungenerkrankungen verschrieben.

Wir wollen es aber bei dieser kurzen Aufzählung von gewöhnlichen Heilkräutern belassen, weil sonst die Bemühungen der Phytotherapeuten in Mißkredit gebracht würden in den Augen derer, für die nur das wirksam ist, was nicht gewöhnlich ist. Bei näherer Betrachtung zeigt es sich, daß die besten Resultate mit solchen Mitteln bei der Behandlung von chronischen Erkrankungen erzielt werden, bei denen die klassischen Mittel der Chemotherapie versagen. Zu diesen Erkrankungen zählen beispielsweise Blasenentzündungen, Asthma, Gürtelrose und Stirnhöhlenvereiterungen.

Es gibt keine Heilkunde, die einzigartig ist, und angesichts der ungeheuren Komplexität des menschlichen Organismus sollte ein Mißerfolg niemals als etwas Endgültiges angesehen werden; denn es gibt immer noch eine offene Tür, die zu einer anderen medizinischen Therapie führt. Der Mensch, speziell der Kranke, lebt von

der Hoffnung, und die Vielfalt der therapeutischen Mittel und Verfahren, die Volksmedizin eingeschlossen, sollte als tröstlicher Reichtum und nicht als ein Grund zur Verwirrung gewertet werden. Diese Vielfalt erinnert uns daran, daß die Medizin auch heute noch eher eine Kunst als eine exakte Wissenschaft ist.
Die Prinzipien der Phytotherapie zielen darauf ab, nur Gesamtauszüge von Pflanzen zu verwenden, die, wie bereits erwähnt, häufig andere Wirkungen aufweisen als die einzelnen Wirkstoffe oder die ätherischen Öle. Während das Eukalyptusöl beispielsweise stark antiseptisch wirkt, besitzt der Gesamtauszug der Pflanze unter anderem eine blutzuckersenkende Eigenschaft, die man bis heute noch auf keinen der bekannten Bestandteile zurückführen konnte.

Das Aromatogramm

In der Regel verschreiben die Pflanzenheilkundler nach der Diagnose, die sich aus der Befragung, Betrachtung und Untersuchung des Kranken ergibt, einige Gesamtauszüge oder ätherische Öle. Die Behandlung mit ätherischen Pflanzenölen ist einer der üblichsten und, wie es den Anschein hat, auch einer der erfolgreichsten Wege dieser therapeutischen Richtung, die vor allem von den Aromatherapeuten vertreten wird.
Diese leiten die Wirksamkeit ihrer therapeutischen Eingriffe von etwas ab, das sie »Aromatogramm« nennen. Dazu werden in Laboratorien verschiedene ätherische Öle an Krankheitserregern getestet, die aus dem infektiösen Krankheitsherd des Patienten isoliert worden sind. Dabei soll festgestellt werden, welche Öle die größte »Negativation« haben, d. h., welche Öle diese Krankheitskeime am besten in ihrer Entwicklung hemmen. Parallel zum Aromatogramm wird nun ein »Antibiogramm« erstellt, d. h., Kulturen derselben Krankheitserreger werden mit verschiedenen Antibiotika geimpft, und man mißt dann den Durchmesser des Hemmbereichs, der durch jedes der Antibiotika in den Kulturen gebildet wird. Es zeigt sich dabei, daß die antiseptische Eigenschaft der ätherischen Öle in der Regel nicht so ausgeprägt ist wie die der Antibiotika. Die minimalen Konzentrationen mit einer Hemmwirkung bewegen sich nämlich bei den Ölen in der Größenordnung von Milligramm und Milliliter, während die Antibiotika

noch bei einer hundertfach geringeren Konzentration Hemmwirkungen aufweisen. Wenn man sich auf diese experimentell durchgeführten Berechnungen stützt, dann müßte die dem Kranken zu verabreichende Dosis an ätherischen Ölen sehr viel höher sein als die Antibiotikamenge, mit der das gleiche Resultat erzielt werden kann. Aber die klinischen Tests, die an Hunderten von Kranken durchgeführt wurden, beweisen das Gegenteil: Ätherische Öle sind noch wirksam, selbst wenn sie nur in ganz geringen Konzentrationen im Gewebe enthalten sind. Wie ist das möglich?
Die meisten Wissenschaftler sind sich heute darüber einig, daß die ätherischen Öle in sehr geringen Konzentrationen die Ökologie des Infektionsherdes verändern, indem sie die Entwicklung der Krankheitskeime erschweren, ohne diese jedoch direkt anzugreifen. Es handelt sich hier um eine typisch ökologische Strategie, bei der ein Krankheitserreger auf indirektem Wege durch eine Veränderung seines Milieus eliminiert wird, ebenso wie einst durch die Trockenlegung eines Sumpfes die Moskitos als Überträger der Malaria eliminiert wurden, ohne daß ein direkter Angriff auf sie erfolgte. In der klassischen Medizin, besonders aber in der Dermatologie und in der Gynäkologie, bedient man sich des gleichen Prinzips, wenn man den pH-Wert der Gewebe verändert, um eine Ausbreitung der Krankheitserreger zu verhindern. Mit dieser Wirkungsweise der ätherischen Öle ließe sich auch erklären, warum in der Aromatherapie keine Resistenz auftritt, wie sie die Erreger während einer Behandlung mit Antibiotika entwickeln. Bekanntlich kommt es bei einer Langzeitbehandlung mit Antibiotika häufig vor, daß ein Erreger nach und nach gegenüber dem eingesetzten Antibiotikum resistent wird – das läßt sich auch durch eine Reihe aufeinanderfolgender Antibiogramme beweisen –, so daß ein neues Antibiotikum eingesetzt werden muß. Da die Genmutationen eine kontinuierliche Auslese resistenter Erreger auf Kosten anderer begünstigen, sieht man sich bei der Behandlung mit Antibiotika gezwungen, ständig eine Flucht nach vorn anzutreten und neue Antibiotika zu entwickeln, um so der Resistenz zuvorzukommen.
Auf die ätherischen Öle trifft das nicht zu, da die gleichen ätherischen Öle immer die gleichen hemmenden Eigenschaften auf einen bestimmten Erreger ausüben. Darin liegt ein gewichtiges Argument zugunsten dieser Therapiemethode, um so mehr als die ätherischen Öle im Organismus schon in Dosierungen in der Grö-

ßenordnung von einem Nanogramm (10^{-9} Gramm) wirken, d.h. vergleichbar den Konzentrationen der Hormone in den innersekretorischen Drüsen. Im übrigen weisen die gleichen Krankheitserreger, die aus unterschiedlichen Krankheitsherden entnommen werden, in der Regel auch unterschiedliche Aromatogramme auf. Diese geben daher nicht nur die antiseptische Wirkung des getesteten ätherischen Öles genau an, sondern weisen auch auf einen bestimmten Zustand des erkrankten Bereiches hin.
C. Duraffourd zufolge kann man mit Hilfe des Aromatogramms latente Krankheiten aufspüren.[45] Er zitiert den Fall eines Kranken, bei dem im Aromatogramm der isolierte Erreger einer chronischen Harnröhrenentzündung äußerst empfindlich auf die ätherischen Öle von Geranie, Wacholder und Eukalyptus reagierte. Nun ist allgemein bekannt, daß diese drei ätherischen Öle eine ausgeprägte blutzuckersenkende Wirkung haben. So konnte bei diesem Kranken ein latenter Diabetes festgestellt werden. Dazu noch ein weiteres Beispiel: Die ätherischen Öle aus Salbei und Zypresse, die wegen ihrer geringen antiseptischen Eigenschaften nur selten eine Wirkung im Aromatogramm zeigen, reagieren sehr ausgeprägt bei Drüsengeschwülsten oder Prostatakrebs. Mit dem Aromatogramm läßt sich daher nicht nur eine therapeutische Strategie entwickeln, sondern auch eine Diagnose bestätigen oder eine Frühdiagnose stellen, wo das anhand klinisch erkennbarer Symptome noch nicht möglich ist.

Vorsicht, Pflanzen!

Auch wenn phytotherapeutische Behandlungsmethoden normalerweise weniger unangenehme Nebenwirkungen hervorrufen als chemische Präparate, so darf man daraus keineswegs schließen, daß die Pflanzenmedizin den Kranken vor allen Unannehmlichkeiten schützt. Es ließen sich unzählige Fälle anführen, in denen Kranke ohne die geringste Sachkenntnis und Erfahrung eine Selbstbehandlung mit Pflanzen vorgenommen haben mit ausgesprochen negativen Resultaten. Die in der Öffentlichkeit vorschnell gebildete Gleichsetzung von Naturprodukten mit gänzlicher Ungiftigkeit ist durch Fakten eindeutig widerlegt worden und völlig absurd. Die nach der Lektüre populärwissenschaftlicher Artikel vorgenommene unsachgemäße Behandlung ohne ärztliche

Beratung führt zu unzähligen Fehlern und Unfällen, so daß der Kranke am Ende doch noch seinen Arzt aufsuchen muß. Man sollte nicht vergessen, daß es unzählige Giftpflanzen gibt und daß diese auf ganz unterschiedliche Weise das komplizierte Zusammenspiel der zahllosen beteiligten Faktoren und Kräfte stören können. Wir beziehen uns dabei auf die erschöpfende Studie von Pierre Delaveau, der alle Arten solcher Störungen eindrucksvoll beschrieben hat.[46]
Um auf den speziellen Fall der ätherischen Öle zurückzukommen, muß man zugeben, daß immer noch viel zuwenig über ihre Wirkungsweise und ihre Entfaltung im Organismus bekannt ist. Zu den wenigen, die pharmakologisch erforscht worden sind, gehört das Zedernöl. Inhaliert man dessen flüchtige Essenzen, dann kann die Leber bestimmte Substanzen besser abbauen, und ein Spaziergang in einem Zedernwald kann also tatsächlich dazu beitragen, die »Schlacken« des Körpers abzubauen. Das eingenommene ätherische Öl kann sich jedoch bei jedem anders auswirken. Das ist beispielsweise der Fall beim Safrol, dem Hauptbestandteil des Sassafrasöles. Bei Ratten wird diese Substanz in eine hydroxylierte Verbindung umgesetzt und führt zu Leberkrebs, während die gleiche Substanz im menschlichen Organismus zu einem bihydroxylierten Derivat wird, das völlig unwirksam ist. Die Aromatherapie ist also gar nicht so harmlos, wie es scheint. Die aromatischen Medikamente sind häufig stark und sehr wirksam, und ihre Handhabung sollte der strengen Sachkenntnis des Arztes oder des Apothekers überlassen bleiben.

Ein paar Worte zur Homöopathie

Da man auch in der Homöopathie vorwiegend pflanzliche Substanzen zur Herstellung der »Urtinkturen« verwendet, aus denen dann die therapeutischen »Dilutionen« zubereitet werden, darf auch diese alte und weitverbreitete Schule der Medizin einen Platz im Rahmen der Pflanzenheilkunde beanspruchen. Wir wollen uns allerdings mit ein paar Hinweisen begnügen, da es schon eine Reihe von Arbeiten gibt, die sich ausschließlich mit diesem Gebiet beschäftigen.
Im wesentlichen stützt sich die 1810 von dem deutschen Arzt Samuel Hahnemann begründete Homöopathie auf drei Prinzi-

pien: die Individualisierung des Kranken, d.h. die Diagnose jedes Patienten als Einzelfall; das Ähnlichkeitsprinzip, das darin besteht, Medikamente zu verabreichen, die genau die gleichen Symptome hervorrufen können, wie sie beim Kranken festgestellt wurden; und schließlich das Prinzip der Dilution und der Dynamisierung und der Potenzierung, wobei immer größere Dilutionen (D_1, D_2, D_3 usw.) eingesetzt werden, die man durch Schütteln oder Verreiben »dynamisiert«. Es würde bei weitem über den Rahmen dieses Buches hinausgehen, wenn man die allgemeinen Prinzipien der Homöopathie näher erläuterte und darauf einginge, warum diese »alternative Medizin« der Schulmedizin so erfolgreich Konkurrenz macht. Aber es war nötig, sie im Vorübergehen zu erwähnen, ist sie doch eine der Hauptrichtungen, nach denen sich heute immer mehr Ärzte und Patienten orientieren – enttäuscht von den Auswüchsen der modernen Chemie und auf der Suche nach weniger aggressiven, sanfteren Heilmitteln.

Ein weiteres neues Verfahren: die Gemmotherapie

Schließlich sollte man noch auf ein ganz spezielles Verfahren hinweisen, das vor einigen Jahren entwickelt worden ist. Wissenschaftlich dargestellt wurde dieses Verfahren vor kurzem in einer medizinischen Dissertation, die von Dr. F. Vidal an der Universität von Clermont-Ferrand veröffentlicht worden ist.[47]

Bei den hier verwendeten Rohstoffen handelte es sich zunächst um Tinkturen, die aus Knospen verschiedener Bäume oder Sträucher zubereitet worden waren, daher auch der Name »Gemmotherapie« (»Knospentherapie«). Doch bald kamen weitere pflanzliche Tinkturen aus den Laboratorien für Phytotherapie und Homöopathie hinzu sowie auch einige Medikamente auf mineralischer und tierischer Basis. Diese unter strenger Kontrolle der Qualität und Zusammensetzung hergestellten Tinkturen enthalten, wenn schon nicht die Gesamtheit, so doch die wesentlichen therapeutischen Wirkstoffe der Ausgangssubstanzen. Von da ab nimmt das Verfahren der Gemmotherapie eine pragmatische Wendung.

Ausgangspunkt dafür ist die Feststellung, daß die den Menschen oder den Tieren verabreichten pflanzlichen Tinkturen das verändern, was in der Antike als Körpersäfte bezeichnet wurde. Heute würde man sagen, es handelt sich um das biochemische Gleichge-

wicht des Blutserums, jenes Gleichgewicht, das bekanntlich durch zahlreiche Krankheiten gestört wird, die mit Streßerscheinungen oder ganz einfach mit der natürlichen Alterung des Organismus zusammenhängen. Die in der Allgemeinmedizin vorgenommene Blutuntersuchung zur genaueren Bestimmung oder Bestätigung einer Diagnose hat genau den Zweck, diese Veränderungen des biologischen Gleichgewichts festzustellen, denn sie sind mehr oder weniger charakteristisch für einen spezifischen pathologischen Befund. Fast jeder pathologischen Grundform entsprechen bestimmte typische Veränderungen eines oder mehrerer Parameter des Blutserums, die sich z.B. durch das Proteinogramm, das Ionogramm und die Koagulationstests nachweisen lassen. Es gibt also gewissermaßen eine »Serumsprache«, die dem erfahrenen Arzt als wesentliches diagnostisches Hilfsmittel dient.
Nun hat die Erfahrung der Gemmotherapeuten gezeigt, daß pflanzliche Tinkturen, sofern sie über mehr oder weniger lange Zeiträume verabreicht werden, zu charakteristischen Modifikationen des Serums führen, die sich je nach Pflanzenart deutlich unterscheiden. Von da war es nur noch ein kleiner Schritt, die Verbindungslinie zwischen Pflanze und Krankheit zu ziehen. Die Pflanze kann, wenn die charakteristischen Merkmale ihrer serologischen Wirkung durch Tierversuche festgestellt worden sind, die entgegengesetzten krankhaften Störungen korrigieren, die im Serum des Kranken festgestellt worden sind (insgesamt werden 42 Parameter berücksichtigt).
Da mit dieser rein empirischen Methode zahlreiche Heilerfolge erzielt worden sind, begann eine Gruppe von mehreren hundert Ärzten diese Methode zu präzisieren und ihre Anwendung mit Hilfe der modernen Datenverarbeitung zu rationalisieren.

Der Computer im Dienst der Gemmotherapie

Bei jedem Kranken, der in die Sprechstunde kommt, wird zunächst eine Blutuntersuchung gemacht. Je nach Ergebnis wird er dann mit Pflanzen behandelt, die in der Lage sind, das so ermittelte gestörte Gleichgewicht zu korrigieren. Nach einer bestimmten Behandlungsdauer wird das Blut erneut untersucht, um festzustellen, ob das Gleichgewicht der 42 untersuchten Blutparameter durch die Behandlung wiederhergestellt worden ist. Alle Ergebnisse werden in den Computer eingegeben, und bei den entsprechenden Pflanzen werden auf diese Weise die quantitativen Schwankungen vermerkt, die sie ausgelöst haben. Je zahlreicher die Beobachtungen, desto präziser läßt sich das »therapeutische Profil« jeder verwendeten Pflanze ermitteln, und die am Menschen angestellten Beobachtungen ergänzen jene, die man vorher durch Tierversuche gesammelt hatte. Den Erfindern dieser Methode zufolge zeichnen sich sehr rasch Konstanten ab, und in vielen Fällen sind nicht nur die erzielten Heilerfolge zufriedenstellend, auch die typischen Heilwirkungen der Pflanze werden zunehmend präzisiert, so daß ihre Anwendungsbereiche immer spezifischer werden. Durch Tausende von Beobachtungen wird das Informationsmaterial Monat für Monat erweitert. Insgesamt werden auf diese Weise 800 Pflanzen ständig auf ihre serologischen Wirkungen und ihre Indikationen hin getestet.

Gewiß ist diese Methode schwerfällig; denn sie erfordert eine umfangreiche Untersuchung jedes Patienten vor, während und nach der Behandlung. Sie basiert auf der Bestimmung zahlreicher Wechselbeziehungen zwischen den biochemischen Parametern im Blutserum, den krankhaften Syndromen, die sie hervorrufen, und dem Wesen der Pflanze, die die Störungen ausgleicht. Diese Methode verbindet eine verfeinerte Computertechnologie mit einer rein empirisch fundierten therapeutischen Praxis. Deshalb ist es auch unmöglich, als Ursache eines Heilerfolges einen bestimmten Wirkstoff oder eine Wirkstoffgruppe aus den verwendeten Pflanzen zu ermitteln. Da die Urtinkturen darüber hinaus häufig aus Knospen von Bäumen hergestellt werden, d.h. aus Rohstoffen, die von der traditionellen Phytotherapie nicht beachtet werden, ist es sehr schwierig, die klassischen Heilpflanzen mit diesen Pflanzenheilmitteln zu vergleichen.

Wahrscheinlich ist ein gewisser Abstand nötig, um über dieses therapeutische Verfahren ein umfassendes Urteil abgeben zu können, denn über seine Methodik läßt sich in einigen Punkten streiten. Das zugrunde liegende Prinzip jedenfalls erschien uns einer ausführlichen Erwähnung wert, da es einerseits auf den konstanten und sich wiederholenden Wirkungen der Arten basiert, die in den biologischen Parametern nachgewiesen werden, und andererseits auf den eindeutigen Wechselbeziehungen dieser Arten mit den Krankheiten, bei denen ebendiese Parameter gestört sind. Man darf aber vielleicht darauf hinweisen, daß die Methode etwas rasch vom Stadium der Theorie, in dem noch viel erforscht werden müßte, in die Praxis übergeht; denn hier läuft sie Gefahr, für den verordnenden Arzt eine Art Heilkunde »per Knopfdruck« zu werden, für die der Computer automatisch die Verordnung liefert. Letzten Endes würde der gut informierte Kranke keinen Arzt mehr benötigen, wie das bereits ein paar Propheten voraussehen, beispielsweise Jacques Attali in seinem Buch *Die kannibalische Ordnung*.[48]

Wie wir bereits gesehen haben, äußert sich die Vielfalt der medizinischen Schulen in einer entsprechenden Vielfalt der Heilmethoden und Anwendungsarten von Heilpflanzen. Die traditionellen Schulen bedienen sich in stärkerem Maße der isolierten Wirkstoffe. Homöopathisch oder phytotherapeutisch orientierte Schulen greifen lieber auf die ganze Pflanze in Form von Extrakt oder Tinktur zurück. Hüten wir uns also davor, Werturteile abzugeben über Heilverfahren, die alle ihren berechtigten Anwendungsbereich besitzen, und freuen wir uns darüber, daß der Dogmatismus, unter dem die Medizin zu allen Zeiten gelitten hat, heutzutage nicht mehr so radikal ist, daß er die Erforschung von Randgebieten und die Erschließung ungewöhnlicher Wege verhindert. Die unglaubliche Komplexität der biochemischen und physiologischen Prozesse im menschlichen Organismus wird immer wieder alle unsere Hoffnung vereiteln, eine Heilkunde auf rein rationalen Grundlagen aufzubauen.

Drogen oder Medikamente, deren Wirkungsmechanismus genau und spezifisch anzugeben ist, bilden noch immer die Ausnahme. Die Regel ist die Feststellung einer Wirkung und ihre Ausnutzung in der Praxis, selbst wenn keine voll zufriedenstellende Erklärung über den inneren Mechanismus der festgestellten Wirkung abgegeben werden kann. Hier bleibt der Empirismus König, auch wenn er sich der kompliziertesten Technik bedient, ja sogar, wie es das letzte Beispiel zeigt, der Biochemie und des Computers.

11. KAPITEL

AUSBLICK IN DIE ZUKUNFT: PHARMAKOLOGIE UND ÖKOLOGIE

Die plötzliche Begeisterung für die Heilpflanzen ist leicht zu erklären, wenn man die Entwicklung der Heilkunde während der letzten Jahrzehnte untersucht: Gekennzeichnet durch einen immer stärker werdenden Trend zur Mechanisierung und Spezialisierung, schlägt sie schließlich ins Gegenteil um und fordert wieder die Anwendung der einfachen Kräfte von Kräutern.

Ganzheitliche Gesundheit statt Reparaturen am Körper

Stark vereinfacht ließe sich die heute immer noch vorherrschende mechanistische Auffassung des therapeutischen Prozesses wie folgt charakterisieren:

Der Körper des Kranken – oder besser, der kranke Körper des Patienten –, sozusagen ein gestörter Mechanismus, gelangt durch eine ärztliche Untersuchung in das therapeutische System. Hat die festgestellte Funktionsstörung ein gewisses Ausmaß, beginnt für den Patienten ein mehr oder weniger langer Weg vom Allgemeinmediziner zum Spezialisten, dann von einem Spezialisten zum anderen mit deren komplizierten Einrichtungen, von Maschine zu Maschine, bis er schließlich im Krankenhaus landet. In diesem Stadium läßt sich das Ganze mit einem defekten Gerät vergleichen, das ins Werk zurückgeschickt wird.

Auf diesem langen Weg wird das geschwächte Organ oder das entsprechende System ausfindig gemacht, dann das geeignete Heilverfahren ermittelt und der Organismus schließlich instandgesetzt wie ein Wagen, der aufgrund seines Alters oder wegen eines Unfalls in die Werkstatt gebracht wird und diese wieder fahrbereit verläßt. Der Heilvorgang ist die Folge eines automatischen Ablaufs, der ausgelöst und vorangetrieben wird durch das riesige System der »medizinischen Versorgung«. Als passives Objekt

kann der Kranke diesen Ablauf nicht beeinflussen. Es genügt, wenn er alles mit sich machen läßt und abwartet; deshalb bezeichnet man ihn als »Patient« (vom lateinischen *patiens* = geduldig). Aus einer derartigen Perspektive gibt es keinen Platz mehr für die Mitarbeit des Patienten, ebensowenig wie für das Eingreifen anderer Kräfte, auch solcher geistiger Natur. Denn alles läuft vollautomatisch ab, wenn dieser Ablauf auch manchmal etwas labyrinthisch erscheint. Allein die von der modernen wissenschaftlichen Technokratie eingesetzten Kräfte werden als wirksam angesehen. Indem sie Leistung, Funktionalität und Effizienz zu ihren obersten Werten erklärte, hat die moderne Medizin ebenso wie die zeitgenössische Architektur ihre Verzierungen und ihre spielerischen Ornamente verloren, d.h. ihre psychologischen oder magischen Wirkungen aus einer anderen Zeit. Dabei bleibt allerdings, wie ein Spaßvogel einmal festgestellt hat, ein wichtiger Unterschied zwischen der Medizin und der Architektur bestehen: »Die eine begräbt ihre Fehler, die andere jedoch nicht!«
Der reparierte Organismus gelangt wieder in den Besitz seiner Fähigkeit, zu produzieren und zu konsumieren. Denn die seit einem Jahrhundert vorherrschenden großen ideologischen Blökke, ob sie sich nun vom Liberalismus oder vom Marxismus herleiten, stimmen zumindest darin überein, den Körper als das wichtigste Werkzeug der Produktion anzusehen. Deshalb muß er auch immer voll einsatzbereit sein, ähnlich wie es das erklärte Ziel des militärischen Sanitätsdienstes ist, die Kranken und Verwundeten wieder kampfbereit zu machen. Kurzum, die Heilkunde hat den Zweck, ein wichtiges Arbeitsmittel und einen gefährdeten Besitz wiederherzustellen: den Körper. Auch das staatliche Versorgungssystem der Medizin ist nicht viel mehr als ein lebenslanger »Kundendienst«, eine Organisation zur Instandhaltung und Wartung dieser wertvollen Maschine. Die Körpermaschine sollte mit den allgemeingültigen Normen genau übereinstimmen, auch wenn diese sich je nach Jahrhundert oder Mode ändern. Heute heißen ihre Kriterien: Jugend, Schlankheit und Bräune. Hier schalten sich natürlich die Kosmetik, die Parfumindustrie, die Heilbäder, Saunen und Solarien sowie die Diätratgeber ein. In all diesen Bereichen wächst die Zahl der Fachleute, die sich um Körper- und Schönheitspflege kümmern.
Die Gesamtheit dieser Bemühungen sind – volkswirtschaftlich gesehen – einträgliche Aktivitäten. Dazu gehören medizinische

Untersuchungen, die Ausstellung von Rezepten, der Verkauf von Dienstleistungen und Produkten. Man erwartet von ihnen, daß sie von Jahr zu Jahr umfangreicher werden, damit sie zur stetigen Steigerung des Bruttosozialproduktes beitragen. Denn das Bruttosozialprodukt ist die Grundlage für das, was man übereinstimmend den wirtschaftlichen Fortschritt nennt – der neue Gott der Neuzeit, der leider seit einigen Jahren unseren Himmel verlassen zu haben scheint. Das wäre nach der globalen ökumenischen Religion des 20. Jahrhunderts, nämlich der des Fortschritts, die mechanistische Vorstellung von der Funktion der medizinischen Berufe, sieht man sie unter dem Gesichtspunkt wissenschaftlicher Kriterien und aktueller wirtschaftlicher Erfordernisse.

Diese Vorstellung wird von der Ökologie radikal angefochten. Ihr Vordringen bedeutet in dieser Hinsicht einen entschiedenen Bruch mit der vorhergehenden Epoche. Die ökologische Bewegung entstand in den amerikanischen Universitäten, und ihre Verbreitung wurde durch die 68er Unruhen und später durch die Energiekrise begünstigt. Sie fordert die Entwicklung eines neuen Kollektivbewußtseins von den Beziehungen zwischen den Menschen und ihrer Umgebung und eine grundlegende Veränderung der Art und Weise, wie wir denken, empfinden und handeln. Die ökologische Theorie stellt unsere heiligsten Werte in Frage. Sie greift die Allmacht der wirtschaftlichen Erfordernisse an sowie den übermäßigen Glauben an Wissenschaft, Rationalität und Leistung um jeden Preis. Als Lehre von den vielfältigen Wechselwirkungen zwischen den Elementen eines komplexen Systems lehrt uns die Ökologie, daß die Gesundheit sich nicht automatisch aus dem bloßen Funktionieren des medizinischen Versorgungssystems ergibt. Weil die Gesundheit einen Zustand des Gleichgewichts zwischen der Gesamtheit aller Organe im menschlichen Organismus darstellt, ebenso wie zwischen diesen Organen und der physikalischen, biologischen und sozialen Umwelt, kann man sie nur erlangen und erhalten durch den vernünftigen Ausgleich *aller* Faktoren. In der Regel ist keiner dieser Faktoren für sich allein ausschlaggebend, allein ihr gutes Zusammenspiel läßt den harmonischen Ausgleich entstehen, und dieser ändert sich von Fall zu Fall, von Person zu Person. Daraus ergibt sich, daß die Heilkunde viel stärker als bisher die ungeheure Komplexität des Organismus berücksichtigen muß. Deshalb geht man heute dazu über, die therapeutischen Strategien wieder komplexer zu gestalten, nachdem sie eine Zeitlang verstümmelt und oft zu stark vereinfacht worden waren.

Der Sieg des Descartes und der analytischen Vernunft

Bis zum 18. Jahrhundert bereiteten die Apotheker wie zu ihrem Vergnügen immer kompliziertere Medikamente zu – auf der Suche nach Allheilmitteln, die alles und »das Ganze« heilen konnten. Komplizierte Zubereitungen, wie der Theriak, der zu manchen Zeiten mehr als hundert Bestandteile zählte, sind ein Beweis dafür. Eine Heilpflanze war um so gefragter, je zahlreicher ihre Indikationsmöglichkeiten waren. Deshalb war der Salbei auch so beliebt. Zusammen mit dem Wegerich, der Raute und dem Heilziest galt er im Mittelalter als Allheilmittel. Und weil sich der Apotheker nicht damit zufriedengab, diese einfachen Heilkräuter zu verwenden, die schon von Natur aus mit den unterschiedlichsten Heilkräften bedacht sind, bereitete er kunstvolle Mischungen zu, die in unseren Arzneibüchern zum Teil auch heute noch verzeichnet sind.
Dann kam das goldene Zeitalter der Chemie. Während Linné die Pflanzenwelt erforschte und das System der botanischen Arten aufstellte, begann man in der analytischen Chemie mit der Extraktion und Beschreibung neuer chemischer Stoffe. Die lebende Pflanze zerfiel in ihre zahlreichen Bestandteile. Durch die Fortschritte in der Extraktionschemie und später in der Synthese wurde es schon bald möglich, Wirksubstanzen im Reinzustand zu gewinnen und ihre physiologischen Wirkungen mit den modernen Methoden der Pharmakodynamik zu testen. Die festgestellten Wirkungen konnten dann mit Hilfe der Chemopharmakologie weiter analysiert werden, und es ließ sich feststellen, daß eine der Zelle zugeführte Verbindung auf eine spezifische Empfangsstelle (Rezeptor) einwirkt oder in eine Stoffwechselbahn eindringt und dabei das Zellgleichgewicht stört oder wiederherstellt. Kurz gesagt, mit immer genaueren analytischen Methoden können äußerst subtile Teilphänomene isoliert betrachtet werden, und das mit einer immer größeren Präzision. Es wird nicht mehr die Wirkung einer Pflanze auf ein Lebewesen untersucht, sondern die Wirkung einer isolierten Verbindung auf einen Rezeptor. Ebenso wie die Pflanze wird der Organismus in zahlreiche Bestandteile

und Organe unterteilt, und die Medizin zerfällt in ebenso viele entsprechende Fachgebiete.
Die kartesianische Denkweise, die jahrhundertelang die abendländische Wissenschaft beherrscht hat, führte logischerweise zu dieser rein analytischen Methode. Descartes schrieb in seinem Werk *Discours de la méthode*: »Für ein besseres Verständnis ist eine Aufteilung in unendlich viele Einheiten nötig«, und man stellt fest, daß die zeitgenössischen Wissenschaftler treu dem Rat des Meisters gefolgt sind. Die Pflanze, die ebenso wie der Mensch unendlich komplex ist, wurde dabei zum Opfer des analytischen Seziermessers.
Die Herrschaft der molekularen Verbindungen dagegen erreichte ihren Höhepunkt. Die daraus entstandenen Fortschritte in der Medizin lassen sich nicht leugnen. Mit Hilfe der Pharmakodynamik konnten Beweise für die physiologische und therapeutische Wirksamkeit der neuen Verbindungen erbracht werden. Bei der Pharmakodynamik handelt es sich um eine neue medizinische Fachrichtung, deren Techniken gleich an die analytische Chemie und nicht an die Gesamtauszüge oder an die Pflanzen selbst angepaßt wurden. Weil die Experimente ganz klare Beweise lieferten, die neuen Stoffe genau chemisch definiert werden konnten und die angewandten analytischen Methoden sehr präzise waren, wurden die isolierten Einzelwirkstoffe, wenn es um ihre Zulassung als Medikamente ging, stets den komplexen Mischungen vorgezogen; denn deren Zusammensetzung und deren Eigenschaften lassen sich wesentlich schwerer nachweisen. Nach dieser Logik war jedes natürliche Medikament bedroht, dessen Wirkstoffe nicht klar definiert waren, beispielsweise die Passionsblume oder der Weißdorn, deren Eigenschaften bis jetzt noch nicht diesem oder jenem Bestandteil zugeordnet werden konnten.
Die Heilpflanzen verschwanden zwar nicht völlig aus der Welt der Pharmazeutik, aber sie wurden zu einem einfachen Rohstoff für die Extraktionstechniken, gewissermaßen zu einer »Fundgrube« für Verbindungen. Diese Entwicklung stand in einem unmittelbaren Zusammenhang mit der Philosophie des 19. Jahrhunderts – dem Kapitalismus und dem Marxismus, die, wenn sie sich auch sonst bekämpfen, einstimmig den entschiedenen, prometheischen Sieg des Menschen über die Natur verkündeten. Aber sobald der Mensch die Natur »erobert und sich untertan gemacht hat«, verliert sie ihre eigentliche Existenz. Die Sprache spiegelt wortgetreu

die Entwicklung wider, wenn sie den Bauern zum »Landwirt«, die Pflanzen zu »landwirtschaftlichen Erzeugnissen« und den Abnehmer zum »Verbraucher« macht. Am Ende dieser Entwicklung sind Natur und Arbeitskräfte schließlich »verbraucht«, und das Wort paßt genau in seiner doppelten Bedeutung. Die alte Vorstellung von der Natur als Buch des Lebens, als Lehrmeisterin der Harmonie, als Kraft des Ausgleichs und der Einheit, als Mutter und Gefährtin des täglichen Lebens, von allen Kulturen zu allen Zeiten gefürchtet, verehrt und geheiligt, ist nur noch ein poetisches Bild, das von der Allmacht des Homo faber überstrahlt wird. Es überlebt höchstens ab und zu in den Träumen der Spaziergänger, die sonntags Pilze sammeln oder Schmetterlinge fangen, am Montagmorgen aber wieder an ihre Arbeit zurückkehren.
Wird die Natur vorschriftsmäßig genutzt, dann kann sie sich nicht verbrauchen. Ihre Früchte werden weiter reifen, und ihre Quellen werden weiter fließen. Das setzt voraus, daß endlich der Unterschied zwischen den erneuerbaren und den nichterneuerbaren klar erkannt wird. Aber die Kriterien der Rentabilität lassen nicht zu, daß man darauf wartet, bis die Natur Früchte trägt. Der Baum wird vor seiner Zeit geschlagen. Es ist eine Zeit, in der man aufs Ganze geht, ein Zeitalter der Hetze, der Rentabilität mit allen Mitteln, der sofortigen Wirksamkeit und der Befriedigung der Konsumgier. Sind wir nicht dabei, dem Huhn, das die goldenen Eier legt, die Kehle durchzuschneiden? Jede Krankheit muß auf der Stelle geheilt werden, und kein Mittel soll dabei unversucht bleiben. Die menschliche Maschinerie wird gezwungen, sich dem hektischen Rhythmus des neuen Zeitalters unter Verwendung von Tranquilizern und Neuroleptika, von Sedativa und Stimulantia anzupassen. Welche Pflanze könnte in ihrer Wirkung mit diesen stets gehorsamen Dienern der Technik wetteifern?
Indem man also von der Pflanze zu ihrem Wirkstoff überging, erhöhte man die Wirksamkeit des Medikamentes. Noch vor einem Jahrhundert rauchten die Chinesen Opium. Sie atmeten den Rauch in kleinen Zügen ein und genossen die leicht euphorisierende Wirkung. Die Rauschgiftsüchtigen von heute verwenden kein Opium mehr, nicht einmal Morphium, das einer seiner Wirkstoffe ist, sondern sein hochkonzentriertes Derivat, das Heroin. Sie spritzen es sich in die Venen, d. h., sie wenden eine Methode an, die in ihrer Art und wegen der intensiven und unmittelbar einsetzenden Wirkung wesentlich »härter« ist. Hier, wie auch bei vielen

anderen Fällen, wurde mit der Wirksamkeit der Substanz auch die Brutalität ihrer Wirkung auf den Organismus verstärkt. Auf diese Weise wurde aus einem einfachen Kraut wie dem Steinklee das Pindion und aus der Wiesenkönigin und der Weidenrinde das Aspirin.

Die Vergeltung Pascals und die Rückkehr zur Ganzheit

Von der Pflanze oder vom Extrakt zur hochwirksamen und hochkonzentrierten Verbindung ist es immer der gleiche Weg, der Weg der Vereinfachung, die sich besonders markant in Gesellschaften mit hohen Produktionsraten zeigt. Denn abgesehen von den Auswüchsen der Bürokratie und der Verwaltung vereinfacht sich alles im Namen der Effektivität. Es beginnt bei der Gradlinigkeit im Städtebau der sechziger Jahre, wo sich in der Horizontale und in der Vertikale der Wohnkomplexe die gleiche Wohnzelle unendlich und unbegrenzt wiederholt. Es setzt sich fort in der Fließbandarbeit, die auf einer Reihe von einfachen und sich wiederholenden Handgriffen basiert. Es zeigt sich schließlich auch in einer einspurigen Energiepolitik und in einer fortschreitenden Vereinheitlichung der politischen Konzepte, die von Parteien und Gewerkschaften vertreten werden. Der Bürger wird dabei oft vor die Wahl gestellt, sich summarisch für eine von zwei gegensätzlichen, scheinbar unversöhnlichen Alternativen zu entscheiden. Überall kann man beobachten, wie die Ereignisse aus ihrem Zusammenhang herausgerissen werden und wie man versucht, daraus begriffliche Modelle abzuleiten, sozusagen »Matrizen« der Überlegung, die dann in unzulässiger Weise verallgemeinert werden.
Diese seltsame Perversion des Geistes, die dazu neigt, die unendliche Komplexität des Menschen auf einfache Begriffe zu reduzieren, stößt heute an ihre eigenen Grenzen. Denn das Leben leistet hartnäckigen Widerstand, wenn man versucht, es in eine Zwangsjacke zu stecken. Deshalb werden die großen Mietskasernen abgelehnt, und die Eigenheime setzen sich mehr und mehr durch. Die Aufgaben am Arbeitsplatz werden wieder »diversifiziert«, denn dies erweist sich produktiver als die übermäßige Spezialisierung. Es werden verfeinerte Strategien vorgeschlagen, um die Energiekrise in den Griff zu bekommen. Und was die großen

einheitlichen Programme der Parteien und Gewerkschaften betrifft, sie halten kaum länger als bis zur nächsten Wahl.
Die von den Wissenschaftlern des 19. Jahrhunderts ausgearbeiteten »vereinfachten« Modelle können dem Fortschritt der heutigen Forschung nicht mehr standhalten. Zunächst wurden die Gesetze der klassischen Physik durch die Erkenntnisse der Relativitätstheorie in Frage gestellt. Dann scheiterte das vereinfachte Atommodell an Heisenbergs Unbestimmtheitsrelation. Das Phänomen erreichte schließlich auch die Lehren der Biologie. Hier brechen mehrere Dogmen buchstäblich vor unseren Augen zusammen, insbesondere aber das Dogma des genetischen Determinismus. Von zahlreichen Wissenschaftlern werden die Unveränderlichkeit und die absolute Vorrangstellung der DNS (Desoxyribonukleinsäure) in den Zellkernen angezweifelt. Die Wissenschaftler beweisen, daß das genetische Chromosomenprogramm ständig durch neue Informationen angereichert wird. Diese Informationen können beispielsweise von neuerworbenen Verhaltensweisen herrühren, von denen Jean Piaget gezeigt hat, daß sie eine der Haupttriebfedern der Evolution sind. Welch ein Weg, der in weniger als zehn Jahren zurückgelegt worden ist! Und wie lange liegen bereits die eigensinnigen Thesen von Jacques Monod zurück, mit denen dieser im Namen eines konsequenten Positivismus jegliche philosophische oder metaphysische Debatte ein für allemal abzuschließen gedachte! Keine zehn Jahre später entdecken bedeutende Wissenschaftler – unter ihnen mehrere Nobelpreisträger – auf einer Tagung in Cordoba die essentielle Einheit von Materie und Geist wieder und nehmen auch die Intuition, die Lehren der großen Religionen und der religionsphilosophischen Strömungen, die Esoterik und den Gnostizismus wieder in den Schoß der Wissenschaft auf.
Aber es geht um mehr als darum, veraltete Theorien durch neue zu ersetzen. Claude Bernard sah in den Theorien nur »Bänder, die dazu dienen, bekannte Fakten miteinander zu verbinden, d.h. Hypothesen, die zehn Fakten erklären und zu zehn neuen Fakten führen, bis sie angesichts zehn weiterer Fakten wieder fallengelassen werden, um Platz für neue Theorien zu schaffen«.
Nachdem man noch bis vor kurzem den analytischen Methoden den Vorzug gegeben hatte, kündigt das Vordringen der Ökologie eine weitere entscheidende Wendung an, denn man beginnt nun die Natur als einen Bereich zahlreicher Wechselwirkungen inmit-

ten eines komplexen Systems zu verstehen. Das Funktionieren dieses Systems läßt sich nicht erklären durch ein bloßes Addieren von Teilanalysen der einzelnen untergeordneten Systeme. Das Ganze ist mehr als nur die Summe seiner Teile; und jedes der einzelnen Teile zu kennen, reicht nicht aus, um das Ganze zu kennen. Die Prozesse in der Natur sind nicht das Produkt des gleichzeitigen Ablaufs all ihrer Elemente, sondern vielmehr die Folge aus ihren zahlreichen Wechselbeziehungen, die wiederum zu dynamischen Gleichgewichten führen. Hier finden wir eine geniale Erkenntnis von Pascal wieder, der gesagt hat: »Da alle Dinge verursacht werden und wieder etwas verursachen, unterstützt werden und immer wieder etwas unterstützen, mittelbar und unmittelbar sind und sie alle in einer natürlichen und unsichtbaren Beziehung stehen, die die entferntesten Dinge verknüpft, halte ich es für ebenso unmöglich, die Einzelteile zu kennen, ohne das Ganze zu kennen, wie das Ganze zu kennen, ohne die Einzelteile zu kennen.«

Kurz gesagt, von einer bestimmten Stufe der Komplexität an scheinen sich die Materie und das Leben neue Eigenschaften zuzulegen. Das war auch die These Teilhard de Chardins, für den »das Leben eine spezifische Erscheinungsform der Materie ist, die eine unendliche Komplexität erreicht hat«.

Welch ein langer Prolog für den Abschluß eines Buches über Heilpflanzen, werden sie sagen! Denn von Heilpflanzen war jetzt ja wirklich kaum noch die Rede. Kommen wir also umgehend auf sie zurück. Wir werden dabei sehen, daß sich einige alte Erfahrungen aus der Pharmakognosie in den neueren Erkenntnissen der Ökologie wiederfinden. Was über die Eigenschaften der Komplexität gesagt worden ist, bestätigt in der Tat im nachhinein die oft umstrittene traditionelle These der Pharmakognosie, nach der eine ganze Pflanze andere Wirkungen aufweist als ihre Bestandteile. Zum Beweis dieser klassischen Behauptung werden in der Regel die Eigenschaften des Mutterkorns, des Opiums oder des Fingerhutes angeführt, denn diese unterscheiden sich eindeutig von den Eigenschaften der in diesen Pflanzen enthaltenen Alkaloide oder Glykoside. Dennoch sind diese bereits besprochenen Beispiele kaum überzeugend, da die kartesianische Logik weiterhin behaupten wird, daß die Eigenschaften einer Mischung sich im Verhältnis ihrer jeweiligen Proportionen aus der algebraischen Summe der Eigenschaften ihrer einzelnen Bestandteile ergeben.

Wesentlich überzeugender waren in dieser Hinsicht die Beobachtungen, die wir an der Artischocke anstellen konnten. Dabei haben wir auf eine Anzahl einfachster organischer Säuren hingewiesen, insbesondere auf die Apfel-, die Zitronen- und die Bernsteinsäure. Wie pharmakologische Tests zeigten, tragen diese Säuren erheblich zur Gesamtwirkung der Pflanzen bei. Die aufschlußreichsten Versuche waren jene, in denen diese Säuren einzeln verwendet wurden, denn keine von ihnen zeigte auch nur die geringste harn- oder gallentreibende Wirkung. Erst die Mischung aus den drei Säuren und einer vierten, der Hydroxymethylacrylsäure (HMA-Säure), weist die erwarteten Eigenschaften auf. Diese vierte Säure ist ungebunden, aber auch gebunden als Cynaropikrin, im Artischockenblatt vorhanden. An ebendiesem Beispiel kann man förmlich sehen, wie durch Hinzufügen von Substanzen, die einzeln völlig wirkungslos sind, neue Eigenschaften auftauchen. Ähnliche Phänomene treten auch bei anderen Pflanzen auf, so beispielsweise beim Weißdorn, dessen Wirksubstanzen bis heute noch nicht eindeutig definiert werden konnten und bei dem sich die Wirkstoffe immer mehr verflüchtigten, je weiter man die Extraktionsanalyse und die Fraktionierung vorantreibt. Ebensowenig wie sich das Gemeinwohl eines Staates nicht aus der Summe aller Einzelinteressen zusammensetzt, sind auch die Eigenschaften einer Pflanze nicht die Summe ihrer isolierten Bestandteile. Die Begriffe der Synergie und Potenzierung gewinnen hier ihre Bedeutung. Sie führen schließlich zu neuen wissenschaftlichen Methoden und zu einem besseren Verständnis der Wirkungen von Gesamtauszügen, d. h. der ganzen Heilpflanzen in ihrer lebendigen Wirklichkeit.
Wir haben an anderer Stelle darauf hingewiesen , daß ein ätherisches Öl je nach Phenolgehalt die Gallensekretion anregt und daß die Leber dieses Öl durch die Gallenflüssigkeit unverzüglich abbaut. Die Leber täuscht dabei eine therapeutische Wirkung vor, die im Grunde nichts anderes ist als eine Abwehrreaktion auf ein Gift. Wir hatten Gelegenheit, das ätherische Öl der *Perowskia abrotanoides* zu untersuchen, jenes schönen Lippenblütlers aus dem Mittleren Orient mit lavendelähnlichem Wuchs. Obwohl dieses Öl nur schwach giftig ist, erweist es sich doch stark gallen- und harntreibend. Es stellte sich heraus, daß wir den Zusammenhang zwischen der chemischen Struktur und der gallentreibenden Wirkung dieses ätherischen Öles nicht erklären konnten. Es wirkt

durch ein »komplexes Bündel« von Faktoren und Bestandteilen, von denen keiner eine Hauptrolle zu spielen scheint, ganz im Gegensatz zu anderen untersuchten Ölen. Damit kommen wir wieder auf die Artischocke zurück, bei der die Phänomene der Potenzierung und der Synergie am deutlichsten zu sehen sind.

Wo das Leben unsere Logik Lügen straft

Durch die Versuche an der Artischocke gelang es, ein zweites Grundprinzip aufzuzeigen. Es handelt sich um die »Nichtlinearität« der physiologischen Reaktionen, also eine Entsprechung auf Zellebene für die Nichtlinearität aller Lebensprozesse. Tatsächlich erreicht die gallen- und harntreibende Wirkung einer Verbindung aus Apfel-, Bernstein-, Zitronen- und HMA-Säure rasch eine Intensitätsschwelle, oberhalb derer durch eine erhöhte Dosis keinerlei Wirkungssteigerung mehr erzielt werden kann. Diese Schwelle stellt offenbar den Sättigungspunkt der Enzymrezeptoren dar. Hier kann man eine überraschende Parallele ziehen zu Phänomenen, wie sie derzeit in den Industriestaaten überall festgestellt werden: stagnierendes Bruttosozialprodukt und abnehmende Wachstumsrate. Es sieht tatsächlich so aus, als ob der wirtschaftliche Wachstumsprozeß mit der einsetzenden Sättigung bestimmter Märkte (Haushaltsgeräte, Automobile) in Europa einen bedeutungsvollen Wendepunkt erreicht hat. Die Wirtschaftswissenschaftler, die es gewohnt sind, ihre Prognosen aus den Kurven des Exponentialwachstums der letzten Jahrzehnte zu gewinnen, sind ratlos; nicht so die Biologen, die an die ungleichmäßigen Kurven des Lebens gewöhnt sind, wo die natürliche Reaktion nicht immer zwangsläufig auf einen Stimulus folgt.
Es kann sogar passieren, daß sich die Wirkungen umkehren, je höher die verabreichten Dosen sind. Beispielsweise wirkt Adrenalin zunächst blutdrucksteigernd und dann blutdrucksenkend. Diese Adrenalinumkehr kommt zustande, weil zuerst die Alpha-Rezeptoren und danach die Beta-Rezeptoren erregt werden, die dann eine umgekehrte Reaktion hervorrufen. Je nach Dosis kann Wismut verstopfend oder abführend wirken. Und pflanzliche Tinkturen können ganz unterschiedliche Wirkungen zeigen, je nachdem, ob sie als homöopathische oder allopathische Dosis verabreicht werden. So hebt beispielsweise die stark psychotrop

wirkende Urtinktur des Lebensbaumes bestimmte konditionierte Reflexe von Ratten auf, während die gleichen Reflexe mit der Folgegabe einer homöopathischen Dilution der gleichen Urtinktur des Lebensbaumes wieder auftreten. In der Pharmakologie ist daher nichts so sehr vom Zufall abhängig wie die Dosis-Wirkungs-Beziehung.

Die systematische Erforschung von Antikrebspflanzen hat gezeigt, daß zahlreiche klinisch getestete krebshemmende Substanzen auch krebserregende Wirkungen haben können, sei es an anderen Tumorarten, sei es unter anderen experimentellen Bedingungen. Farnworth führt dazu den Fall eines Pflanzenauszuges an, mit dem man an Leukämie erkrankte Mäuse getestet hat. Die Wirksamkeit dieses Extraktes stand im umgekehrten Verhältnis zu den verwendeten Dosen, d. h., die größte Wirkung wurde mit der niedrigsten Dosis erzielt. Dieser sonderbare Extrakt vermindert in geringer Dosis den Östradiolspiegel, während er ihn in hoher Dosis erhöht. Angesichts dieser unbestreitbaren experimentellen Fakten, die dennoch unlogisch erscheinen, wird es verständlicher, warum ein Aufguß aus Lindenblüten einigen Leuten nicht den ersehnten Schlaf bringt, obwohl er eigentlich ein Einschlafmittel ist; oder warum andererseits der Kaffee bei anderen eine tiefe Entspannung auslöst, ganz im Gegensatz zu seinen üblichen Wirkungen. Es ist auch bekannt, daß ein bestimmtes Schlaf- oder Beruhigungsmittel bei manchen ein angenehmes Entspannungsgefühl, bei anderen jedoch ein gesteigertes Spannungsgefühl verursacht. Die Pharmakologie ist eine kapriziöse Wissenschaft, und jedes Individuum reagiert mit seiner eigenen Sensibilität und entsprechend seinem Gemütszustand. Mehr als auf anderen Gebieten rufen hier die gleichen Ursachen noch lange nicht die gleichen Wirkungen hervor. Daraus ergibt sich für den Therapeuten die zwingende Notwendigkeit, die Entwicklung seines Patienten aufmerksam zu verfolgen, seine Reaktionen zu analysieren, auf ihn einzugehen und die Behandlung so persönlich wie möglich zu gestalten. Dies ist, wie wir schon wissen, eines der Grundprinzipien sowohl der homöopathischen als auch der phytotherapeutischen Schule.

Die kleinen Moleküle des Lebens

Bei der Untersuchung der Artischocke fällt uns noch etwas auf. Von den erwähnten wirksamen Säuren sind zumindest drei am sogenannten Krebszyklus (nach dem Biochemiker Hans A. Krebs), einem der herkömmlichsten und ältesten Stoffwechselvorgänge in der Biochemie, beteiligt. Dieser Stoffwechselvorgang ist bei allen Lebewesen anzutreffen, und die an ihm beteiligten Stoffe gehören zu den grundlegenden biologischen Verbindungen. Man kann deshalb davon ausgehen, daß die genannten Säuren zunächst im Rahmen dieser primären Stoffwechselfunktion der Leber eine Rolle spielen und daß die Heilwirkung nur eine unterstützende oder ergänzende Funktion ist. Durch diese in allen lebenden Zellen vorhandenen Verbindungen wird unsere Aufmerksamkeit auf die in der Heilkunde interessanten Bestandteile des primären Stoffwechsels gelenkt. Unter Primärstoffwechsel versteht man die einfachsten Synthetisierungsprozesse des Lebens, die pharmakologisch bis jetzt nur wenig erforscht sind. Die moderne Forschung beschäftigt sich nämlich mehr mit den Produkten des sekundären Stoffwechsels bestimmter Pflanzenfamilien und ganz bestimmter Arten. Es läßt sich nicht leugnen, daß diese Produkte (Glykoside, Alkaloide, Terpenderivate usw.) starke pharmakologische Eigenschaften besitzen. Andererseits sind auch die »kleinen Moleküle« des Lebens von Interesse, und ihre Bedeutung für die Eigenschaften der Gesamtauszüge, in denen sie stets in nicht unwesentlichen Proportionen vorhanden sind, ist anscheinend bisher unterschätzt worden. Wie die Arbeiten verschiedener Wissenschaftler inzwischen bewiesen haben, spielen die einfachen Carbonsäuren bei zahlreichen Pflanzen mit Leber- und Nierenwirksamkeit eine entscheidende Rolle. Zudem lassen sich die so häufig beobachteten Effekte des Synergismus und der Potenzierung mit dem Vorhandensein dieser Verbindungen in den Pflanzenauszügen erklären. Im wesentlichen sind sie also dafür verantwortlich, daß die Eigenschaften der Gesamtauszüge sich grundsätzlich von denen der vorherrschenden Wirkstoffe unterscheiden.
Zur Zeit interessiert sich eine neue Forschungsrichtung stark für die Verbindungen des normalen oder krankhaften Stoffwechsels bei Tieren und Menschen (vor allem für die Überträgerstoffe des Nervensystems, Endorphine, Enzyme, Hormone usw.) und ist bestrebt, immer spezifischere Heilmittel zu entwickeln, bei denen

das Angriffsziel bzw. der Wirkungsort des Medikamentes immer präziser festgelegt wird. So gesehen, muß auch das Interesse, das den grundlegenden und lebenswichtigen Verbindungen aus dem Pflanzen- und Tierreich entgegengebracht wird, ansteigen, zumal es den Anschein hat, als würde die Forschung mit dem Zufallstestverfahren, bei dem viele synthetische Verbindungen systematisch geprüft werden, nichts wirkliches Neues mehr hervorbringen.
Andererseits lassen sich auch die von Pharmakologen so gefürchteten Nebenwirkungen oder Mehrfachwirkungen, die manchmal von einer einzigen Substanz ausgehen, leicht durch eine ganzheitliche Theorie erklären. Mußte man doch immer wieder überrascht feststellen, daß eine wirksame Verbindung um so zahlreichere Indikationsmöglichkeiten besitzt, je intensiver sie erforscht wird. Am Beispiel der Mutterkornalkaloide wird dies besonders deutlich: Jedesmal wenn man die Forschungen vertiefte oder in neue Richtungen lenkte, gelangte man zu neuen, oft unerwarteten Wirkungen. Der logische Verstand nimmt daran natürlich Anstoß; denn für ihn kann eine Ursache auch nur eine einzige Wirkung hervorrufen.

Sobald man den Organismus aber als ein System im kybernetischen Sinn des Wortes betrachtet, löst sich dieser scheinbare Widerspruch auf. Aus den Wechselbeziehungen zwischen den Bestandteilen eines derartigen Systems ergibt sich, daß jeder gezielte Eingriff auf einen seiner Bestandteile – sei es ein Stoffwechselvorgang, eine Zellorganelle oder ein Organ – sich durch eine Gleichgewichtsverschiebung natürlich auf das ganze System auswirkt. Damit wären wir wieder bei dem alten Prinzip von Aktion und Reaktion. Diesem Prinzip zufolge löst jede Aktion in einem System automatisch eine Reaktion im umgekehrten Sinn aus und stört so das ursprüngliche Gleichgewicht. Beispiele dafür sind die Physik der Gase, die thermodynamische Gleichungen, die immunologischen Abwehrreaktionen. Ja, selbst soziale Phänomene folgen dem Prinzip von Druck und Gegendruck. So gesehen, ist es verständlich, daß der Effekt einer Verbindung auf einen bestimmten Rezeptor sich auf den Gesamtorganismus auswirken kann und daß sich daraus dann die vielfältigen Wirkungen ergeben, die auf unterschiedlichen Ebenen und mit veränderlicher Intensität auftreten.

Wenn schon bei einer einfachen chemischen Verbindung mit einer Anzahl von Auswirkungen zu rechnen ist, so können wir bei einem

Extrakt und insbesondere bei einer Pflanzen- oder Extraktmischung eine noch größere Vielfalt von Wirkungen erwarten. Heilverfahren mit solchen komplexen Mischungen sind zwar oft erfolgreich, aber die genaue Ursache des Erfolges läßt sich wissenschaftlich nur schwer präzisieren, sobald eine bestimmte Komplexitätsschwelle überschritten ist. Daher spielen bei den Ärzten und Heilpraktikern, die diese Heilverfahren anwenden, Intuition und Gefühl, Erfahrung und Beobachtung eine große Rolle. Mit ihren Pflanzen- oder Extraktmischungen, die oft das Ergebnis sehr alter therapeutischer Erfahrungen sind, wirken sie lieber sanft auf viele Punkte eines Organismus ein, anstatt ihn durch einen brutalen Anschlag auf einen einzelnen Punkt zur Wiederherstellung des Gleichgewichts zu zwingen.

Gewiß erfordern zahlreiche Störungen, vor allem die genau lokalisierbaren Organschädigungen, gezielte, rasche und wirkungsvolle Eingriffe. Doch bei der Behandlung von funktionellen Erkrankungen, die gleichzeitig an mehreren Funktionen oder Organen auftreten – wie es sehr oft der Fall ist bei psychosomatischen Störungen, die auf die heutige Lebensweise zurückzuführen sind–, sind komplexe Strategien wesentlich besser am Platze. Ebenso wie die sanften Technologien können diese sanften Heilverfahren das Gleichgewicht wiederherstellen, ohne dem Organismus großen Schaden zuzufügen. Unter sanften Heilverfahren verstehen wir eine Vielzahl verschiedener Praktiken, die auf sehr unterschiedlichen Ansätzen und Methoden beruhen. Dazu gehören die Phytotherapie, die Gemmotherapie, die Aromatherapie, die Homöopathie, die Akupunktur, die Reflexzonentherapie, die Chiropraktik, die Ionentherapie, die Kinesiotherapie, die Diätlehren, die Farbtherapie, die Bade- bzw. Trinkkuren, die Thalassotherapie, die Entspannungsübungen, die Methoden der Bioenergetik und der Meditation usw., wobei sich jede dieser Richtungen in den letzten Jahren eines wachsenden Interesses erfreut.

Das zugrunde liegende Denkmodell läßt sich beliebig ausweiten und nutzbringend auch auf andere Bereiche der sozialen Ordnung oder Unordnung übertragen. Die auf den Jom-Kippur-Krieg folgende weltweite Energiekrise hat zu übereilten und gefährlichen energiepolitischen Beschlüssen geführt, die an die »harten« Methoden der modernen Medizin erinnern. Der durch den Raubbau an den nichterneuerbaren Energiequellen ausgelösten Energieknappheit wollte man mit einer massiven und starken »Nukleartherapie« begegnen, die, wie jede gut geleitete Chemotherapie, das Übel rasch und gründlich beseitigen würde. Die Entschlossenheit unserer damaligen Therapeuten, verstärkt durch energische Kinnbewegungen, die der politischen Ausdrucksweise ihren unnachahmlichen Stil verleihen, verhieß nichts Gutes, und schon bald kamen Zweifel auf. Selbst die Experten waren, was die Zweckmäßigkeit der eingesetzten Therapie und die Richtigkeit der Beschlüsse anging, geteilter Meinung. Es begann eine Diskussion um Grundwerte: Sollte man Wirtschaftswachstum und Fortschrittsideologie über alles andere stellen und gegen alle Risiken die Entwicklung der Kernenergie weiter forcieren oder sich statt dessen für die vielfältigen »sanften« Alternativen entscheiden wie: Energieeinsparung, neue Lebensformen, neue Energieformen, Produktionsverfahren mit geringem Energieverbrauch usw.? Man entschied sich für einen vorläufigen Kompromiß und ließ die Frage offen... Anhand dieses Beispiels sieht man, daß es für eine wirtschaftliche Krise, ebenso wie für eine biologische Krise, d. h. eine Krankheit, sehr unterschiedliche »Heilverfahren« gibt, je nachdem, ob man harte Lösungen im Sinne der kartesianischen Logik und der Chemotherapie bevorzugt oder die vielseitige sanfte Herangehensweise, die den Modellen Pascals und der ganzheitlichen Medizin entspricht.

Eine »Öko-Pharmakologie« muß erfunden werden

Deshalb ist der Augenblick vielleicht gekommen, neben der molekularen Pharmakologie mit ihren unbestreitbaren Leistungen eine »Öko-Pharmakologie« zu entwickeln. Diese Wissenschaft, deren Ziel es wäre, die Theorien und Begriffe, die Prinzipien und Methoden der sanften Heilverfahren zu fördern und zu festigen, muß allerdings noch erfunden werden. Ihre Aufgabe bestünde unter anderem darin, über eine einfache Liste aller in einer Pflanze enthaltenen Wirkstoffe hinaus das »biochemische Gefüge« jeder Pflanzenart genau festzustellen. Das setzt voraus, daß die Gesamtheit der Bestandteile berücksichtigt wird, da diese Bestandteile am Primärstoffwechsel teilhaben und ihre Wirkungen, wie wir gesehen haben, keineswegs unerheblich sind. Weiterhin müßte von jeder Pflanzenart das »therapeutische Profil« erstellt werden. Dies wäre nur mit Experimenten möglich, die neben ihren Bestandtei-

len auch die Gesamtauszüge berücksichtigen. Hierzu wäre es allerdings nötig, die Prinzipien und Methoden der Pharmakodynamik neu zu überdenken, denn diese junge Wissenschaft befaßt sich hauptsächlich mit der Analyse von biochemischen Verbindungen, ist also auf den Umgang mit Extrakten schlecht vorbereitet. Außerdem müßten die biologischen Rhythmen berücksichtigt werden, nicht nur im Hinblick auf die biosynthetischen Abläufe in der untersuchten Pflanzenart, sondern auch hinsichtlich der zu behandelnden Syndrome sowie der natürlichen Rhythmen jedes einzelnen Organs. Es ist beispielsweise bekannt, daß die Leber morgens gegen zwei Uhr am leistungsfähigsten ist und daß ein Herzmedikament seine optimale Wirkung erreicht, wenn es vierzehnstündlich verordnet wird. Bei jeder Pflanzenart bedarf es daher einer Optimierung der Erntezeiten (Jahreszeit, Tageszeit usw.), der Medikamentenformen oder -dosierungen und der Einnahmerhythmen.
Sobald man Gesamtauszüge verwendet, tritt die erwartete Wirkung natürlich nicht so stark und unverzüglich ein wie durch die Wirkstoffe selbst. Das liegt zum einen daran, daß die Konzentrationen meist geringer sind; zum anderen sind die auf die Zellrezeptoren einwirkenden Verbindungen nicht immer ungebunden in der Pflanze vorhanden, sondern in Form von komplexen Verbindungen, die erst nach und nach durch die Enzyme im Organismus freigesetzt werden. Der Organismus nimmt gewissermaßen die Stelle des Chemikers ein, der eine wirksame Verbindung extrahiert. Dieser biologische Vorgang läuft langsam und regelmäßig ab, entsprechend den natürlichen biologischen Rhythmen: In dem Maße, wie sich die Wirkstoffe aus den komplexen Verbindungen lösen, in denen sie sich in der Pflanze oft vorfinden, werden sie »biodisponibel« (biologisch verfügbar). In vielen Fällen tritt die Wirkung von Extrakten daher langsamer ein als die der Wirkstoffe, selbst wenn die gleiche Wirkstoffdosis verabreicht wird. Hier stoßen wir auf einen bekannten Begriff aus der klassischen Pharmakologie: das Depot-Präparat, das erst nach und nach im Organismus freigesetzt wird. Es ist jedoch auch möglich, daß ein umgekehrter Prozeß stattfindet, der den Extrakt »überaktiviert«. Das tritt besonders bei Pflanzen auf, die reich an Saponinen sind, denn diese Substanzen beschleunigen das Eindringen der Wirkstoffe in das Gewebe und sorgen dafür, daß der Extrakt besonders schnell wirkt. Jeder Fall ist daher als Einzelfall

anzusehen, und jede vorschnelle Verallgemeinerung auf diesem Gebiet sollte vermieden werden.

Exkursion an die Grenzen der »positiven Wissenschaften«

Man muß sich schließlich noch einen Schritt weiter vorwagen und die Frage stellen, ob die therapeutische Wirkung ausschließlich durch die Wirkstoffe zustande kommt. Wir haben bereits von den unbestreitbaren Erfolgen gehört, die mit fortschreitenden homöopathischen Verdünnungen erzielt worden sind. Durch Berechnungen, die auf die Grundlagen der Chemie zurückgehen, läßt sich leicht beweisen, daß diese Verdünnungen außer dem verdünnten und dynamisierten Lösungsmittel kein einziges Molekül des Wirkstoffes mehr enthalten. Trotzdem haben die mit diesen Verdünnungen vorgenommenen pharmakologischen Versuche eine nachweisbare physiologische Wirkung, und die Möglichkeit eines einfachen Placebo-Effekts kann ausgeschlossen werden.
In seinem kürzlich erschienenen Buch gibt der Arzt Antoine Claris einen Gesamtüberblick über zahlreiche Versuche und stellt die therapeutischen Wirkungen der hochgradigen homöopathischen Verdünnungen von pflanzlichen und tierischen Extrakten oder reinen Aktivstoffen eindeutig unter Beweis.[49] Die französische Schule der Homöopathie zeichnet sich auf diesem Gebiet besonders aus. Zahlreiche Mediziner und Pharmazeuten sind an der Forschung beteiligt. Frau Luu O Vinh hat mit der Raman-Laser-Spektrographie die Modifikationen untersucht, die durch die Dynamisierung (rhythmisches Schütteln der Dilutionen über einen genau festgelegten Zeitraum) bei homöopathischen Lösungen auftreten. Ihre Forschungen sind von größtem Interesse, denn sie scheinen darauf hinzudeuten, daß das Lösungsmittel, sobald es mit den Wirkstoffen in Berührung kommt, eine Strukturveränderung erfährt und somit selbst zum Träger einer Heilwirkung wird. Das würde erklären, warum beispielsweise Bärlapp in der Verdünnung von C_{15} (fünfzehnte Zentesimalpotenz nach Hahnemann, entspricht der heute üblichen Bezeichnung D_{30}, dreißigste Dezimalpotenz), die nicht mehr die geringste Spur des Wirkstoffes enthält, da dieser ab C_{10} oder C_{11} verschwindet, an Leber oder Niere erstaunliche Reaktionen hervorrufen kann. Darüber hinaus wurde durch Professor Netiens genaue Versuche bewiesen, daß

die hochgradigen homöopathischen Verdünnungen auch auf das Pflanzenwachstum eine positive Wirkung haben, womit eindeutig geklärt sein dürfte, daß es sich nicht um irgendwelche Wirkungen psychologischer Art handelt.
Ein anderer Vorstoß in die Grenzgebiete der Biochemie erfolgte durch Forschungen, bei denen es um neue Formen der Identitäts- und Qualitätskontrolle bei Extrakten geht.
Es ist wirklich an der Zeit, die Methoden zu verfeinern, mit denen die Qualität eines Extraktes bestimmt werden kann. Traditionsgemäß verwendet man hierfür die Chromatographie, bei der die biochemische Identität jeder Pflanze in einem ihr eigenen Chromatogramm (Farbbild der Adsorptionsanalyse) dargestellt wird. Doch es stehen auch andere Methoden zu Verfügung, beispielsweise die kupferchloridempfindlichen Kristallisationen, die von Ehrenberg und Pfeiffer entdeckt worden sind und die mit den Forschungen über die Morphogenese in Zusammenhang stehen, die von Goethe begonnen und von Rudolf Steiner fortgesetzt wurden. Bei dieser Methode werden die Störungen der Kristallformen einer Kupferchloridlösung, der man ein biologisches Produkt (beispielsweise einen Extrakt) hinzugefügt hat, beobachtet. Jeder Extrakt scheint zu einer ihm eigenen Kristallform zu führen und läßt sich dadurch identifizieren. Dies scheint ein Ausgangspunkt für eine interessante und erfolgversprechende Weiterarbeit zu sein, die über das rein analytische Verfahren der Chromatographie hinausführen könnte. Bei der Chromatographie wird beobachtet, wie eine auf einen Filtrierpapierstreifen aufgetragene Tinktur unter bestimmten Bedingungen eine Reihe von Aureolen hervorruft. Jede Aureole entspricht einem Bestandteil oder einer Gruppe von einzelnen Bestandteilen. Im Gegensatz dazu wird in den Kristallbildern eine Gesamtwirkung sichtbar, und zwar das Bild eines Extraktes, eines Gesamtauszuges. Verblüffend ist der Vergleich von Kristallbildern, die Hans Krüger bei Pflanzenextrakten und Tierprodukten erzielt hat. Es gibt erstaunliche Analogien, und man ahnt ein subtiles Spiel gleicher oder zumindest ähnlicher Formen.[50] Diese sollten strengen wissenschaftlichen Untersuchungen unterzogen werden, ganz im Sinne der Arbeiten, die von Professor Faussuriers Forschungsteam in Lyon durchgeführt worden sind.[51]
Die fruchtbare Weiterentwicklung solcher neuen Ansätze ist jedoch nur dann möglich, wenn sich die Einstellung der Wissen-

schaftler grundlegend ändert. Wird die Wissenschaft über ihren eigenen Schatten springen können? Eine gewisse Starrheit der Methoden, eine Beschränkung der Denkansätze, ist möglicherweise auf die übermäßige Entwicklung der linken Gehirnhälfte zurückzuführen, die für die abendländische Welt so bezeichnend ist.

Die Wiedervereinigung der beiden Gehirnhälften

Eine Reihe neuerer Veröffentlichungen scheint zu bestätigen, daß die Großhirnhälften bedeutsame anatomische Unterschiede aufweisen und getrennt voneinander funktionieren. Wenn man diese Hypothesen vorläufig auch noch mit aller Vorsicht aufnehmen sollte, so gelangt man durch sie dennoch zu ein paar sehr aufschlußreichen Überlegungen:

Die Neuronengeflechte der linken Hemisphäre funktionieren demnach auf lineare Art. Als das Zentrum des Verstandes ist diese Hemisphäre zuständig für Logik, Mathematik, Sprachen, analytische und deduzierende Argumentation, kurz, es ist das Gehirn des Wissenschaftlers im kartesianischen Sinn. R. W. Sperry zufolge hat die abendländische Wissenschaft ihre glänzenden Leistungen nur deshalb hervorbringen können, weil diese linke Gehirnhälfte begünstigt wurde.[52] Aber ihre bevorzugte und einseitige Entwicklung hat auch dazu geführt, das Gleichgewicht in unseren Gesellschaften zu stören.

Während sich die linke Gehirnhälfte durch Zeichen, Buchstaben und Zahlen ausdrückt, ist die rechte Hälfte eher an mythische und symbolische Ausdrucksformen gebunden. Die Neuronengeflechte sind dort in diffusen und komplexen Netzschaltungen miteinander verknüpft. Da die rechte Gehirnhälfte auch das Zentrum der Gefühle und Empfindungen ist, dürfte hier der Ausgangspunkt für alle konkreten, ganzheitlichen, intuitiven, induktiven und spontanen Denkweisen zu suchen sein. Weiterhin ist in der rechten Gehirnhälfte das Weibliche stärker betont als das Männliche. Sie wird vor allem für das künstlerische, kreative Schaffen eingesetzt und ist in den traditionellen Gesellschaften stärker entwickelt, wo die Suche nach einem umfassenden Weltbild Vorrang hat vor dem analytischen Verstand. In der Anatomie des Gehirns würde man daher die biologischen Grundlagen für die zwei verschiedenen

Wege des Wissens wiederfinden. Während im Abendland die linke Gehirnhälfte gefördert wurde – das würde das plötzliche Anwachsen der Wissenschaften und der Techniken erklären –, ist die rechte Gehirnhälfte stärker vom Morgenland und den traditionellen Stammesgesellschaften entwickelt worden, denn hier nehmen der Empirismus und die Weisheit, verkörpert durch die symbolische und mythische Sprache, einen wichtigen Platz ein.

Es ist schon lange her, daß die »Wilden« im Namen des Fortschritts und der Wissenschaft als Untermenschen angesehen wurden. Einige Schriften von Engels sind sehr bezeichnend für diese Denkweise des 19. Jahrhunderts, die die Wissenschaft verherrlichte und nur Verachtung übrig hatte für die weniger entwickelten Gesellschaften. Heute zeichnet sich ein umgekehrter Trend ab. Es gibt heute eine neue Sensibilität gegenüber der Natur, Werte aus nichteuropäischen Kulturen werden wiederentdeckt, die Wissenschaft wird in Frage gestellt, und es herrscht eine Furcht vor allzu gewagten Techniken. Diese äußert sich insbesondere in der Antiatomkraftbewegung und in der wachsenden Besorgnis vor den bedrohlichen Genmanipulationen. Wir sind dabei, unser ganzes Wertesystem auf den Kopf zu stellen. Vorbei sind die Zeiten, in denen der Gedanke an einen ewigen Fortschritt der Menschheit vorbehaltlos akzeptiert wurde. Man hatte sich darunter eine Art Triumphzug vorgestellt, der die primitiven Gesellschaften aus ihrer Finsternis reißen und die vom Aberglauben umnebelten Menschen in das befreiende Paradies der Wissenschaft und des Fortschritts führen würde, in jenes vielbeschworene »goldene Zeitalter der Vernunft«. Dieser Gedanke bestimmt auch heute noch, wenn auch unbewußt, unsere Mentalität. Wie viele unumstößliche Lehrsätze werden uns noch immer in den Schulen und Universitäten als endgültige Wahrheiten eingebleut, obwohl sie häufig nichts anderes sind als Hypothesen oder Theorien des Augenblicks! Wie sehr hatte doch Bergson recht mit seiner scharfsinnigen Bemerkung, daß die »Intelligenz sich durch ein natürliches Unverständnis des Lebens auszeichnet«. Es ist wahr: Das Geheimnis des Lebens wird uns auch weiterhin völlig verborgen bleiben.

Wollen wir einen anderen Weg des Wissens einschlagen, in diesem Fall über die Heilpflanzen, so müssen wir uns doppelt anstrengen und gleichzeitig Demut und Interesse zeigen. Es bedarf einer gewissen Fähigkeit, zuhören zu können, doch ebenso ist es notwendig, solche Praktiken grundlegend anzuzweifeln, bei denen wir heute das Gefühl haben, daß sie nicht mehr unseren wahren Bedürfnissen entsprechen. Die übertriebene Rationalität, die so bezeichnend ist für die moderne Welt, verleugnet eine Reihe unserer tief im Inneren verankerten Bedürfnisse, die durch den Niedergang der Weltreligionen und den verlorengegangenen Sinn für das Heilige nicht mehr sinnvoll befriedigt werden können. Es liegt genau an diesen Bedürfnissen, die einen festen Platz im Unterbewußtsein haben, daß sich so viele unserer Zeitgenossen den Sekten, der Esoterik oder ganz schlicht den Heilern, den alternativen Heilverfahren oder den Heilpflanzen zuwenden. Daher ist es wichtig, das Wissen der Professoren und die Lehre der Heilkundigen wieder in Einklang zu bringen, d.h., die Beziehungen zwischen der wissenschaftlichen und der Volksmedizin neu zu definieren. Viele Ansätze und Erfahrungen der Volksmedizin können für die wissenschaftliche Medizin fruchtbar sein, und die Informationen der Heiler können der Ausgangspunkt für neue Fortschritte werden. Ein solcher Neuanfang erweist sich um so notwendiger, als es offensichtlich keine wesentlichen Fortschritte mehr in der modernen Medizin gibt. Denn die Möglichkeiten, die vor zwei oder drei Jahrzehnten noch offenstanden, scheinen vollkommen ausgeschöpft zu sein. Der Zeitpunkt ist gekommen, nach neuen Ausgangspunkten zu suchen, und zwar indem man das Ganze anders beleuchtet, die Perspektive ändert und sich der therapeutischen Forschung unter einem anderen Gesichtspunkt nähert. Als Folge davon eröffnen sich uns unzählige Möglichkeiten, die uns speziell das weite Spektrum der Naturheilkunde, der Volksmedizin und der »alternativen« Medizin bietet.

Man muß also entschlossen neue Wege beschreiten und den unheilvollen Verallgemeinerungen einer zu simplen Wissenschaftsgläubigkeit, die heute völlig veraltet ist, den Rücken kehren. Leider muß man sich fragen, ob eine solche Bewegung in der von den Industriegesellschaften geschaffenen globalen Umwelt überhaupt noch erfolgreich sein kann. Ist es möglich, die Naturheilverfahren nutzbringend anzuwenden und den Sinn für die Beschaulichkeit und das Heilige wiederzuerlangen, während das Alltagsleben uns die Lebensformen der Millionenstädte aufzwingt und uns hinter ihren Stahl- und Betonmauern einsperrt, so daß wir von den Rhythmen der Erde völlig isoliert sind, mit immer stumpfer werdenden Sinnen, die überfordert sind durch die zahlreichen Streßfaktoren, mit ständig neuen Bedürfnissen, die doch immer unbefriedigt bleiben? Die Antwort muß wahrscheinlich nein heißen. Auch die Natur hat ihren Stolz, und wenn der Lindenblütentee ganz selbstverständlich seinen Platz in einem Dorf in der Provence oder in einer Alpenhütte hat, so entspricht logischerweise dem hektischen Großstadtleben der Griff nach den synthetischen Tranquilizern. Eine Zivilisation kann nicht gleichzeitig sie selbst sein und ihr Gegenteil, und Hering und Himbeermarmelade haben zusammen noch nie ein gutes Menü abgegeben. Auch die Werte, die in der derzeitigen Begeisterung für Heilpflanzen zum Ausdruck gebracht werden, scheinen eher etwas Utopisches oder Prophetisches an sich zu haben, als daß sie von einem schlichten Zutagetreten einer neuen Heilkunde zeugen.

Seien wir uns doch über folgendes im klaren: Entweder ändert sich die Welt, oder sie geht unter. Entweder lernt der Mensch wieder, zu leben und zu lieben, oder er stürzt kopfüber in den Abgrund. Die Geschichte ist voll von untergegangenen Kulturen und verschwundenen Welten. Gewiß, noch ist ein Ausbrechen möglich. Dazu wäre allerdings eine radikale Abkehr von einigen Grundwerten der Industriegesellschaft westlicher und östlicher Spielart nötig. Es wäre eine Umkehr ins Unbekannte, denn wir haben noch kein neues Modell anzubieten. Wir haben lediglich Ahnungen, ein paar Ideen und ein wenig Hoffnung... Und vielleicht auch einen gewissen Glauben an das Leben, das über die Krisen hinaus, die es uns bringt, und die Verwüstungen, die es anrichtet, vor unserem erstaunten Blick einen neuen Frühling voller Lachen und Blumen wachruft... Der Duft der heilenden Pflanzen zeugt davon, daß in unserem Innersten etwas existiert, das uns mit dem Kosmos, der Natur und der Erde verbindet. Es ist etwas Starkes und sicher auch Ewiges, das die ökologische Strömung noch etwas unsicher auszudrücken versucht. Deshalb ist es sogar sehr sinnvoll, wenn wir zum Abschluß dieses Buches, das den heilenden Pflanzen gewidmet ist, ihre Lehren auf die Heilkunde anwenden.

Die Lehren der Ökologie

Die erste Lehre ist wahrscheinlich auch die wichtigste: Keine noch so hoch entwickelte Heilkunde wird es dem kranken Menschen je ersparen, zu seiner Heilung beizutragen und sein Schicksal selbst in die Hand zu nehmen. Eine wahrhaft revolutionäre These in einer Gesellschaft, in der alles dazu beiträgt, die soziale Abhängigkeit und die Passivität aufrechtzuerhalten! Pascal hat uns sehr schöne Ratschläge über den »richtigen Umgang mit der Krankheit« hinterlassen. Er sah in der Krankheit eine außergewöhnliche Chance zur Selbstbesinnung, zur Wiederaufrichtung der Moral und zur Stärkung des Geistes. Der Satz aus der Antike, »Erkenne dich selbst«, bleibt oberstes Gebot für den, der sein Leben begreifen und vernünftig führen will, indem er voller Demut und Würde die Gesetze der Natur als seine eigenen annimmt. Dieses notwendige »Sich selbst in die Hand nehmen«, wie schwer es auch sein mag, bleibt der vorrangige therapeutische Akt, auch wenn Autoren wie Ivan Illich ihn vielleicht etwas einseitig überbetonen. Man kann sehr viel zu seiner Heilung beitragen, ebenso wie zu seinem Untergang. Der Volksmund weiß, wovon er redet, wenn er sich auf die »Moral« des Kranken beruft, auf seine »Lebensgeister« und auf seinen »Willen zum Gesundwerden«. Und die Etymologie erinnert uns zum rechten Zeitpunkt daran, daß eine »Prüfung«, so anstrengend sie auch sein mag, zunächst dazu da ist, uns selbst zu »erproben«. Hier geht es um eine andere Dimension des Seins, und zwar um die erste Dimension, jene, die den Menschen in seiner Einzigartigkeit und in seiner Würde begründet. Welch eine armselige Medizin, die in dem Wort Prüfung oder Probe lediglich die Funktionsprüfungen sah, die im Labor an Urin- oder Blutproben durchgeführt werden.

Dem Kranken zu helfen, seine Lebensgeister wiederzufinden, das ist eine der wichtigsten Aufgaben eines guten Therapeuten – eine schwierige Aufgabe, die mehr als einfache »wissenschaftliche Kenntnisse« erfordert, wenn diese auch noch so umfassend sein mögen. Während sich nämlich die Wissenschaft aus dem kühlen Verstand ableiten läßt, muß die Heilkunst, wenn sie die Energien des Kranken für seine Heilung mobilisieren will, aus der Wärme des Herzens entspringen.

Seltsamerweise scheint die ausgetauschte Menge menschlicher Wärme in einem umgekehrten Verhältnis zu der Energiemenge zu stehen, die von den Industriestaaten verbraucht wird. Die Menschheit kühlt sich in dem Maße ab, wie sich ihr Erdöl- oder Stromverbrauch erhöht!

Wird es uns möglich sein, dort wieder Wärme und Herz zu zeigen, wo die triumphierende Technokratie nur noch Zahlen, Bilanzen und Statistiken sieht? Werden wir imstande sein, dem Mehrwertbegriff eine andere Bedeutung zu geben als die einer Steuer: dieses Mehr an Kraft und Vertrauen, das der Therapeut dem Kranken anbietet, indem er ihm menschlich und wohlwollend seine Pflege, seine Medikamente und vor allem seine Ratschläge zur Verfügung stellt?

Die Ökologie führt uns also zum genauen Gegenteil dessen, was wir weiter oben als mechanistisches Bild des therapeutischen Prozesses beschrieben haben. Aber was ist das denn eigentlich, die Ökologie?

Das ist eine Frage, deren Beantwortung von Tag zu Tag schwieriger wird, denn die Ökologie breitet sich immer mehr in alle Richtungen aus. Besser ist es, an den Ursprung zurückzukehren und den Brief zu zitieren, den ein Indianerhäuptling am 12. September 1855 an den Präsidenten der Vereinigten Staaten geschrieben hat:

So teilt uns der große weiße Häuptling von Washington mit, daß er unser Land zu kaufen wünscht (...) Wie könnt Ihr den Himmel kaufen oder verkaufen? Oder die Wärme der Erde? Der Gedanke befremdet uns. Wir besitzen weder die Frische der Luft noch das Glitzern des Wassers. Wie könnt Ihr es uns also abkaufen? Jeder Teil dieses Landes ist meinem Volk heilig, jede Kiefernnadel, jeder Sandstrand und jeder Nebelschleier inmitten der dunklen Wälder. Jede Waldlichtung und jedes summende Insekt sind geheiligt im Gedächtnis und im Bewußtsein meines Volkes (...) Die Luft ist für den roten Mann ein kostbares Gut, denn alles atmet davon: das Tier, die Bäume, der Mensch. Der weiße Mann scheint die Luft, die er atmet, nicht zu bemerken. Aber vielleicht verstehe ich das nicht, weil ich ein Wilder bin (...) Wenn der letzte rote Mann aus diesem Land verschwunden sein wird und die Erinnerung an ihn nicht mehr sein wird als der Schatten einer Wolke, die über die Prärie zieht, dann werden diese Flüsse und Wälder noch immer den Geist meiner Brüder bewahren. Ja, sie lieben dieses Land, ebenso wie das Neugeborene den Herzschlag seiner Mutter liebt. Wenn wir Euch dieses Land verkaufen, dann liebt es, wie wir es geliebt haben, sorgt dafür, wie wir es getan haben, und behandelt die Tiere dieses Landes wie Eure Brüder. Denn wenn es sie nicht mehr gäbe, würde der Mensch vor großer geistiger Einsamkeit sterben.[53]

Das sind die gedrängten und bewegenden Zeilen, in denen jeder, ob Anhänger oder Gegner der Ökologie, ganz bestimmt einen Teil seiner selbst finden wird. Die Ökologie ist nämlich kein Allheilmittel, sie ist lediglich das Symbol für eine Bewußtwerdung. Zeigte Franz von Assisi, jener ungewöhnliche Prophet, der inzwischen zum Schutzpatron der Ökologie avancierte, nicht gleich ihre Grenzen auf, indem er die Ökologie zu einer Demut aufforderte, die

ganz im Sinne der Franziskaner ist? In seinen *Fioretti* schrieb er nämlich: »Selbst wenn der junge Bruder den Lauf der Gestirne und die Heilkräfte der Kräuter kennt, wenn ihm alle Schätze der Erde offenbar werden und wenn er die Tugenden der Vögel und der Fische kennt, die Tugenden aller Tiere, Menschen, Bäume und Steine, aller Wurzeln und Gewässer, so ist das durchaus noch nicht die höchste Wonne.«
Genau diesen Wert hatte in seinen Augen das, was wir Ökologie nennen. Es sollte auch die Ökologen daran erinnern, daß selbst sie nicht im Besitz der geoffenbarten Wahrheit sind und daß die höchste Wonne wohl nie ganz und allein in dieser Welt herrschen wird... Denn sie rührt von der Vollkommenheit der Liebc her, die in ihrer höchsten Vollendung nur Gott allein gebührt.

Anmerkungen

1. *Gallezot, J.:* Les ouvrages de phytothérapie destinés au grand public, pharm. Dissertation, Lyon 1976
2. vgl. *Bouteller, M.:* Médecine populaire d'hier et d'aujour d'hui, G.P. Maison Neuve et Larose, Aubenas 1966
   Laplantine, F.: La Médecine populaire des campagnes françaises aujourd'hui, Delarge Verlag, Paris 1978
3. *Idoux, J.:* Exploration des traditions thérapeutiques des guérisseurs et inventaire des pharmacopées empiriques du département de la Moselle, pharm. Dissertation, Metz 1975
4. *D'Iribarne, Ph.:* La Politique du bonheur, Seuil, Paris 1973
   siehe auch *Jean Baudrillard:* Le Système des objets, Gallimard, Paris 1968
5. *Coury, Ch.:* La Médecine de l'Amérique précolombienne, Roger Dacosta, Paris 1969
6. *Castaneda, Carlos:* Eine andere Wirklichkeit, Fischer, Frankfurt 1975
7. *Zipcy, E.:* Essai sur l'ethnopharmacologie du Cameroun, pharm. Dissertation, Marseille 1975
8. *Kerharo, J.* und *Bouquet, A.:* Sorciers, féticheurs et guérisseurs de la Côte d'Ivoire-Haute Volta, Vigot, Paris 1950
9. *Aujoulat, L. P.:* Santé et Développement en Afrique, A. Colin, Paris 1969
10. *Lieutaghi, P.:* Le Livre des bonnes herbes, Robert Morel, Forcalquier 1966
11. *Mességué, M.:* Von Menschen und Pflanzen, Molden, Wien 1972
12. siehe Anm. 11
13. *Mességué, M.* und *Mauquin, F.:* Les guérisseurs de la médecine libre, Berger-Levrault, Nancy 1967
14. *La Bruyère, J.:* Charaktere, Fourier, Wiesbaden 1979
15. *Lévi-Strauss, C.:* Das wilde Denken, Suhrkamp, Frankfurt 1973

16. *Brosse, Jacques:* La Magie des Plantes, Hachette, Paris 1979
17. *Boiteau, P.* und *Potier, P.:* La prospection des plantes médicinales, Le Courrier du CNRS, 1974, 14., S. 19–23
18. *Delaveau, P.:* Plantes agressives et poison végétaux, Horizons de France, Paris 1974
19. siehe Anm. 18
20. siehe Anm. 11
21. *Palaiseul, Jean:* Gesund sein, Müller-Rüschlikon, Zürich 1973
22. siehe Anm. 9
23. *Kreig, M.:* La Médecine verte, Plon, Paris 1964
24. *Duquenois, P.:* Salvia officinalis L., Antique panacée et condiment de choix, Quat. J. of Crude Drug. Res., 1972, XII
25. zitiert von *Jacques Brosse,* siehe Anm. 16
26. *Le Gall, A.* und *Brun, R.:* Les Malades et les Médicaments, Coll. »Que sais-je«, PUF, 1968
27. *Duran-Reynals, M. L.:* L'Arbre de la fièvre: la prodigueuse épopée de la quinine, Julliard, Paris 1949
28. siehe dazu *Pelt, J.:* Das Leben der Pflanzen, Econ Verlag, Düsseldorf, Wien 1982
29. *Younos, Ch., Mortier, F.* und *Pelt, J.:* Plantes médicinales et Phytothérapie, 1971, Bd. V, Nr. 4, S. 282 und 293
30. *Fournier, P.:* Les Quatre flores de France, 2. Bd. Lechevalier, Paris, 2. Aufl. 1977
31. *Illies, A.:* Résidus des produits phytosanitaires dans les drogues végétales, pharm. Dissertation, Montpellier 1977
32. *Robin-Fayard, A.:* Pollution des plantes médicinales par les insecticides organochlorés, pharm. Dissertation, Lyon 1977
33. siehe Anm. 23
34. *Kerharo, J.* und *Adam, J. L.:* La Pharmocopée sénégalaise traditionnelle, Vigot, Paris 1974
35. I. interafrikanisches Symposium über traditionelle Heilverfahren und afrikanische Heilpflanzen, Dakar 68, OUA/LSTR Doc. Nr. 104
36. *Halfdan, Malher:* Le bâton d'esculape, in »Santé du monde«, Nov. 1977, S. 3
37. *Kourennoff, P.* und *Saint-Georges, G.:* Plantes et Guérison, La Table ronde, Paris 1971
38. *Masquelier, J.* und *Michaud, J.:* Phytochimie et recherche pharmaceutique, VI. Medizinertagung in Dakar, Medizin in Schwarz-Afrika, Juli 1969

39. *Masquelier, J.:* Les Pygnogénols, Konferenz anläßlich des intern. Pharmakognosie-Kongresses, Straßburg, Juli 1980
40. *Saint-Leger, A. S., Cochrane, A. L.* und *Moore, F.:* Artikel in »The Lancet«, 12. Mai 1979, S. 1017–1020
41. *Lemli:* in »Pharmacology«, Bd. 20, 1. Suppl., 1980
42. siehe auch *Wagner, H.* und *Wolff, P. (Hrsg.):* New natural products and plant drugs with pharmacological, biological or therapeutical activity, Springer Verlag, Berlin, Heidelberg, New York 1977
43. *Leclerc, H.:* Précis de Phytothérapie, Masson, Paris 1973
44. *Valnet, J.:* Phytothérapie: traitement des maladies par les plantes, 4. Aufl., Maloine, Paris 1979
siehe auch *Valnet, J.:* Docteur Nature, Fayard, Paris 1980
Duraffourd, Ch. und *Lapraz, J. C.:* Phytothérapie et aromathérapie, Presses de la Renaissance, Paris 1978
45. *Duraffourd, Ch.:* L'antibioaromatogramme, Protokolle des II. intern. Kongresses für Phytotherapie und Aromatherapie, Monte Carlo, 26./27. 3. 1977
46. siehe Anm. 18
47. *Vidal, F.:* Eléments d'une approche médicale originale: substances naturelles en thérapeutique par relations biologiques multifactorielles informatisées, med. Dissertation, Clermont-Ferrand 1979
48. *Attali, J.:* Die kannibalische Ordnung. Geburt und Tod der Medizin, Campus 1981
49. *Claris, A.:* Espaces nouveaux de la médecine, Laffond, Paris 1977
50. *Krüger, H.* in *Pelikan, W.:* Heilpflanzenkunde, Bd. 1, Philos.-anthropos. Verlag, Dornach, 4. Aufl. 1981
51. vgl. hierzu die näheren Angaben bei *A. Claris,* siehe Anm. 49
52. siehe dazu *Ornstein, R.:* Die Psychologie des Bewußtseins, Kiepenheuer und Witsch, Köln 1974
53. zitiert u. a. von *Drost, J.:* La Force du Vivant, Flammarion, Paris 1979

Literaturverzeichnis

Im folgenden finden Sie einige Literaturangaben, die bei der weiteren Einarbeitung in den angesprochenen Themenkreis hilfreich sein können. Die Liste ist weder vollständig noch repräsentativ für die vom Autor benutzte Literatur.

Ahlheim, K.H. (Hrsg.): Wie funktioniert das? Medikamente, Gifte, Drogen, Bibliogr. Institut, Mannheim 1972

Bach, E.: Blumen, die unsere Seele heilen, Hugendubel, München 1979

Bastian, H. (Hrsg.): Ullsteins Lexikon der Pflanzenwelt, Frankfurt 1973

Baumeister, W. u. a. (Hrsg.): Das große illustrierte Pflanzenbuch, Bertelsmann, Gütersloh 1966

Engel, F.: Die Giftküche der Natur, Landbuch Verl., Hannover 1982

Funke, H.: Die Welt der Heilpflanzen, Pflaum, München 1980

Gessner, O./Orzechowski, G.: Gift- und Arzneipflanzen von Mitteleuropa, C. Winter, Heidelberg, 3. Auflage 1974

Haas, H.: Ursprung, Geschichte und Idee der Arzneimittelkunde, Bibliogr. Institut, Mannheim 1981

Mességué, M.: Das Mességué-Heilkräuter-Lexikon, Molden, Wien 1976

Moritz, O./Frohne, D.: Einführung in die Pharmazeutische Biologie, G. Fischer, Stuttgart, 4. Aufl. 1967

Normann, R. v.: Medikamente in unserer Hand, Ullstein, Frankfurt 1981

Pahlow, M.: Das große Buch der Heilpflanzen, Gräfe und Unzer, München 1969

Pelt, J.: Das Leben der Pflanzen, Econ, Düsseldorf 1982

Plinius d. Ä.: Naturgeschichte – Bd. 20: Heilmittel aus Gartengewächsen, Artemis, Zürich 1979

Pollak, K.: Die Jünger des Hippokrates, Econ, Düsseldorf 1963

Schmidsberger, P.: Knaurs Buch der Heilpflanzen, Droemer-Knaur, München 1980
Schoenenberger, W.: Gesund durch natürliche Säfte. Möglichkeiten und Erfolge der Frischpflanzentherapie, Econ, Düsseldorf 1976
Schultes. R. E. u. a.: Heilpflanzen und ihre Kräfte, Hallwag, Ostfildern 1978
Spaich, W.: Moderne Phytotherapie, Haug, Heidelberg 1978
Surya, G. W.: Die verborgenen Heilkräfte der Pflanzen, Bauer, Freiburg 1972
Teuscher, E.: Pharmazeutische Biologie, Vieweg, München 1979
Thorwald, J.: Macht und Geheimnis der frühen Ärzte, Droemer-Knaur, Zürich 1962

Register

Dieses Register enthält die Namen der im Buch vorkommenden Personen und Pflanzen (botanische Namen kursiv), Wirkstoffe und Medikamente sowie wichtige Buchtitel (in Anführungszeichen) und Fachbegriffe.

A

Medizin und Gesundheit Knaur®

Aubert, Claude:
Das große Buch der biologisch-gesunden Ernährung
208 S. Mit Tabellen und Grafiken.
Band 4301

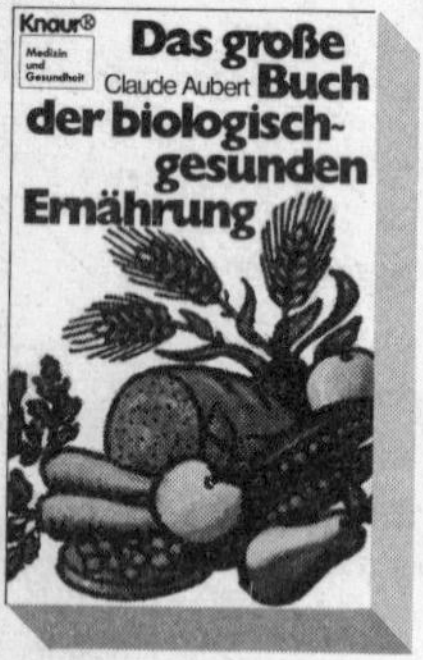

Friedmann, Lawrence:
W. und Lawrence Galton:
Was tun, wenn der Rücken schmerzt?
288 S. mit 58 Abb.
Band 4302

Galton, Lawrence:
Was tun, wenn der Magen streikt?
Das menschliche Verdauungssystem und seine normalen wie auch gestörten Funktionen.
336 S. Band 4304

Hertwig, Hugo:
Knaurs Heilpflanzenbuch
Ein Hausbuch der Naturheilkunde.
400 S. mit 50 mehrfarb. Pflanzendarstellungen.
Band 7197

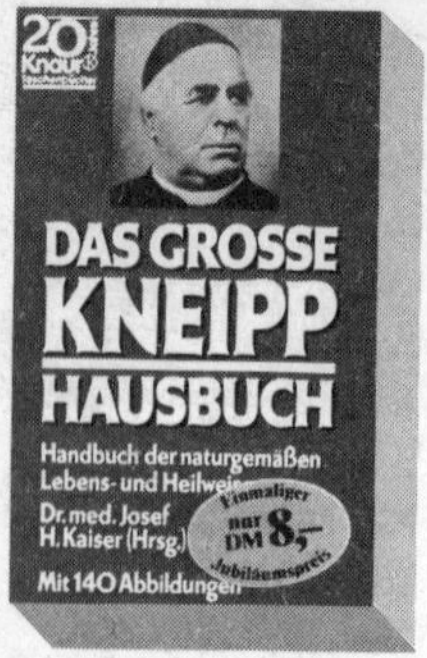

Kaiser, Dr. med. Josef H.:
Das große Kneipp-Hausbuch
Dieses große Kneipp-Buch leitet an zu richtiger Ernährung, zu Anwendung von Heilpflanzen sowie zu einer naturgemäßen Lebens- und Heilweise.
864 S.
Jubiläumsband 4306.

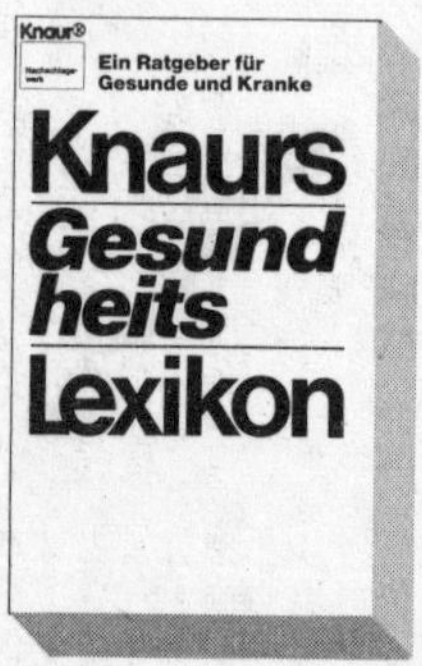

Knaurs Gesundheitslexikon:
960 S. mit 155 Abb.
Band 7002

Knaut, Horst:
Herzinfarkt
Ursachen, Erfahrungen, Ratschläge.
320 S. Band 4305

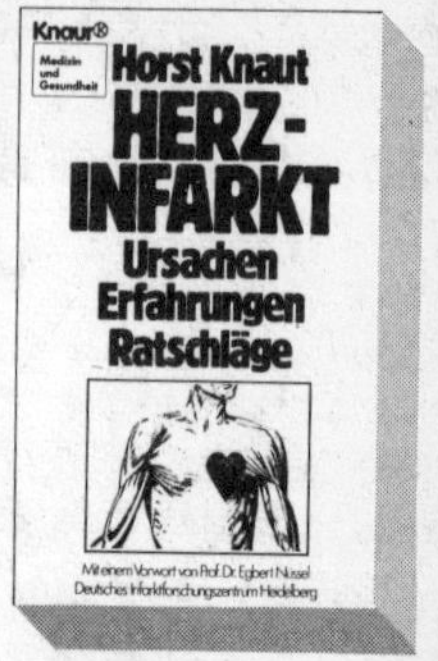

Obeck, Victor:
Isometrik
Die erfolgreiche und revolutionäre Methode für müheloses Muskeltraining.
128 S. mit 120 Abb.
Band 4303

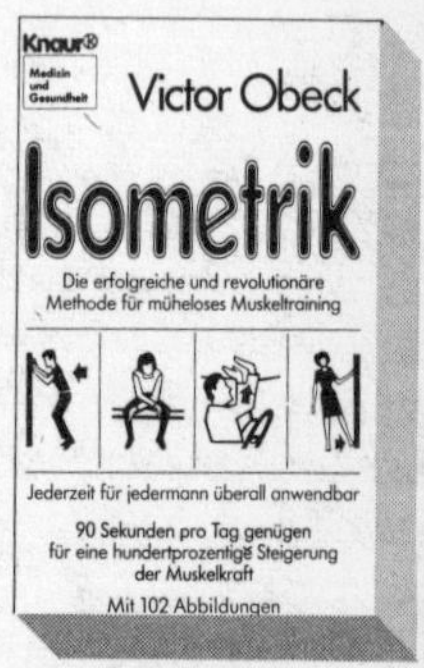

Sponsel, Heinz:
Die Heilkräfte der Natur
224 S. Band 7441